AF466051

THÉRAPEUTIQUE

MÉDICALE

DU MÊME AUTEUR

ET CHEZ LES MÊMES LIBRAIRES

Choléra asiatique, sa nature et son traitement. Br. in-8°. 1 fr.

De la Doctrine des Éléments morbides et de son application à la médecine pratique. 2 vol. gr. in-8°. 2e édition.. 13 fr.

La Goutte et les Eaux minérales. 1 vol. in-8°........ 3 fr.

De l'abus des Bains de mer, de leur danger, des cas où ils conviennent. 1 vol. in-8°........................ 2 fr.

Les Vomitifs dans le Croup. Br. in-8°.......... 0 fr. 50 c.

L'Angine couenneuse, le Croup et les Vésicatoires. Brochure in-8°................................ 0 fr. 50 c.

De la Paralysie dite Diphtérique *et de la Diphtérie dite* Maligne. Br. in-8°........................... 0 fr. 50 c.

De la Contracture des poumons et de la Phthisie par contracture. Br. in-8°............................ 2 fr.

De l'Angine de poitrine. Br. in-8°.................. 1 fr.

Considérations sur l'Érysipèle gangréneux, l'Érysipèle phlegmoneux et le Phlegmon érysipélateux. Br. in-8°..... 2 fr.

THÉRAPEUTIQUE

MÉDICALE

PAR

J. QUISSAC

Professeur-Agrégé à la Faculté de Médecine de Montpellier
Membre du Conseil d'Hygiène et de Salubrité du département de l'Hérault
Ancien Chef-Interne de l'Hôtel-Dieu Saint-Éloi
Ancien Chef de Clinique Médicale de la Faculté de Médecine
Ancien premier Élève de l'École pratique d'Anatomie
Médaille du choléra

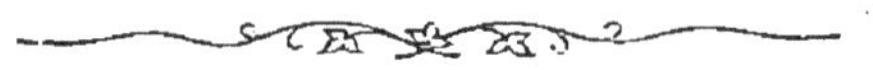

PARIS

J.-B. BAILLIÈRE ET FILS, RUE HAUTEFEUILLE, 19

MONTPELLIER

C. COULET, GRAND'RUE, 5

1879

Montpellier, typ. Grollier, boulevard du Peyrou, 9

La médecine s'éloigne de plus en plus des bases sur lesquelles elle doit être assise, et sans lesquelles elle ne peut exister.

C'est sur un seul symptôme que sont prises maintes fois les indications fournies par tel ou tel moyen physique ou chimique!

Qu'y a-t-il donc d'étonnant que la thérapeutique ne soit guère qu'une sorte de champ d'expérimentation, et que le remède qui était bon le jour même ne vaille plus rien le lendemain.

Le médecin ne peut obtenir de résultat satisfaisant que tout autant qu'il s'appuie sur deux états morbides qui ne doivent jamais être séparés l'un de l'autre, savoir : l'*affection* et la *maladie*.

Chacun de ces états a des symptômes qui lui appartiennent; et ce n'est que lorsque on est parvenu à établir leur diagnostic, et que l'on a apprécié les rapports qu'ils ont entre eux, que l'on peut juger si les indications fournies par l'affection dominent celles de la maladie, ou si ce sont les indications de la maladie qui dominent celles de l'affection.

Ainsi, dans la fièvre intermittente, l'affection domine les lésions locales qui ne présentent généralement pas d'indication particulière, tandis que, dans d'autres cas, la maladie fait taire les indications fournies par l'affection. C'est ce qui arrive, par exemple, pour certaines maladies dépendant de la diathèse scrofuleuse qui se trouveraient fort mal de la prescription des antiscrofuleux.

Ce qui résulte encore de la thérapeutique basée sur un seul symptôme, c'est qu'on ne tient aucun compte, ni des contre-indications, ni des phénomènes qui accompagnent la maladie.

Une considération dont on ne peut s'occuper par les systèmes en vogue, c'est la différence si importante, si capitale, qui existe entre la réaction et l'affection : la première étant le résultat sur l'économie de l'action des causes physiques ou chimiques, la seconde ne pouvant se produire que par la modification morbide préalable du dynamisme vital.

Et cependant ce sont celles-ci qui sont les plus nombreuses; ce sont celles sur lesquelles portent les dissentiments les plus profonds; car, lorsqu'il s'agit de réaction, la division n'est guère possible : on ne peut que s'entendre.

Nous avons eu surtout pour but, dans cet ouvrage, de signaler l'action des médicaments sur l'économie dominée par le principe qui l'anime. Mais, tout en plaçant en première ligne ce principe souverain, nous n'avons jamais négligé de tenir compte de la maladie qui l'accompagne, — et qui, elle aussi, joue parfois le rôle principal.

Quant aux moyens physiques et chimiques (microscope, thermomètre, hématimètre, sphygmographe, réactifs, etc., etc.) qui occupent une si grande place dans la médecine moderne, bien que nous reconnaissions leur très-haute valeur au point de vue scientifique, nous ne pouvons les considérer que comme des auxiliaires d'une bien faible importance, — souvent même trompeurs, dangereux, — quand il s'agit de médecine pratique.

Nous devons, enfin, constater qu'à l'humorisme des siècles derniers a succédé aujourd'hui un autre genre d'humorisme, qui ne voit dans les maladies qu'altérations physiques ou chimiques des liquides de l'économie. Rien au delà!...

C'est la médecine du progrès!

On l'apprend dans les laboratoires!!!

Nous nous résumons :

La pathologie ne peut être comprise qu'avec cette double base : affection et maladie.

Sans cette condition, la thérapeutique est impossible.

C'est là la vraie doctrine hippocratique.

Si l'on s'en écarte, on tombe entre les mains des physiciens, des chimistes, des organiciens!... Du premier rang qu'on devrait occuper, on se trouve à leur remorque!!! (1)

(1) Les articles qui suivent sont des extraits du cours que nous avons fait, dans ces dernières années, à la Faculté de Médecine.

THÉRAPEUTIQUE

MÉDICALE

RUBÉFIANTS.

—

Les *rubéfiants* offrent des différences bien grandes dans leurs effets, selon qu'ils sont plus ou moins irritants, plus ou moins excitants, et selon le lieu où on les applique.

Pour bien apprécier la manière d'agir des rubéfiants et leurs indications, il faut les distinguer en : *révulsifs ; dérivatifs ; attractifs ; excitants généraux* et *antispasmodiques.*

§ Ier

RUBÉFIANTS EMPLOYÉS COMME RÉVULSIFS.

Les rubéfiants employés comme révulsifs sont placés loin du siége de la maladie ; ils ne doivent déterminer qu'une irritation légère, tout juste suffisante pour attirer, détourner, sur le lieu où on les applique, le mouvement fluxionnaire qui se fait sur tel ou tel organe plus ou moins éloigné.

Les rubéfiants révulsifs sont des pédiluves avec de l'eau seule, à une chaleur suffisante, mais non trop élevée ; car, dans ce cas, le pédiluve, au lieu d'être révulsif, peut agir comme excitant général. Ce sont des pédiluves avec des cendres, avec de la farine de moutarde (20 à 30 grammes) ; ce sont des cataplasmes épais et suffisamment chauds de farine de lin, saupoudrés de deux ou trois pincées de moutarde, que l'on applique à la plante des pieds comme des chaussons, et que l'on y laisse pendant deux ou trois heures, en ayant le soin d'en maintenir la chaleur. Dans les cas même où une surexcitation générale est à redouter, on se borne à l'emploi de ces cataplasmes modérément chauds, sans les saupoudrer de moutarde.

Si les rubéfiants employés pour déterminer une action révulsive s'éloignent des conditions que nous venons de signaler, l'effet qu'ils produisent est tout opposé à celui que l'on voulait avoir ; ils déterminent une excitation générale qui se fait sentir par-dessus tout dans l'organe malade.

Les rubéfiants prescrits comme révulsifs sont en usage dans la *congestion cérébrale.*

Ils attirent vers les extrémités inférieures le mouvement fluxionnaire qui se portait vers l'organe crânien.

Si les rubéfiants ne sont pas dans les conditions que nous venons de signaler, ils agissent comme excitant général, ils portent vers la tête le mouvement fluxionnaire qu'on avait tant d'intérêt à en détourner.

Les rubéfiants révulsifs peuvent être utiles dans la *méningite,* l'*encéphalite,* l'*apoplexie cérébrale ;* ils concourent avec d'autres moyens à arrêter la marche de la maladie.

Rien n'est plus commun que de prescrire ce genre de remède dans l'*ophthalmie* aiguë, dans la *gastrite* aiguë et même chronique.

Dans *certaines fièvres dites essentielles* (catarrhale, bilieuse, muqueuse), ainsi que dans certaines *exanthèmatiques*, la douleur de la région épigastrique est avantageusement combattue par des cataplasmes émollients légèrement sinapisés placés aux pieds comme des chaussons, à titre de révulsifs.

Rien de plus nécessaire encore que l'emploi des rubéfiants révulsifs dans l'*hémoptysie;* et c'est ici surtout qu'il faut agir avec prudence. Un pédiluve, un cataplasme, trop chauds ou trop chargés de moutarde, agissent comme excitant général; ils augmentent sur la muqueuse respiratoire la fluxion qu'on voulait en détourner.

L'*épistaxis* idiopathique active qui se prolonge, qui se produit à des époques plus ou moins rapprochées, réclame les rubéfiants à titre de révulsifs.

Ils peuvent être utiles dans l'*hématémèse.*

La *métrorrhagie* idiopathique active indique encore les rubéfiants révulsifs; mais ce ne sont point les pédiluves qu'il faut alors prescrire : ils ne feraient qu'activer davantage la fluxion sur l'utérus; c'est à des *manuluves* avec de l'eau seule, et à une chaleur convenable, qu'il convient d'avoir recours.

§ II.

RUBÉFIANTS DÉRIVATIFS.

Les rubéfiants employés comme *dérivatifs* sont placés sur un point rapproché du siége de la maladie. Ils ne sont guère prescrits que dans les maladies qui ont de la tendance à se prolonger, à devenir chroniques ou qui le sont. Ils ont pour objet de déterminer sur le lieu où on les applique une irritation, qui détourne le travail morbide qui se fait sur tel ou tel organe.

Ce sont des emplâtres (de poix de Bourgogne, de thapsia), des papiers (Wlinsi, Fayard et Blain), des pommades (pommade stibiée), des huiles (de croton tiglium), etc.

Ces rubéfiants dérivatifs sont appliqués sur la la poitrine, — la partie latérale de préférence, — dans le *catarrhe pulmonaire chronique*, dans la *coqueluche* qui se prolonge, dans certaines *douleurs nerveuses* de la poitrine, certaines *dyspnées*, dans une *pleurodynie* persistante.

Les rubéfiants dérivatifs sont maintes fois utiles dans le *rhumatisme chronique* articulaire, musculaire, nerveux.

Appliqués sur la région épigastrique, ils peuvent avoir quelque avantage dans la *gastrite chronique*.

On a pu constater les bons effets de l'application, sur la région lombaire, d'un emplâtre de poix de Bourgogne dans l'*engorgement chronique de la matrice;* la douleur utérine en était sensiblement diminuée.

§ III.

RUBÉFIANTS EMPLOYÉS COMME ATTRACTIFS.

Les rubéfiants sont souvent mis en usage pour attirer un mouvement fluxionnaire physiologique ou pathologique sur tel ou tel point. On les dit alors *attractifs*.

Ainsi dans l'*aménorrhée atonique*, on prescrit des pédiluves rubéfiants pour attirer sur l'utérus le mouvement menstruel. Ils seraient contre-indiqués dans la dysménorrhée.

Dans la *métastase de la goutte*, il y a indication de ramener la fluxion sur son siége primitif; c'est encore aux rubéfiants attractifs que l'on s'adresse. Des cataplasmes de farine de lin saupoudrés de farine de moutarde et convenablement chauds, avec lesquels on enveloppe les pieds, remplissent fort bien cette indication.

Si ces cataplasmes sont insuffisants, on applique de plus des vésicatoires à la partie interne des jambes.

§ IV.

RUBÉFIANTS EMPLOYÉS COMME EXCITANTS GÉNÉRAUX ET COMME ANTISPASMODIQUES.

Les rubéfiants de cette catégorie doivent déterminer une excitation qui se fasse sentir dans toute l'économie.

On les prescrit tantôt pour relever d'une manière rapide l'économie qui est en défaillance, tantôt pour combattre un état de spasme plus ou moins prononcé.

Les rubéfiants excitants ne sont autres que les véritables *sinapismes*, dont l'action est par-dessus tout générale.

Les rubéfiants excitants ne doivent pas être oubliés dans la *fièvre ataxique*, *ataxo-adynamique*; ils concourent à relever les forces qui ont subi une atteinte plus ou moins profonde; ils contribuent à combattre les phénomènes nerveux spasmodiques qui se montrent dans ces maladies. On les prescrit conjointement avec la résine de quinquina. (Potion avec 4 à 8 grammes résine de quinquina (1); sel d'absinthe (2), 1 gramme; éther sulfurique, 20 gouttes; laudanum de Sydenham, 6 à 12 gouttes; eau de fleur d'oranger et sirop de gomme, de chaque 30 grammes; eau de tilleul, 80 grammes; par cuillerée à bouche d'heure en heure.)

On prescrit, en outre, bien souvent, dans les mêmes fièvres, les bols camphrés et nitrés (chaque bol contenant 20 centigr. camphre, 20 cent. sel de nitre, sirop simple S. Q.) de 4 heures en 4 heures.

Cette application de sinapismes n'est toutefois que temporaire; elle a pour but de donner un coup de fouet, si l'on peut s'exprimer ainsi, à l'économie.

Deux sinapismes suffisent généralement dans ces maladies; on les place aux membres inférieurs, en ayant le soin de ne pas les laisser plus d'une heure sur le même point.

(1) La résine de quinquina, médicament spécial à notre ville, n'est qu'un extrait alcoolique, mais c'est un extrait préparé avec le quinquina rouge de qualité supérieure et l'alcool à 36 degrés, tandis que l'extrait alcoolique ordinaire n'est fait qu'avec le quinquina gris, le plus inférieur des quinquinas, et l'alcool à 18 ou 20 degrés.

(2) Le sel d'absinthe ou sous-carbonate de potasse est employé comme intermède de la résine de quinquina.

Les vésicatoires aux jambes ne doivent pas être encore oubliés dans ces fièvres.

Dans la *fièvre maligne*, qui nous présente une lésion des forces portée au plus haut degré, on se garde bien d'oublier ni les sinapismes ni les vésicatoires, qui sont même nécessaires quelquefois aux quatre membres, et on les associe toujours avec la résine de quinquina. Mais comme, dans cette espèce de fièvre, la dépression des forces est telle qu'une rémission le plus souvent légère peut passer inaperçue, on ne manque pas d'ajouter à cette résine une certaine quantité de sulfate de quinine, qui en assure le succès d'une manière plus certaine. (Potion avec 8 à 10 gr. résine de quinquina; sulfate de quinine, 25 à 50 centigr.; éther sulfurique, 30 à 40 gouttes; laudanum de Sydenham, 6 à 12 gouttes, etc., etc., administrée par cuillerée à bouche d'heure en heure.)

Les rubéfiants excitants peuvent convenir dans certaines *fièvres adynamiques*. Mais quand cette fièvre n'est autre que le *typhus*, les forces radicales sont dans de si mauvaises conditions que la partie où on les applique peut passer à l'état gangréneux. Il convient donc généralement de s'en abstenir dans cette maladie.

Dans la *fièvre typhoïde* avancée, on a vu le même résultat se produire.

Les rubéfiants excitants jouent un grand rôle dans le *choléra asiatique*. Leur action est même si puissante dans cette maladie que nous considérons sa guérison comme à peu près impossible si l'on n'a pas recours à ce moyen. Bien entendu que ce n'est pas le seul qu'on met en usage.

La nécessité de la médication excitante antispasmodique est indiquée par la nature du choléra asiatique, nature qui est suffisamment démontrée par les symptômes qui l'accompagnent (1). Les sinapismes placés à chaque membre concourent puissamment avec d'autres moyens internes à combattre cet état spasmodique.

Dans le *choléra sporadique*, le même moyen est souvent nécessaire, conjointement encore avec le traitement interne approprié ; mais il suffit ici de placer un sinapisme à chaque membre inférieur.

Les rubéfiants excitants sont indiqués dans certaines *apoplexies cérébrales*.

Il arrive parfois que l'apoplexie cérébrale amène, dans son invasion, une atteinte profonde des forces vitales. Le visage présente de la

(1) Voir notre brochure : *Choléra morbus-asiatique, sa nature et son traitement*, 1876, Montpellier, Coulet ; Paris J.-B. Baillière et fils, rue Hautefeuille, 19. — Du reste, nous reviendrons sur cette question à l'article *Antispasmodiques*.

pâleur, une altération manifeste; la respiration est gênée à un haut degré; les extrémités sont presque froides; le pouls est sans consistance. Ce qu'il faut alors, c'est de retenir la vie qui décline, et parmi les moyens à mettre en usage on s'adresse surtout aux sinapismes que l'on place aux membres inférieurs.

Dès que la réaction se prononce, on abandonne ces topiques, qui deviendraient alors tout aussi nuisibles qu'ils étaient utiles quelques instants auparavant, et l'on met en usage les émissions sanguines, les purgatifs, les vésicatoires aux jambes, selon l'indication que l'on y trouve.

La *commotion cérébrale* portée à un certain degré présente une atteinte si grave au principe de la vie qu'il importe de mettre au plus tôt en usage les moyens propres à relever, à retenir cette vie qui va faire défaut. Les sinapismes placés à chaque membre ne doivent pas être négligés un seul instant. Il faut encore ici les enlever du moment où la réaction se manifeste. C'est aux émissions sanguines, aux purgatifs que l'on a alors à s'adresser.

La commotion cérébrale n'est pas, du reste, la seule lésion traumatique qui rende nécessaire ce genre de remède.

La *contusion*, l'*entorse*, les *luxations*, les *fractures*, les *plaies diverses*, peuvent être accompagnées, soit de symptômes spasmodiques, soit de symptômes de collapsus qui annoncent une lésion profonde du dynamisme vital. Les rubéfiants (sinapismes) peuvent être encore ici indispensables.

Parmi les moyens à employer dans l'*asphyxie*, quelle qu'en soit la cause, les rubéfiants (sinapismes) ne doivent pas être oubliés ; ils concourent à ramener la vie qui s'éteint. Ils peuvent encore être utiles dans la *syncope* qui se prolonge, dans certaines *léthargies*.

Les rubéfiants ne sont pas, du reste, le seul moyen à employer dans les maladies que nous venons de signaler. Nous leur trouverons des auxiliaires puissants dans les antispasmodiques diffusibles.

Il y a contre-indication des rubéfiants excitants dans la congestion cérébrale, l'apoplexie cérébrale, avec réaction. Leur contre-indication n'est pas moins certaine dans l'encéphalite, la méningite, l'hémoptysie, etc., qui se montrent dans des conditions semblables ; ils ne feraient que porter à un degré plus élevé ces maladies diverses.

ÉPISPASTIQUES.

—

Les vésicatoires constituent un moyen thérapeutique puissant, parfois négligé, parfois mal dirigé dans les applications qui lui conviennent.

Pour bien déterminer les indications des vésicatoires, nous devons les ramener à sept chefs principaux :

1° Pour détourner un mouvement fluxionnaire, qui détermine soit une phlegmasie, — soit la fluxion proprement dite, — soit un flux sanguin ou hémorrhagie, — un flux séreux où hydropisie, — un flux muqueux ;

2° Pour combattre certaines maladies qui prennent la *forme nerveuse,* alors qu'elles dépendent d'une irradiation fluxionnaire ;

3° Pour prévenir une *métastase ;*

2

4° Pour concourir au traitement d'une fièvre *ataxique, maligne* ou *adynamique ;*

5° Pour *modifier la vitalité* de parties qui se trouvent dans certaines conditions morbides ;

6° Pour arriver à la guérison d'une *fièvre essentielle qui se prolonge* sans cause appréciable ;

7° Pour l'administration des médicaments par *la méthode endermique.*

§ Ier

INDICATION DES VÉSICATOIRES DANS LE TRAITEMENT DES PHLEGMASIES.

Quand une *phlegmasie* dépend d'une cause externe, les vésicatoires sont plus qu'inutiles, ils sont nuisibles ; ils ne font qu'augmenter la réaction et par suite la phlegmasie.

Mais si cette phlegmasie vient à se compliquer d'une cause interne, le traitement de cette phlegmasie rentre dans celui de la seconde, et les vésicatoires peuvent alors devenir d'un grand secours.

Les phlegmasies par cause interne, ou mieux par affection diathésique ou non diathésique , rendent très-souvent nécessaire l'emploi des épispastiques ; ils ont pour but de détourner le mouvement fluxionnaire qui a déterminé ou entretient la phlegmasie. Tantôt il n'est nécessaire que de mettre en usage ce moyen thérapeutique, tantôt l'application des épispastiques doit être précédée des émissions sanguines, soit générales, soit locales.

Pour bien préciser ce que l'on a à faire dans ces circonstances, il s'agit non-seulement de tenir compte du degré de la phlegmasie, mais il faut avoir égard par dessus tout à l'état des forces, à la somme des forces, aux modifications morbides qu'elles présentent.

Pour arriver à bien apprécier l'état des forces, il faut tenir compte :

1° De l'âge du malade, — de son tempérament, — de sa constitution ;

2° De l'influence qu'ont pu avoir sur l'économie les six choses dites *non-naturelles ;*

3° De l'affection elle-même.

Age. — Lorsqu'il s'agit d'une phlegmasie chez un enfant, chez un adolescent, on doit s'attendre à ne trouver que peu de forces radicales, aussi n'a-t-on guère à prescrire alors que des vésicatoires ; les émissions sanguines, surtout générales, ne feraient qu'amener une débilitation fâcheuse.

Chez le vieillard, une grande circonspection est encore indispensable dans les phlegmasies qui les atteignent, et surtout dans les phlegmasies du poumon. Si les forces font trop défaut, l'hépatisation, l'engorgement, ne peuvent pas entrer en résolution; la mort en est la conséquence. Les épispastiques sont ici notre principale ressource.

Tempérament. — Le tempérament donne la mesure de la somme des forces radicales. Il y a peu de forces radicales chez les individus de tempérament lymphatique ou nerveux ; une phlegmasie survenant chez eux doit éloigner maintes fois de l'idée, de l'emploi des émissions sanguines, surtout générales. Le contraire se présente chez les tempéraments sanguins, et même, quoique à un bien moindre degré, chez les tempéraments bilieux.

Constitution. — Une constitution faible naturellement, ou affaiblie sous l'influence de causes diverses, contre-indique, en général, les émissions sanguines ; c'est sur les vésicatoires surtout qu'il faut compter pour combattre, détourner la fluxion.

Une constitution forte, au contraire, réclame, sauf contre-indication, l'emploi des émissions sanguines, soit générales, soit locales, avant l'application des épispastiques.

Influence sur l'économie des six choses dites non-naturelles. — L'influence des six choses dites *non-naturelles* sur l'économie, en d'autres termes sur la somme des forces, ne saurait être mise en doute. L'appréciation de cette influence importe au plus haut degré quand il s'agit du traitement d'une phlegmasie, et surtout de la phlegmasie d'un organe important, tel que le poumon.

L'influence des *pays*, des *lieux*, ne saurait être mise en doute dans cette circonstance.

Une fluxion de poitrine dans les pays froids, dans les pays chauds, ne peut être traitée de la même manière ; la somme des forces radicales, différente dans ces divers pays, montre suffisamment que la saignée générale, indispensable le plus souvent dans les pays froids et secs, avant l'application des vésicatoires, serait maintes fois nuisible dans les autres.

Le traitement de ces phlegmasies qui, sur le plateau des montagnes, rend la saignée à peu près de rigueur, la contre-indique généralement quand il s'agit des vallées ; c'est aux vésicatoires seuls qu'il faut souvent s'adresser ; tout au plus se permet-on une application de sangsues. L'indication de la saignée du bras n'est pas commune.

L'influence des *saisons* se rapproche jusqu'à un certain point de celle des pays.

Mais c'est surtout dans les *constitutions médicales* que l'on doit tenir compte de leur influence sur l'économie, afin de diriger le traitement des phlegmasies qui les accompagnent. Il est, en effet, des constitutions médicales dans lesquelles les pneumonies ont été aggravées par les émissions sanguines, et n'ont pu être traitées avec efficacité que par les vésicatoires. Nous pourrions signaler la constitution médicale qui a régné dans notre ville en 1847 et 1848 (1).

Les *passions tristes* exercent une influence fâcheuse sur les forces ; elles contre-indiquent maintes fois les émissions sanguines, surtout générales, dans les phlegmasies ; c'est aux vésicatoires qu'il faut uniquement s'adresser.

Le *genre d'alimentation* est bien connu sous ce rapport. Ce n'est pas chez celui qui n'a que des aliments insuffisants ou non-réparateurs qu'on trouvera l'indication d'une saignée dans une fluxion de poitrine.

L'abus des boissons alcooliques, qui coïncide à peu près constamment avec une alimentation peu

(1) Voir notre *Doctrine des Éléments morbides et de son application à la médecine pratique* : 2me édition, 2 volumes grand in-8°, Paris, I.-B. Baillière et fils, rue Hautefeuille, 19 ; Montpellier, Coulet, Grand'-Rue.

réparatrice, exerce une influence fâcheuse sur les forces.

Toute fluxion de poitrine qui se manifeste chez un ivrogne contre-indique, presque toujours, la saignée générale. L'apparition de l'ataxie, si on se la permet, est à peu près inévitable. C'est aux épispastiques seuls qu'il faut s'adresser pour la combattre, en les associant au quinquina, sa résine de préférence, lorsque se montre l'ataxie, ce qui est à peu près inévitable. (Résine de quinquina 4 à 8 grammes, sel d'absinthe 1 gramme, éther sulfurique 20 gouttes, laudanum de Sydenham 6 à 12 gouttes, eau de fleur d'oranger, sirop de gomme, ãã 30 grammes, eau de tilleul 80 gr., par cuillerée à bouche, d'heure en heure.)

Ce n'est pas chez celui dont la constitution est épuisée par des *hémorrhagies*, par des *évacuations alvines*, par des *pertes* de *semence*, par des *sueurs anormales*, etc., que l'on trouvera, dans une phlegmasie de poitrine, l'indication des émissions sanguines.

La constitution fatiguée par des *travaux physiques excessifs*, par les *excès vénériens*, etc., contre-indique encore, presque toujours, les émissions sanguines dans une phlegmasie de poitrine; les épispastiques seront, dans ce cas, notre principale ressource.

Des vésicatoires lors des phlegmasies qui se présentent dans les fièvres dites essentielles. — La phlegmasie d'un organe important dans la *fièvre inflammatoire*, c'est-à-dire dans la fièvre qui a pour base une grande somme de forces radicales, nécessite avant tout la saignée générale, suivie même parfois des émissions sanguines locales ; et ce n'est que lorsque on a obtenu une modération suffisante dans l'intensité de la fièvre, qu'on a recours aux épispastiques pour détourner la fluxion. Mis en usage avant ce moyen préalable, ils n'auraient fait que surexciter encore plus le système vasculaire ; ils auraient aggravé la phlegmasie. Ceci s'applique surtout aux fluxions de poitrine.

Lorsqu'il s'agit de la fluxion de poitrine *dite catarrhale*, les vésicatoires ne doivent jamais être négligés ; ils constituent, dans ce cas, le plus puissant moyen thérapeuthique ; mais les émissions sanguines, même générales, peuvent être aussi nécessaires, et, lorsqu'il en est ainsi, elles doivent toujours précéder les épispastiques.

Pour bien saisir l'indication des vésicatoires, sans ou avec les émissions sanguines préalables, dans ces fluxions de poitrine appelées, à tort ou à raison, catarrhales, il faut tenir compte : 1° de la constitution médicale régnante, et 2° de la somme des forces que présentent les malades. Il suffit que chez les malades cette somme de forces soit peu considérable, pour s'abstenir des émissions sanguines : c'est ce qui a lieu pour les enfants, les adolescents, les vieillards, pour les individus de tempérament lymphatique ou nerveux, pour ceux dont la constitution est usée. C'est ce qui explique comment, dans ces fluxions de poitrine, les émissions sanguines générales ne doivent être prescrites qu'avec la plus grande circonspection ; qu'il faut s'en tenir bien souvent aux émissions sanguines locales, et que bien souvent aussi les vésicatoires seuls sont le moyen employé pour combattre la fluxion.

La dénomination de *fluxion de poitrine catarrhale* signifie donc, par-dessus tout, qu'on a affaire à une maladie dans laquelle il y a peu de forces radicales, et que c'est principalement aux épispastiques qu'il faut s'adresser pour la combattre.

La fluxion de poitrine se présente maintes fois dans la *fièvre bilieuse*. Il ne suffit pas, dans ce cas, de prescrire un vomitif, les vésicatoires sont généralement nécessaires pour détourner la fluxion ; et bien souvent aussi ces divers moyens doivent être précédés de la saignée générale ou locale.

La fluxion de poitrine qui se montre dans la

fièvre muqueuse contre-indique les émissions sanguines surtout générales ; c'est aux épispastiques, par-dessus tout, qu'il convient de s'adresser.

La fluxion de poitrine dans la fièvre *ataxique, maligne, adynamique*, constitue une phlegmasie avec atteinte profonde aux forces radicales.

L'indication, dans ce cas, consiste, tout en détournant la fluxion par les vésicatoires aux jambes, et parfois même aux quatre membres, à relever les forces par la résine de quinquina mise dans une potion. (4 à 10 grammes résine de quinquina, etc., par cuillerée à bouche, d'heure en heure.)

Les émissions sanguines, même locales, sont formellement contre-indiquées dans ces phlegmasies.

La fluxion de poitrine qui se montre dans la *fièvre rémittente périodique* ne présente généralement d'autre indication que celle de l'antipériodique ; cependant il peut se faire qu'on juge utile une saignée préalable. Les vésicatoires sont généralement sans avantages dans ces fluxions de poitrine. L'antipériodique suit *immédiatement* la saignée.

Si la fièvre est *pernicieuse*, il n'y a d'indication que pour l'antipériodique, à la dose la plus élevée, soit 1 gr. 50 centigr. sulfate de quinine, soit plutôt la potion avec 8 à 10 gr. résine de quinquina, 25 à 50 cent. sulfate de quinine, 20 à 40 gouttes éther sulfurique, laudanum de Sydenham 6 à 12 gouttes, etc.; par cuillerée à bouche, ou même deux cuillerées, d'heure en heure.

Des phlegmasies se montrent maintes fois dans le cours des *fièvres exanthématiques*. Le traitement de ces phlegmasies doit avoir surtout pour base le caractère de la fièvre concomitante, qui n'est autre que l'une de celles que nous avons qualifiées d'essentielles, en faisant toutefois attention que la saignée du bras ne doit alors être prescrite que dans des cas presque exceptionnels ; quelques sangsues, les vésicatoires, voilà les seuls moyens auxquels on puisse avoir recours. L'ataxie, la malignité, l'adynamie, contre-indiqueraient d'une manière formelle les émissions sanguines même locales ; elles réclament les moyens que nous avons indiqués pour les combattre (résine de quinquina, vésicatoires).

Les vésicatoires jouent un grand rôle dans les *phlegmasies rhumatismales*.

Il n'est point rare de voir, dans un rhumatisme articulaire aigu, survenir la phlegmasie d'un organe interne, du poumon, du péricarde, des méninges, du cerveau ; les vésicatoires aux jambes constituent alors le plus puissant moyen pour détourner la fluxion. Les émissions sanguines, si elles sont jugées nécessaires, doivent être préalablement prescrites ; elles sont plus particulièrement locales.

Les bains froids ont été prônés, dans ces derniers temps, pour combattre le rhumatisme cérébral ! ! ! Les fonctions de la peau n'ont-elles donc aucune importance dans le rhumatisme ? N'est-ce pas parce que ces fonctions ont été enrayées, supprimées, que le rhumatisme en a été bien souvent la conséquence ?

Un bain froid serait, par lui-même, capable de déterminer le rhumatisme, et c'est ce bain que l'on prescrit, comme moyen propre à le combattre, lorsqu'il a envahi le cerveau ou les méninges ! ! !

Dans le rhumatisme cérébral, tout en cherchant à ramener les fonctions de la peau par le séjour dans un lit bien chaud, l'indication qui se présente, et qui se présente d'une manière formelle, c'est l'application des vésicatoires aux jambes, et même aux bras, pour détourner la fluxion qui s'est portée vers la tête. Rien ne nous paraît plus irrationnel, plus dangereux, que les bains froids dans le rhumatisme cérébral.

Quant au rhumatisme articulaire en lui-même, les vésicatoires ne deviennent utiles que lorsque la maladie a de la tendance à se prolonger, à devenir chronique ; car, tant qu'elle est à l'état aigu, ils seraient nuisibles par la surexcitation qu'ils pourraient produire.

En dehors du rhumatisme articulaire, une fluxion ou phlegmasie de même nature peut rendre nécessaire la prescription des vésicatoires, en les faisant précéder, si besoin y est, des émissions sanguines lorsqu'elles sont à l'état aigu. Dans certains de ces cas, c'est aux vésicatoires *volants* que l'on s'adresse.

Ce genre de traitement est surtout en usage dans la sciatique rhumatismale.

Les vésicatoires sont, du reste, généralement si utiles dans le rhumatisme, qu'on a pu en faire une sorte de spécifique de cette maladie.

La *goutte* régulière, soit aiguë, soit chronique, ne rend pas nécessaires les épispastiques ; mais si elle menace un organe important, tel que le cœur, le poumon, le cerveau, etc., aux moyens employés pour la maintenir, la ramener à l'extérieur (cataplasmes de farine de lin saupoudrés de deux ou trois pincées de moutarde enveloppant les pieds, et suffisamment chauds), il faut joindre l'application des vésicatoires à la partie interne des jambes.

Une phlegmasie sous la dépendance de la *diathèse scrofuleuse* ou *dartreuse* rend généralement nécessaire l'emploi des épispastiques, comme moyen propre à détourner la fluxion.

Dans le cas de phlegmasie survenant dans le *scorbut*, dans la *chlorose*, c'est encore à ce seul moyen comme antifluxionnaire qu'il conviendrait d'avoir recours. Les émissions sanguines même locales, les purgatifs, seraient ici formellement contre-indiqués.

La suppression des *évacuations naturelles*, *morbides* ou *artificielles*, amène maintes fois la phlegmasie de tel ou tel organe ; l'indication est formelle, il faut rétablir ces évacuations. Quand les moyens employés sont jugés insuffisants pour arriver à ce but, les vésicatoires peuvent devenir nécessaires.

—

La Fluxion proprement dite présente, sous le rapport local, un degré moins élevé que l'inflammation. La congestion, l'engorgement, l'irritation, peuvent constituer la fluxion ; au-delà c'est l'inflammation.

Pour le traitement de la fluxion, il faut, par-dessus tout, tenir compte de l'état général. C'est en raison de cet état, que les émissions sanguines générales ou locales doivent précéder, dans certains cas, l'application des vésicatoires, tandis que, dans d'autres, c'est à ceux-ci seulement qu'il convient d'avoir recours.

Les épispastiques sont d'un grand secours dans *l'angine catarrhale,* dans les *catarrhes pulmonaires*, soit aigus, soit chroniques. Ils le sont à un haut degré dans le *croup*, dans *l'angine couenneuse.*

On ne doit pas négliger leur emploi dans *l'œdème* de la *glotte;* c'est le principal moyen que l'on ait contre cette maladie, qui contre-indique non-seulement les émissions sanguines locales, mais aussi les purgatifs, mais aussi les vomitifs, dont on fait un abus si fréquent dans les maladies des bronches.

C'est aux épispastiques qu'il convient de s'adresser dans *l'œdème du poumon.* La scille, qui agit dans cette maladie comme expectorant et comme diurétique, est encore un médicament d'un grand avantage.

Dans l'*apoplexie séreuse*, on n'a guère de ressource que dans les vésicatoires que l'on place aux jambes, aux bras. Les purgatifs ne conviennent pas toujours dans les conditions d'économie détériorée que présentent les malades. Ils exigent de la prudence.

Il est des HÉMORRHAGIES qui réclament l'emploi des vésicatoires, tandis que pour d'autres ils seraient tout au moins inutiles.

Pour bien apprécier l'indication de ce moyen thérapeutique dans les hémorrhagies, il faut tenir compte de leur nature ; il faut se rappeler qu'elles sont *idiopathiques* ou *symptomatiques*, et que les hémorrhagies idiopathiques sont *actives* ou *passives*.

Il ne peut y avoir indication à l'emploi des vésicatoires que dans les hémorrhagies idiopathiques actives, c'est-à-dire dans celles qui sont le résultat d'un mouvement fluxionnaire existant avec une certaine somme de forces radicales.

Ainsi dans l'*epistaxis* idiopathique active, lorsque, malgré l'emploi des moyens ordinaires, l'hémorrhagie tend à se reproduire à certains intervalles, il n'est pas rare de voir un vésicatoire placé au bras y mettre fin. La fluxion a été détournée par l'épispastique.

L'*hémoptysie* idiopathique active réclame parfois le même moyen, avec beaucoup de circonspection toutefois, pour que l'excitation produite par le vésicatoire n'augmente pas l'hémorrhagie.

Les épispastiques sont encore bien souvent utiles dans l'*hématémèse*, dans la *métrorrhagie*, qui se trouvent dans les mêmes conditions.

L'*hémorrhagie cérébrale* n'étant le plus souvent que le résultat d'un mouvement fluxionnaire qui se fait sur le cerveau, parmi les moyens employés pour la combattre, il ne faut pas négliger l'application des vésicatoires aux jambes, qui doivent être précédés, selon les cas, des émissions sanguines, des purgatifs ; ils attirent, ils fixent le mouvement sur les extrêmités inférieures.

Les épispastiques sont contre-indiqués dans les hémorrhagies *idiopathiques passives.*

Ils seraient tout aussi contre indiqués dans les hémorrhagies *symptomatiques*, à moins de complication d'un mouvement fluxionnaire, ce qui les fait rentrer dans le rang de celles dites actives.

—

Les épispastiques sont un moyen précieux dans les FLUX SÉREUX IDIOPATHIQUES ACTIFS ; car, pour ceux qui sont passifs, ils seraient plus qu'inutiles.

Ils ne pourraient avoir quelque avantage dans les flux *symptomatiques* que dans le cas de la complication que nous venons de signaler.

On ne saurait se passer des vésicatoires dans l'*hydrocéphalie idiopathique active.* On ne saurait s'en passer dans l'*hydrothorax*, dans l'*hydropéricarde* de même nature. Il y a là un mouvement fluxionnaire qui ne peut être détourné que par les épispastiques, aux jambes d'abord, aux bras ensuite. C'est le grand moyen de salut dans pareille circonstance. C'est par ce moyen qu'on préviendra, dans l'hydrothorax, ces épanchements pour lesquels on a parfois recours à la thoracentèse, — opération qui ne doit être pratiquée que comme extrême ressource, lorsque la respiration devient positivement impossible ; car, on le sait fort bien, l'épanchement ne manque guère de se reproduire d'une manière rapide, — et on a ajouté à la maladie les accidents qui peuvent résulter de la ponction de la poitrine.

Quand il s'agit, non pas d'hydropisie active, mais de pleurésie, les moyens thérapeutiques présentent des différences en raison de la somme des forces que l'on reconnaît chez les malades.

Dans l'hydrothorax, il n'y avait qu'à prescrire les épispastiques, comme nous l'avons indiqué ; dans la pleurésie, il faudra s'adresser bien souvent aux émissions sanguines, avant d'avoir recours aux vésicatoires.

Ces émissions sanguines seront bien rarement générales ; elles seront presque toujours locales, et il ne sera pas rare même de se trouver dans telles circonstances qui n'indiqueront que la prescription des épispastiques.

Aux vésicatoires placés aux jambes d'abord, — aux bras si ceux-ci sont insuffisants, — il pourra être nécessaire, si la gravité devient plus prononcée, d'en ajouter un sur le côté malade de la poitrine.

Et ce n'est que lorsque la respiration devient

impossible que la thoracentèse peut devenir indispensable.

La thoracentèse, ont dit certains auteurs, doit être pratiquée de bonne heure, pour prévenir les lésions qu'un épanchement prolongé peut faire subir au poumon.

Mais cette ponction est-elle sans accidents à redouter ?

N'y a-t-il pas à craindre, soit un plus haut degré de la phlegmasie de la plèvre, soit la détorioration si grave du liquide épanché ? C'est ce que l'on ne peut se refuser d'admettre.

Il convient donc de ne s'adresser à la thoracentèse que lorsque les moyens médicaux deviennent bien positivement insuffisants. Ce n'est qu'une extrême ressource.

Dans le cas d'épanchement, à la suite de lésion traumatique, telle que fracture de côte, corps étranger dans la poitrine, plaie pénétrante, etc., épanchement qui consiste alors dans du véritable pus, la thoracentèse doit généralement être pratiquée dès que l'existence en est constatée. Il ne faut pas compter, dans ce cas, sur l'absorption; — et ce n'est pas une simple ponction que l'on pratique, c'est une ouverture suffisante, avec le bistouri, qui devient nécessaire pour que le fluide épanché trouve une issue facile.

L'*ascite* est rarement idiopathique active; elle

est presque toujours, soit idiopathique passive, soit plutôt symptomatique de l'engorgement du foie ou de la rate. Dans le premier cas, les vésicatoires placés aux jambes, aux cuisses, peuvent concourir à détourner la fluxion. Ils ne conviendraient nullement dans d'autres conditions.

L'*hydrartrose*, lorsqu'elle est récente et idiopathique, est parfois traitée avec succès au moyen des vésicatoires volants placés autour de l'articulation. Si elle est ancienne, les lésions anatomiques, soit de la synoviale, soit des parties qui l'entourent ne donnent que bien peu d'espoir de ce genre de traitement.

Il ne faut nullement compter sur les vésicatoires conseillés par quelques auteurs en application sur l'*hydrocèle*.

—

Certains Flux muqueux peuvent réclamer l'emploi des vésicatoires comme moyen propre à détourner le mouvement fluxionnaire qui les produit.

Nous n'avons qu'à citer le *catarrhe pulmonaire dit muqueux ou pituiteux*, qui est à peu près constamment sous la dépendance d'une affection diathésique, telle que la goutte, le rhumatisme, les dartres, les scrofules. Détourner la fluxion de la muqueuse respiratoire, voilà la principale indication; c'est avec les vésicatoires placés aux bras qu'on la remplit avec le plus d'avantage. Il s'agit en outre de modifier la vitalité de la muqueuse par l'emploi de médicaments en rapport avec les conditions que présentent les malades. Le lichen d'Islande peut être utile dans de pareils cas, en raison de l'action tonique qu'il exerce sur la muqueuse respiratoire. Il modère le flux sans le supprimer, ce qui pourrait être fâcheux.

Les balsamiques, le goudron, que l'on prescrit si souvent dans ces catarrhes, peuvent supprimer cette sécrétion muqueuse, et devenir la cause d'un asthme humide, ou d'un œdème du poumon, ou d'une pleurésie.

Le *coryza chronique* se montre parfois comme symptôme de la goutte. Rappeler la goutte aux pieds, telle est certainement la vraie indication; mais on n'y parvient pas toujours, et, dans ce cas, un vésicatoire placé au bras détourne ce flux dont l'incommodité est parfois portée au plus haut degré.

Le *catarrhe de l'estomac*, sous l'influence ordinairement de la même cause, peut être combattu avec quelque avantage par le même moyen, surtout si l'action de l'épispastique est soutenue par des médicaments internes capables de modifier la vitalité de l'organe, comme par exemple le quassia amara, le colombo, la gentiane, et par une bonne diététique.

C'est en pareils cas que l'on trouve une grande ressource dans les eaux de Vichy, d'Andabre, de Vals, prises à l'intérieur seulement ; car en bains, comme on les prescrit parfois aujourd'hui, ces eaux sont tout au moins inutiles.

§ II.

INDICATION DES VÉSICATOIRES DANS CERTAINES MALADIES QUI PRENNENT LA FORME NERVEUSE, ET QUI DÉPENDENT CEPENDANT D'UNE IRRADIATION FLUXIONNAIRE.

Ces maladies sont celles qui n'offrent pas de lésion anatomique appréciable, qui se présentent avec l'intermittence irrégulière des maladies nerveuses, et qui sont sous la dépendance d'une affection presque toujours diathésique.

Les vésicatoires sont maintes fois utiles dans ces maladies. L'irritation qu'ils déterminent détourne l'irradiation fluxionnaire de l'organe sur lequel elle s'était portée.

On a des exemples de *douleur nerveuse de tête*, invétérée, liée à l'affection rhumatismale, qui a cédé à l'application d'un vésicatoire au bras ou à la nuque. (Barthez.)

Certaines douleurs nerveuses de l'*œil*, de l'*oreille*, de pareille nature, ont été vaincues par le même moyen. Il en a été encore ainsi pour la *névralgie faciale*, pour la *névralgie sciatique*.

L'*asthme nerveux*, les *palpitations de cœur*, les *coliques d'estomac*, se montrant sous la même influence, ont pu céder aux épispastiques. Il en a été parfois encore ainsi pour la *toux dite nerveuse*.

§ III.

Indication des vésicatoires pour prévenir une métastase.

Il est des maladies qui ont de la tendance à passer de l'extérieur à l'intérieur : à quitter, par conséquent, un organe d'une importance peu marquée pour en envahir un autre bien souvent des plus nécessaires à la vie. Un vésicatoire placé dans un lieu convenable peut, dans maintes circonstances, prévenir cette métastase. L'attraction fluxionnaire qu'il détermine empêche ce déplacement.

Ainsi l'*érysipèle du visage*, se prolongeant sur le cuir chevelu, lorsqu'il a une certaine gravité, qu'il est accompagné de délire, a de la tendance à quitter l'extérieur pour envahir les méninges. Un vésicatoire placé au bras, à la jambe, peut prévenir ce déplacement.

Il n'est pas rare de voir, dans la *variole,* la *rougeole,* la *scarlatine,* l'*urticaire* et autres exanthèmes aigus, des métastases se faire sur des organes intérieurs, et notamment sur les organes respiratoires.

On doit craindre ces métastases chez les sujets qui ont ces organes délicats, infirmes ; on doit les craindre surtout par certaines constitutions médicales. Les vésicatoires aux bras, aux jambes, soutenus par une bonne thérapeutique de la fièvre concomitante, sont d'un grand avantage pour les prévenir.

Lorsque l'on reconnaît dans le *rhumatisme* de la tendance à se porter sur les organes intérieurs : le cœur, le poumon, les méninges, etc. on le fixe à l'extérieur, on prévient une métastase de la plus haute gravité au moyen des vésicatoires placés sur les membres inférieurs de préférence.

La disparition subite de la *goutte,* disparition suivie d'un malaise plus ou moins prononcé, indique d'abord l'emploi des moyens propres à ramener la goutte aux pieds (cataplames sinapisés enveloppant les pieds) ; et si ces moyens sont insuffisants, s'il y a menace d'invasion sur le cœur, le cerveau, les poumons, etc., on a recours sans tarder aux vésicatoires placés aux jambes.

§ IV.

INDICATION DES VÉSICATOIRES DANS LES FIÈVRES ATAXIQUES, ATAXO-ADYNAMIQUES, MALIGNES, ET CERTAINES ADYNAMIQUES.

La nécessité des vésicatoires dans ces fièvres est le résultat d'une longue expérience. Soit qu'ils préviennent les mouvements fluxionnaires sur les organes les plus importants à la vie, soit qu'ils déterminent une sorte de crise artificielle, leurs bons effets n'en sont pas moins certains. Mais il ne faut pas les prescrire seuls ; il faut faire concorder leur application avec les toniques et les antispasmodiques. (Potion avec 4 à 10 grammes résine de quinquina, sel d'absinthe 1 gramme, éther sulfurique 20 à 40 gouttes, laudanum de Sydenham 6 à 12 gouttes, eau de tilleul 80 grammes, par cuillerée à bouche d'heure en heure; bols camphrés et nitrés.) Ils sont placés aux jambes et même aux quatre membres dans le cas de malignité.

§ V.

Indication des vésicatoires comme topiques propres a modifier la vitalité de certaines parties.

Il est une espèce d'érysipèle qui a la funeste propriété de déterminer l'inflammation suppurative avec mortification du tissu cellulaire sous-cutané et intermusculaire dans des proportions énormes. Cet érysipèle est celui que l'on désigne sous la dénomination d'érysipèle *phlegmoneux* ou *œdémateux*. Le symptôme pathognomonique de cet érysipèle consiste en ce que l'enfoncement déterminé par la pression du doigt s'y maintient quelques instants.

Si l'on veut prévenir les désordres effrayants que détermine cet érysipèle, on n'a qu'à placer sur l'érysipèle lui-même un vésicatoire presque aussi grand que l'érysipèle a d'étendue. On lui donne souvent presque autant d'amplour que la largeur des deux mains.

Ce vésicatoire, tout grand qu'il est, n'occasionne pas généralement de douleur trop incommode. Et, ce qui est digne de remarque, il modifie tellement le caractère de la maladie que la mortification n'est plus à redouter. On a changé une maladie qui faisait craindre la perte d'un membre, ou même la vie du malade, en une surface suppurante qui n'a besoin que de quelques jours pour guérir.

Quant à la fièvre qui accompagne cette espèce d'érysipèle, c'est une fièvre simple qui n'exige que la diète (bouillons) et une tisane appropriée.

Le *phlegmon érysipélateux* ne saurait être confondu avec l'érysipèle phlegmoneux.

Le phlegmon érysipélateux est un véritable phlegmon compliqué d'érysipèle.

Il y a ici une double indication : 1° indication fournie par le phlegmon; 2° indication fournie par l'érysipèle.

L'indication fournie par le phlegmon consiste dans l'application d'une quantité suffisante de sangsues tout autour du phlegmon, et d'un grand cataplasme émollient pour favoriser l'écoulement de sang.

Et dès que cette indication est remplie, sans tarder davantage, un grand vésicatoire est placé sur le phlegmon.

On ne préviendra pas la suppuration, elle est inévitable; mais ce qu'on empêchera, c'est qu'elle ne prenne des proportions énormes.

Si l'on veut se convaincre des résultats déplorables du traitement du phlegmon érysipélateux par la méthode antiphlogistique seule, on n'a qu'à lire l'article *phlegmon diffus* (érysipélateux) de la clinique chirurgicale de Dupuytren (*Leçons orales*, tome II).

L'action du vésicatoire dans ces deux espèces d'érysipèle ne saurait être méconnue qu'au grand détriment du malade.

On pourrait craindre qu'un vésicatoire aussi grand qu'il le faut dans ces circonstances eût une action fâcheuse sur la vessie, cependant il n'en est rien. Nous n'avons vu qu'un seul cas, dans lequel il survint quelque chaleur au col de l'organe et un besoin fréquent d'uriner, symptômes qui toutefois ne tardèrent pas à disparaître.

Il ne faut pas confondre l'*érysipèle gangréneux* avec les deux espèces dont nous venons de nous occuper.

L'érysipèle gangréneux n'est d'abord qu'un érysipèle simple, qui devient gangréneux sous l'influence de la fièvre concomitante, qui peut-être périodique (intermittente ou rémittente), ou continue (ataxique ou maligne).

La seule indication qui existe ici consiste dans la prescription immédiate, à dose suffisante, du sulfate de quinine ou de la résine de quinquina.

Dans l'érysipèle gangréneux, il n'y a que gangrène de la peau, et nullement inflammation avec mortification du tissu cellulaire sous-cutané et intermusculaire, comme dans l'érysipèle phlegmoneux et le phlegmon érysipélateux.

C'est d'un érysipèle à la jambe, de cette espèce, que mourut Louis XIV, ainsi que nous le dirons plus tard.

On a, à diverses époques, cherché à guérir les *dartres* au moyen de l'application d'un vésicatoire sur le siége du mal. On pensait que ce topique modifierait la vitalité de la partie malade, et que la guérison en serait la suite ; les résultats en ont été tout différents. La diathèse était là pour maintenir la maladie : elle ne s'est pas émue de ce moyen local.

§ VI

Indication des vésicatoires pour amener la terminaison d'une fièvre qui se prolonge sans cause appréciable.

Il est des fièvres continues simples, qui, sans cause connue, surtout du côté des organes des cavités splanchniques, se prolongent d'une manière singulière.

Un vésicatoire placé, dans ces circonstances, au bras ou à la jambe, amène rapidement la diminution et la cessation de la fièvre.

Comment expliquer, dans ce cas, l'action du vésicatoire ? Il est probable qu'il y avait dans l'économie quelque principe à éliminer, et que l'épispastique a eu ici l'avantage de déterminer une évacuation critique. Il a aidé la nature dans l'acte que seule elle ne pouvait effectuer.

§ VII.

Indication des vésicatoires pour l'administration des médicaments par la méthode endermique.

Cette méthode consiste à appliquer un vésicatoire sur telle ou telle partie, et à mettre sur la plaie qui en résulte le médicament qu'on veut faire pénétrer par l'absorption cutanée.

Le vésicatoire n'a, dans ce cas, guère plus de grandeur qu'une pièce d'un franc ou de deux francs. Il est établi avec la pommade de Gondret, et les médicaments que l'on emploie sont doués d'une grande énergie ; la dose doit en être faible.

Ce genre de traitement est quelquefois mis en usage dans l'*amaurose*. On applique un vésicatoire sur la région frontale, et sur la plaie qu'il produit on met 2 à 4 milligrammes de strychnine.

Dans certaines *névralgies*, et notamment dans la *névralgie sciatique*, on a mis sur le vésicatoire quelques milligrammes d'un sel de morphine, 5 à 10 milligrammes.

§ VIII.

ACCIDENTS PRODUITS PAR LES VÉSICATOIRES.

Les vésicatoires déterminent parfois la gangrène sur le lieu où ils sont appliqués, — et pourquoi ? Parce que le diagnostic de l'état général a été mal établi ; parce que les contre-indications de ces épispastiques ont été méconnues.

On sait fort bien que lorsque l'adynamie est portée à un haut degré, ainsi que cela arrive surtout dans le typhus, la gangrène est à peu près inévitable sur la surface du vésicatoire.

La gangrène a été redoutée par quelques auteurs chez les enfants, pendant les chaleurs de l'été ; et, dans cette idée, on s'est privé d'un moyen qui pouvait concourir à sauver les malades.

Les vésicatoires placés chez les enfants, dans telle ou telle saison, et surtout en été, n'ont amené la gangrène que parce qu'il y a eu erreur de diagnostic.

Les enfants sont fort sujets, à toutes les époques, et principalement en été, et dans les pays marécageux par-dessus tout, aux fièvres intermittentes ou rémittentes, qui rapidement deviennent pernicieuses. Le symptôme presque inséparable de ces fièvres est l'assoupissement, le coma. Une attention insuffisante, des renseignements trompeurs, amènent le médecin à croire à une congestion sur le cerveau et, par suite, à prescrire l'application des vésicatoires. Le résultat en est la gangrène sur le lieu où ils sont mis, et plus tard la mort du malade. La gangrène arrive sous l'influence de l'élément périodique que l'on n'a pas reconnu.

Cette influence de l'élément périodique, pour produire la gangrène, ne saurait être ignorée; elle s'est si souvent manifestée sur les ulcères, et notamment sur l'ulcère vénérien, — sur les plaies, sur l'érysipèle, que l'on ne saurait avoir aucun doute à cet égard.

Dans ces fièvres des enfants, lorsqu'il y a quelque incertitude sur le diagnostic, et que l'on peut croire avoir affaire, soit à une congestion cérébrale, soit à une fièvre intermittente ou rémittente pernicieuse, le traitement doit être tel qu'il puisse remplir l'une et l'autre indication, qu'il puisse assurer la guérison sans crainte d'accident aucun.

Dans les cas de ce genre, qui ne sont nullement rares dans notre ville, ce que nous avons prescrit toujours avec succès, c'est l'administration du sulfate de quinine à la dose de 40 à 50 centigrammes (1), en même temps que nous faisions appliquer des vésicatoires, soit un à chaque bras, soit un à un bras et l'autre à une jambe. L'emploi du sulfate de quinine doit enlever toute crainte de gangrène sur les vésicatoires destinés à détourner la fluxion.

Les vésicatoires déterminent parfois une certaine irritation du *côté de la vessie*. Pour prévenir cet accident, on les saupoudre avec du camphre en poudre (2), ou bien on les recouvre de papier de soie huilé.

Chez certains sujets, l'application d'un vésicatoire amène la *fièvre*, fièvre à type *quotidien*. Il n'y a généralement que trois accès, le premier plus prononcé, le troisième presque nul. Il n'y a ici nulle indication à la prescription de l'antipériodique.

(1) Diviser en 4 prises, et mettre chaque prise dans une cuillerée à bouche de café noir, de deux heures en deux heures, et même d'heure en heure si besoin y est.

(2) D'après le nouveau Codex, au lieu de mettre sur le vésicatoire le camphre en poudre, on répand à sa surface une quantité suffisante d'éther saturé de camphre.

§ IX.

VÉSICATOIRES DANS LA DIPHTÉRIE.

Les auteurs modernes sont en grande frayeur sur l'emploi des vésicatoires dans la diphtérie. Les vésicatoires mis en usage dans cette maladie, disent-ils, ne font qu'augmenter la surface sur laquelle se fait la sécrétion d'une humeur virulente et contagieuse au plus haut degré.

Mais si ces craintes étaient fondées, les vésitoires, soit multiples, soit d'une grande étendue, que l'on fait appliquer dans des maladies diverses, telles que pneumonie, pleurésie, rhumatisme, érysipèle, etc., devraient, lorsqu'ils se couvrent de pseudo-membranes, déterminer un empoisonnement non équivoque. Et c'est pourtant le contraire qui arrive ; c'est aux vésicatoires que l'on doit attribuer l'amendement et la guérison même de la maladie. Les faits de ce genre sont de tous les jours.

Dans l'*angine couenneuse*, que conseillent nos modernes d'après Trousseau, qui assimilait cette maladie à la pustule maligne ? Ils veulent que deux ou trois fois par jour, on porte sur le gosier l'acide hydrochlorique *pur*, *fumant*, et que, dans l'intervalle, on fasse sur la même partie des insufflations d'alun ! ! !

Ce traitement a pour résultat que la fluxion qui était limitée au gosier se prolonge dans le larynx et y produit le croup ; qu'elle se prolonge aussi parfois jusque dans les dernières divisions bronchiques où elle détermine le développement de fausses membranes.

C'est encore à ce genre de traitement qu'il faut attribuer la paralysie diphtérique, résultat de l'extension de la fluxion sur la moelle épinière.

Nous ne saurions attribuer, comme l'ont fait quelques auteurs, les symptômes graves qui surviennent dans cette maladie, ainsi que la paralysie dite diphtérique, à l'empoisonnement par l'humeur de l'angine couenneuse, la cautérisation ayant été faite dès les *premiers moments*, alors que la sécrétion de cette humeur, considérée comme si maligne, n'avait pu encore être que nulle ou à peu près nulle.

L'angine couenneuse n'est le plus souvent que le résultat d'un refroidissement, qui a amené cette affection que certains appellent *courbature*, ce qui ne signifie grand chose, que nous appelons plutôt catarrhale ; et c'est en conséquence de cette affection que s'est fait sur le gosier un mouvement fluxionnaire qui a produit l'angine, qui n'est devenue couenneuse qu'en raison des mauvaises conditions vitales des sujets. L'indication est bien évidente : d'un côté, il faut favoriser la diaphorèse par le séjour dans un lit bien chaud et par des boissons diaphorétiques ; de l'autre, il faut détourner la fluxion par les vésicatoires placés aux bras ou aux jambes.

Ce traitement suffit maintes fois pour amener l'exfoliation des pseudo-membranes. Si elles persistent, on n'a qu'à porter à leur surface, soit la pierre infernale, soit un pinceau trempé dans la solution de 15 à 20 centigr. nitrate d'argent cristallisé sur 30 gr. d'eau.

Les symptômes graves signalés dans certaines angines couenneuses n'ont-ils pas été parfois sous la dépendance d'un élément périodique pernicieux ?

Le traitement du *croup*, autre symptôme de la diphtérie, doit avoir encore pour base l'emploi des moyens propres à détourner la fluxion du larynx, et on n'a pour y parvenir que les vésicatoires que l'on place aux bras, aux jambes. Les diaphorétiques, les médicaments qui tendent à modifier la vitalité de la muqueuse laryngée, à favoriser l'expectoration, tels que le kermès minéral (1), le polygala (2), l'infusion d'ipéca-

(1) Looch blanc avec 10 centigr. kermès minéral, 10 centigr. ipéca en poudre, par cuillerée à dessert ou à café, de temps en temps.

(2) 20 à 30 gr. sirop dans 120 gr. véhicule aqueux, *idem*.

cuanha concassé (1), la bourrache, ne doivent pas être négligés ; mais ils ne doivent être prescrits qu'après les vésicatoires.

Que peut-on enfin dans l'*ophthalmie pseudo-membraneuse* si on ne prescrit pas les vésicatoires pour détourner la fluxion qui se fait sur la conjonctive ? Et c'est lorsque la fluxion a été détournée qu'on prescrit un collyre avec le nitrate d'argent cristallisé (10 à 20 centigr. sur 30 gr. eau) ; une ou deux gouttes, une ou deux fois par jour sur l'œil.

Les vésicatoires, nous le redisons, sont le seul moyen que l'on possède pour détourner la fluxion, soit du gosier, soit du larynx, soit de l'œil. Les émissions sanguines, les purgatifs ne sauraient convenir dans ces circonstances ; ils ne feraient qu'augmenter d'une manière déplorable la faiblesse des malades, sans avoir pu détourner la fluxion.

Et si l'application de l'acide hydrochlorique pur, fumant, était nécessaire dans l'angine couenneuse, cette application le serait aussi pour le larynx, pour l'œil, puisque la maladie, dans ces cas, est de la même nature. Que deviendraient alors ces organes ?....

C'est, dit-on, soit pour combattre la maladie

(1) 1 gram. en infusion dans 200 gram d'eau, 30 gr. sirop de gomme ; une cuillerée à dessert, de deux en deux heures.

elle-même, soit pour prévenir la contagion, que ce traitement est employé! Mais la contagion est-elle dans l'essence de la diphtérie? N'est-ce pas plutôt une modification accidentelle de cette affection? Ici, dans notre ville, la diphtérie n'est pas inconnue; mais ce qui est inconnu, c'est qu'elle soit contagieuse.

Si la diphtérie est contagieuse dans la capitale, à quoi faut-il l'attribuer, sinon à l'atmosphère parisienne qui est pour la diphtérie ce que l'air romain est pour la fièvre intermittente, qu'il rend si fréquemment pernicieuse? Ce n'est pas toutefois une raison pour employer un traitement qui est cent fois pire que le mal.

Nous sommes convaincu que rien n'est plus indispensable dans le croup, l'angine couenneuse et dans l'ophthalmie pseudo-membraneuse, que l'emploi des vésicatoires, soit aux bras, soit aux jambes; et nous sommes convaincu que si l'on employait ce traitement dans le croup, on serait rarement obligé de recourir à la trachéotomie dont les résultats, d'après les journaux même de la capitale, sont si déplorables.

L'*Union médicale* du 7 mai 1878 annonce, en effet, qu'à l'hôpital des enfants, sur 25 cas de croup opérés, 23 sont morts (service de M. Labric); à l'hôpital Sainte-Eugénie, 22 opérés, 21 morts (service de M. Bergeron)!!!....

Un pareil résultat devrait bien donner à réfléchir.

Nous n'avons pas besoin de dire quelles sont les indications qui ont rapport à la contagion, elles sont du ressort de l'hygiène.

§ X.

A QUELLE ÉPOQUE DOIT-ON APPLIQUER LES VÉSICATOIRES DANS LES PHLEGMASIES, LES FLUX SÉREUX, LES FLUX SANGUINS ?

Il n'y a rien d'absolu dans les phlegmasies. Les vésicatoires doivent être appliqués, tantôt dès l'invasion de la phlegmasie, tantôt à une époque plus ou moins avancée. Quand il s'agit de détourner la fluxion d'un organe tant soit peu important, on ne gagne rien à attendre. Ce qu'il faut toutefois ne pas oublier, c'est que les vésicatoires doivent toujours être précédés de l'emploi des émissions sanguines lorsqu'il y a surexcitation générale ou bien que la phlegmasie existe avec une certaine intensité. Il ne faut pas du reste oublier, ainsi que nous l'avons déjà dit, qu'on doit tenir compte de l'état des forces, qui contre-indique maintes fois les émissions sanguines même locales, alors pourtant que la phlegmasie se montre à un degré élevé.

Dans les *flux séreux idiopathiques actifs*, dès que le diagnostic est établi on ne saurait tarder d'avoir recours aux vésicatoires ; il faut vite agir ; les émissions sanguines ne pourraient être ici que nuisibles. C'est ainsi que l'on agit dans l'*hydrocéphalie*, l'*hydrothorax*, l'*hydropéricarde*. C'est par ce moyen qu'on préviendra les épanchements qui rendent ces maladies si graves.

Moins de hâte est nécessaire dans les *hémorrhagies idiopathiques actives*, qui peuvent être entretenues ou même augmentées par l'irritation, l'excitation que produit un vésicatoire placé de trop bonne heure. Ceci est souvent vrai pour l'hémoptysie.

§ XI.

NOMBRE ET GRANDEUR DES VÉSICATOIRES.

Nous avons à peine besoin de dire que le *nombre* des vésicatoires est toujours en rapport avec la gravité de la maladie, soit qu'il s'agisse de tel ou tel organe, soit qu'il s'agisse de telle ou telle affection.

La *grandeur* des vésicatoires varie selon diverses conditions. Cette grandeur varie selon l'âge, selon le lieu d'application, selon la maladie.

Dans l'érysipèle phlegmoneux on fait appliquer sur l'érysipèle lui-même un vésicatoire qui a presque la grandeur des deux mains. Il en est de même souvent pour celui qu'on place sur la poitrine.

§ XII.

LIEU D'APPLICATION DES VÉSICATOIRES.

Le lieu d'application des vésicatoires a une importance capitale. En effet, selon qu'on les fera placer sur tel ou tel point, dans la même maladie, ils seront ou utiles ou nuisibles.

Il importe au plus haut degré de tenir compte de la *date de la maladie*. La maladie est-elle plus ou moins récente? il faut agir par révulsion, c'est-à-dire placer les vésicatoires loin du siége de la maladie. Est-elle, au contraire, plus ou moins ancienne? il convient de s'en rapprocher, on agit par dérivation. Placer les vésicatoires près du siége de la phlegmasie qui débute, c'est attirer encore plus la fluxion sur l'organe malade.

Ainsi, dans l'*encéphalite*, dans la *méningite*,

au début, les vésicatoires doivent être placés aux jambes, loin du siége de la fluxion. Ces vésicatoires sont-ils jugés insuffisants, on en met d'autres aux bras. Enfin plus tard, on peut en faire placer un à la nuque.

Dans la *fluxion de poitrine*, il faut encore agir d'abord par révulsion : placer les vésicatoires aux jambes. Plus tard, si besoin y est, on les appliquera aux bras ; et enfin, lorsque la maladie tend à se prolonger, on en met un sur la poitrine.

Faire appliquer un vésicatoire à la nuque dans l'encéphalite, la méningite qui commencent ; faire appliquer un vésicatoire sur la poitrine dans la pneumonie au début ; c'est donner une impulsion plus grande à la fluxion qui se porte sur les organes malades, au lieu de l'en éloigner ; c'est commettre une erreur thérapeutique des plus malheureuses.

Dans la *pleurésie grave*, c'est aux jambes qu'on place d'abord les vésicatoires ; plus tard on peut avoir besoin d'en mettre aux bras ; et enfin plus tard encore, on est parfois obligé d'en placer un sur la poitrine, sur le côté malade.

Dans la pleurésie, qui a moins de gravité, un seul vésicatoire est parfois nécessaire, et, dans ce cas, on le met au bras opposé au siége de la maladie ; on agit encore par révulsion. Nous avons plusieurs fois constaté, que le vésicatoire placé au bras correspondant au siége de la pleurésie, rendait la maladie plus active.

Lorsque la maladie persiste, on se rapproche de son siége ; on agit par dérivation.

Dans l'*ophthalmie*, c'est au bras que l'on place les vésicatoires ; et ce n'est que lorsque la maladie se prolonge, que l'on en vient à en faire appliquer un à la nuque ; encore même ce vésicatoire est-il parfois trop rapproché du lieu de la fluxion.

§ XIII.

VÉSICATOIRES EN SAUTOIR.

Il y a quelquefois avantage de placer un vésicatoire sur un bras, et l'autre sur la jambe du côté opposé ; c'est ce que l'on appelle mettre les vésicatoires en *sautoir*.

§ XIV.

INCONVÉNIENTS QUI PEUVENT RÉSULTER DE L'APPLICATION DES VÉSICATOIRES SUR CERTAINES PARTIES.

On fait appliquer souvent, dans des maladies diverses de poitrine, un vésicatoire entre *les épaules*. Placé dans ce lieu, le vésicatoire constitue certainement un puissant dérivatif ; mais la mobilité de la peau dans cette région, les tiraillements qu'elle occasionne le rendent maintes fois fort douloureux, insupportable même, surtout pour les individus de tempérament nerveux, de constitution irritable. Placés au *devant de la poitrine*, ils sont aussi souvent très-mal supportés. Nous préférons les faire mettre sur le côté de la poitrine où la peau a peu de mobilité et la région une forme plus régulière.

L'application d'un vésicatoire sur la *tête préatablement rasée*, dans diverses maladies du cerveau (encéphalite, méningite, apoplexie séreuse, etc.), ne peut avoir que des inconvénients. L'épispastique attire encore plus la fluxion sur l'organe dont on voulait l'éloigner. Nous n'avons jamais pu en constater de bons effets.

Il faut, autant que possible, s'abstenir de l'application des vésicatoires sur les *parties paralysées ;* ils ne déterminent d'abord qu'une irritation sympathique insuffisante, et, de plus, ils sont susceptibles de produire la gangrène sur le lieu de leur application.

L'application des vésicatoires sur des *parties infiltrées* est formellement interdite; il ne peut en résulter qu'un érysipèle avec gangrène.

§ XV.

VÉSICATOIRES VOLANTS.

Les *vésicatoires volants* sont ceux dans lesquels l'épiderme n'est point enlevé ; on se borne à le percer.

Ces vésicatoires sont usités dans diverses maladies. Ils constituent un mode de traitement fort employé dans le rhumatisme, et surtout dans la *sciatique rhumatismale.*

Dans l'*hydarthrose* à l'état aigu, c'est le remède qui offre le plus d'avantages ; on les place à l'entour de l'articulation. Dans la chronicité, ils sont généralement inutiles, en raison des lésions anatomiques de la synoviale ou des parties qui l'entourent.

Dans l'*asthme nerveux,* lorsque l'attaque est par trop incommode, un vésicatoire volant placé au bras ou à la jambe n'est pas sans avantage. Il en est de même dans les *palpitations nerveuses du cœur*.

Ils peuvent être encore utiles dans les *conges-*

tions, les *phlegmasies* des organes crâniens, respiratoires, et autres.

Les vésicatoires constituent donc un moyen qui ne saurait être négligé ; c'est une des grandes ressources de la thérapeutique.

CAUSTIQUES.

—

Caustiques, médicaments employés, soit pour modifier profondément la vitalité des tissus, soit pour les détruire.

Les caustiques ne peuvent jamais faire passer un tissu anormal à l'état de tissu normal. Le tissu anormal attaqué par les caustiques dégénère; il passe à l'état de squirrhe.

Les caustiques liquides sont généralement préférables au fer rouge dans la *morsure par animal enragé;* ils pénètrent mieux dans les sinuosités d'une plaie étroite, profonde. Ils évitent les incisions que l'on serait parfois obligé de pratiquer pour faciliter l'action du fer rouge, incisions qui augmenteraient le danger de l'absorption.

Si la cicatrice est déjà faite, le fer rouge mérite la préférence.

Dans le cas de *pustule maligne*, les caustiques solides présentent de grandes différences dans leur manière d'agir.

La potasse caustique, d'un usage si commun dans divers pays, a l'inconvénient de s'étendre plus qu'on ne voudrait; de détruire des parties qu'on aurait intérêt à conserver; de déterminer des cicatrices qui non-seulement sont difformes, mais qui de plus gênent certaines fonctions.

La poudre de Vienne, le caustique de Filhos surtout doivent être préférés. L'action du dernier est presque aussi énergique què celle du fer rouge, et il a l'avantage de ne pas effrayer le malade.

Le traitement par les caustiques liquides (beurre d'antimoine) introduits dans des incisions qui circonscrivent la pustule, qui la divisent sur plusieurs points de sa surface, constitue un traitement sur lequel on peut compter, mais il est peut-être plus douloureux que le fer rouge, moyen qui toutefois n'est pas à dédaigner.

Les *rétrécissements de l'urèthre* ont été si souvent attaqués par les caustiques que nous croyons devoir nous arrêter quelques instants sur ce sujet.

Dans les siècles derniers, on attribuait les rétrécissements de l'urèthre à des carnosités qui s'étaient développées dans ce conduit, et l'indication qu'on y trouvait était de détruire ces carnosités. Il ne s'agissait que de savoir comment on y parviendrait.

On poussait dans l'urèthre de petites boules caustiques qui avaient pour base le vert-de-gris...

Ce traitement, qui ne faisait qu'aggraver l'état du malade, était complètement abandonné, lorsque, au commencement de ce siècle, quelques chirurgiens, et entre autres Ducamp et Lallemand, le reprirent, en l'employant toutefois d'une manière différente.

Ce traitement comprenait deux périodes : 1° dilatation de l'urèthre ; 2° cautérisation au moyen de la pierre infernale.

Ce n'était que lorsque la dilatation avait permis d'introduire une sonde en gomme élastique de grosseur suffisante que la cautérisation était pratiquée.

Une sonde en argent contenant un mandrin avec cuvette porte-caustique était alors portée dans l'urèthre de manière que le caustique pût être dans un contact aussi exact que possible avec le corps du rétrécissement.

Admettons que cette partie de l'opération n'a rien laissé à désirer ; que ce qui constitue le rétrécissement lui-même a été converti dans sa totalité en une escarrhe. A la chute de cette escarrhe, il y aura une plaie avec perte de substance, qui suppurera, qui produira des bourgeons charnus, et par suite une cicatrice avec les propriétés rétractiles si énergiques qui lui sont propres. Le traitement aura été sans aucun avantage. Il est admis aujourd'hui que le traitement palliatif par les sondes de gomme élastique est le seul qui doive être mis en usage ; et si, après la dilatation, on introduit parfois la pierre infernale dans l'urèthre, ce doit être uniquement pour modifier la vitalité de la muqueuse en arrière du rétrécissement : on la fait agir comme cathérétique, — ce qui est toutefois généralement inutile, la présence de la sonde ayant déjà produit l'effet qu'on aurait pu attendre de la cautérisation.

Le traitement des loupes, de certains abcès par les caustiques est asez connu pour que nous ayons à nous arrêter sur ce sujet.

Dans le cas de *bubon chronique*, volumineux, ayant résisté à tous les traitements usités dans ce cas, les caustiques peuvent produire des effets remarquables. Une traînée de petits morceaux de potasse caustique, ou bien de pâte de Vienne, de manière à produire sur le bubon une escarrhe d'une longueur en rapport avec son grand diamètre, et d'une largeur de 5 millimètres environ, détermine, à sa chute, une suppuration abondante qui, du 30me au 40me jour, laisse à sa place une cicatrice linéaire qui permettrait à peine de croire qu'il y a eu là un bubon. Nous avons vu disparaître par ce traitement, dans des cas nombreux, et dans l'espace de temps que nous venons de signaler, des bubons invétérés dont le volume dépassait le poing d'un enfant.

Les caustiques sont le moyen le plus en usage pour établir les *cautères*.

Les cautères *temporaires* peuvent être appliqués, à quelques exceptions près, sur toutes les parties du corps ; on les place au voisinage de la maladie ; ils sont alors dérivatifs.

Les cautères *permanents* sont employés comme révulsifs, c'est-à-dire qu'on les place plus ou moins loin du siége de la maladie. On ne les met guère qu'au bras ou à la jambe ; les moyens de contention sont difficiles à la cuisse.

Les cautères temporaires n'ayant qu'un espace de temps limité donnent rarement des résultats positifs ; et ces résultats ne peuvent même être obtenus, dans certaines maladies, qu'après des applications successives de ces exutoires.

La phthisie pulmonaire, depuis Hippocrate jusqu'à nos jours, et de nos jours encore, a été souvent combattue par des cautères temporaires placés sur la poitrine.

Il y a, dans cet emploi, un double inconvénient, savoir :

1° Que l'irritation, la douleur, produites par ces cautères tendent à amener sur la poitrine la fluxion que l'on a tant d'intérêt à en détourner ;

2° Que ces cautères n'ont qu'une durée fort limitée, et qu'ils sont loin de fournir cette suppuration soutenue, profonde, que donnent les cautères permanents.

Ce mode de traitement ne présente aucun avantage.

Les cautères permanents sont ceux sur lesquels on a quelque droit de compter. Ils constituent, on peut le dire, un des plus puissants moyens de la thérapeutique. On ne peut rien ou presque rien le plus souvent contre l'état morbide général, dans la plupart des maladies diathésiques, mais on peut beaucoup sur l'acte morbide, que l'on détourne du siége de la maladie.

Les cautères doivent être distingués en *prophylactiques*, *curatifs* et *palliatifs*.

Cautères prophylactiques. — Lorsque, dans une famille, les enfants meurent par *convulsions*, *méningite*, *encéphalite*, *hydrocéphalie*, on peut sauver les autres au moyen d'un cautère permanent placé au bras, moyen surtout à ne pas négliger pour ceux dont la santé donne la moindre inquiétude.

Qu'a fait le cautère dans ce cas ? Il a détourné le mouvement fluxionnaire de la tête où il avait tant de tendance à se porter ; il a assuré la santé de l'enfant.

Les faits de ce genre sont nombreux.

Lorsque un individu, en raison de certains symptômes, tels que douleur de la poitrine, toux habituelle, crachement de sang, etc., est considéré comme prédisposé à la phthisie pulmonaire, cette maladie peut être prévenue, maintes fois, par l'établissement d'un cautère permanent au bras ou à la jambe.

Quel a été l'effet du cautère dans cette circonstance ? Le cautère a épuisé, si l'on peut s'exprimer ainsi, la diathèse ; il l'a empêchée de produire l'acte morbide qui doit amener le développement des tubercules, ou bien il a éloigné, détourné la fluxion de l'organe vers lequel elle avait tant de tendance à se porter.

L'action d'un cautère permanent combinée avec les émollients (lait d'ânesse, bouillons mucilagineux), et une diététique appropriée, peut produire et a souvent produit des résultats merveilleux, — surtout lorsqu'on ne tarde pas dans l'emploi de ces moyens.

Lorsqu'on a fait l'amputation d'un membre pour une *tumeur blanche,* on a enlevé la maladie ; mais l'affection, la diathèse généralement scrofuleuse reste encore. Aussi qu'arrive-t-il souvent ? C'est que la diathèse qui a bien voulu rester à l'état latent pendaut quelques mois, rarement davantage, porte son acte morbide, en d'autres termes la fluxion, sur une autre articulation, ou plutôt sur le poumon, où elle détermine le développement de tubercules. Un cautère permanent peut prévenir cette conséquence toujours à redouter.

La guérison de la *teigne*, ancienne, grave, par les moyens locaux presque inévitablement, est fréquemment suivie de maladies des yeux, des oreilles, des poumons, qui compromettent le bon état de ces organes. L'application d'un exutoire permanent, à titre de moyen prophylactique, ne saurait guère être négligée qu'au grand détriment du malade.

L'*âge critique* chez la femme rend généralement nécessaire l'application d'un cautère permanent, chez celle dont la constitution laisse à désirer.

A défaut de ce moyen, on peut être certain que les maladies auxquelles elle est sujette ne feront que devenir plus incommodes.

Si la femme, à cette époque, porte dans le sein une tumeur jusque-là considérée comme fibreuse, on doit craindre que cette tumeur ne passe à l'état cancéreux. Un cautère permanent est capable de prévenir cette dégénérescence ; son application est formellement indiquée.

Lorsqu'un individu déjà avancé en âge est sujet aux *congestions cérébrales*, et que cet état persiste malgré l'emploi des moyens ordinairement employés dans cette circonstance, tels que quelques sangsues de temps à autre à l'anus, pilules aloétiques, suppositoires du même genre, bains de pieds, etc., un exutoire permanent, placé à la jambe ou au bras, peut concourir à détourner, à prévenir le mouvement fluxionnaire qui se portait vers la tête.

La *fausse attaque*, qui n'est autre chose qu'un mouvement fluxionnaire qui commençait à se faire vers le cerveau et qui a avorté, indique d'une manière encore bien plus formelle l'emploi du même moyen.

Cautères curatifs. — Il est des *phlegmasies* qui, sous l'influence de causes diverses, d'une diathèse notamment, tendent à devenir chroniques, à altérer d'une manière profonde la structure d'un organe, ou bien même à amener la mort ; ces phlegmasies peuvent souvent guérir par l'établissement d'un exutoire permanent qui détourne la fluxion qui se faisait sur cet organe.

Il n'est pas de médecin qui ne puisse citer des

cas de *méningite*, d'*encéphalite*, guéries par l'usage de ce moyen.

Rien n'est plus commun que de voir des *angines*, des *catarrhes pulmonaires*, des *ophthalmies externes* ou *internes*, qui n'avaient plus de date, cédant à un traitement semblable.

La *pneumonie devenue chronique* a pu trouver un puissant auxiliaire dans l'application d'un cautère au bras.

La *phthisie pulmonaire* peut elle-même être guérie par l'application d'un cautère permanent placé à la jambe ou au bras, pourvu toutefois que les tubercules ne soient pas trop nombreux. Elle peut être guérie au premier degré ; elle peut l'être au deuxième.

La phthisie est-elle au premier degré ?

Dans ce cas, autour du tubercule à l'état cru, — nous supposons le cas le moins grave, — le poumon est sain. Si cet organe reste dans cet état, il peut arriver que les phénomènes qui se produiront dans le tubercule, amènent la guérison de la maladie ; et voici ce qui se passe :

L'absorption agit sur ce tubercule et ne lui laisse que les sels terreux. Ce tubercule, réduit à l'état crétacé, s'enveloppe d'un tissu fibreux qui l'isole du reste de l'économie.

Deux choses peuvent alors arriver :

1° Le tubercule entouré de son enveloppe

reste longues années sans que l'on puisse se douter de son existence, et ce n'est que dans le cas où une autopsie a été faite, par suite de telle ou telle autre maladie, qu'on a pu constater ce produit morbide et ce genre de terminaison.

2° Dans d'autres cas, à une époque plus ou moins avancée, le tubercule ne peut plus s'accommoder du lieu où il se trouve ; il détermine tout autour de lui une inflammation ulcérative, circonscrite, au moyen de laquelle il passe dans la bronche voisine, et, dans un moment ou un autre, il est chassé par l'expectoration. C'est, dans des cas semblables, que l'on a dit que le malade a craché une pierre. Le corps étranger ayant été éliminé, la cicatrisation ne tarde pas à se faire sur le foyer qui avait été son siége.

C'est donc, par-dessus tout, à l'absence de l'inflammation du poumon qu'est due la guérison de la phthisie au premier degré, — phthisie qui, quoique accompagnée de symptômes à peine marqués, n'en est pas moins toujours sous l'influence de la diathèse scrofuleuse, ce qui est bien positif, ce qu'il est impossible de nier.

Il est donc évident que pour obtenir la guérison de la phthisie à ce premier degré, il faut empêcher l'inflammation du parenchyme pulmonaire, qui amènerait la fonte du tubercule et, par suite, le passage du premier degré au deuxième. On est arrivé à ce but par l'ensemble des moyens que nous venons de signaler.

Si la phthisie pulmonaire est au deuxième degré, l'indication fondamentale est toujours la même : éloigner les mouvements fluxionnaires du poumon.

Dans ce deuxième degré, les tubercules sont en fonte, et le parenchyme pulmonaire se trouve tout autour du foyer tuberculeux, dans un état d'hépatisation. En éloignant la fluxion par un et même parfois deux cautères permanents placés au bras, à la jambe, moyen auquel on joint les émollients et une bonne diététique, on peut espérer de voir la phlegmasie du poumon entrer en résolution ; et du moment où cette résolution a lieu, l'excavation tuberculeuse, débarrassée de la matière qu'elle contenait, se couvre de bourgeons charnus qui, se rapprochant de plus en plus les uns des autres, finissent par l'oblitérer. Le poumon présente alors un tissu de cicatrice dans le point où s'était passé le phénomène morbide. La guérison a été obtenue. Les cas de ce genre ne sont pas rares.

Le traitement, soit prophylactique, soit curatif, de la phthisie pulmonaire, a donc pour but, nous ne saurions trop le dire :

1° D'éloigner du poumon les mouvements fluxionnaires cause du développement des tubercules ;

2° De combattre la phlegmasie du parenchyme pulmonaire, lorsqu'elle existe, afin d'obtenir la résolution de cette phlegmasie : ce qui amènera l'oblitération de l'excavation tuberculeuse, et préviendra le développement de tubercules nouveaux, c'est-à-dire le passage de la phthisie du deuxième au troisième degré.

Des succès ne sont guère possibles que par cette thérapeutique.

Nous comprenons que l'établissement d'un cautère permanent répugne à certaines personnes, mais il n'y a pas à choisir : la guérison ne peut être que là ; c'est là seulement que se trouve une chance de salut, — et on peut l'y trouver si l'on s'y prend de bonne heure.

Nous n'hésitons pas à considérer le tubercule comme le produit de l'inflammation ; mais ce n'est pas une inflammation franche, c'est une inflammation presque spécifique, moléculaire, qui tient à un défaut de forces radicales, défaut de forces qui fait le fond de la diathèse scrofuleuse.

Le traitement de la phthisie pulmonaire a été bien souvent tout autrement conçu.

Au lieu de chercher à détourner la fluxion de l'organe respiratoire, on a voulu attaquer tout à la fois la maladie du poumon et la diathèse qui en est la cause. Rien ne semble plus rationnel ; mais il s'agit de savoir si le succès est possible.

Quelle est la diathèse qui amène le développement des tubercules ? C'est la diathèse scrofuleuse ; nous l'avons déjà dit.

Et qu'est-ce qu'une diathèse ?

La diathèse est un état morbide général, c'est-à-dire une modification morbide du dynamisme vital, de longue durée, état souvent permanent, qui semble se jouer de la thérapeutique. La diathèse scrofuleuse ne fait pas exception, bien s'en faut, à cette définition.

C'est contre cette diathèse scrofuleuse que des médicaments divers ont été prescrits. On s'est flatté de guérir la phthisie en agissant tout à la fois et contre le poumon malade et contre la diathèse cause de la maladie. On a prescrit les préparations d'or, de fer, d'iode, etc., etc. ! ! . . .

Que peut-il résulter d'une pareille thérapeutique ? Il en résulte que l'action de ces médicaments, au lieu de modifier la diathèse, de l'annihiler, ce qui est évidemment impossible, porte ses effets, concentre ses effets inévitablement excitants, sur le poumon qui lui offre un point d'attraction bien positif, et ne fait qu'accélérer la détérioration de l'organe. Ce résultat devrait être prévu. Il montre que, dans les maladies diathésiques, ce n'est pas toujours la diathèse qu'il faut attaquer ; qu'il faut se borner, dans certains cas, à détourner l'acte morbide des organes menacés ou atteints ; et cela est surtout vrai dans la phthisie pulmonaire. C'est le siége de la maladie qui devient la cause de la différence du traitement.

Quant à l'huile de foie de morue dont on a fait un si grand usage dans ces derniers temps, l'abandon dans lequel elle est tombée montre bien qu'on s'était fait illusion sur sa valeur, dans la véritable phthisie pulmonaire. Sa composition chimique aurait dû faire redouter son action sur le poumon malade (1).

Un autre genre de traitement est aujourd'hui mis en usage.

Ce traitement consiste dans la prescription de médicaments auxquels on attribue des propriétés toniques, soit sur tout le système vivant, soit plus particulièrement sur le poumon. On suppose qu'au moyen de cette propriété les congestions de cet organe, causes des tubercules, seront prévenues, ou bien qu'en cas de leur existence, elles viendront en résolution.

On s'est adressé à l'arsenic. Mais on ne s'en est pas tenu à ce médicament : ce qui prouve qu'on n'en a pas obtenu les résultats annoncés.

On s'est adressé aussi aux phosphates, aux hypophosphites, au sulfite de soude, à l'acide phénique, à la créosote, etc. La phthisie n'en a pas moins continué sa marche, — peut-être même n'a-t-elle été que plus rapide !

(1) Huile de foie de morue : iode, brome, chlore, phosphore, acide sulfurique, acide phosphorique, soufre, élaïne, margarine, propylamine, etc.

On a mis encore à contribution l'alcool — 60 à 80 grammes par jour ; l'extrait de quinquina, 2 à 3 grammes ; le vin de quinquina, etc.! — dans le but de relever les forces appauvries, de remonter la constitution, comme s'il s'agissait d'une simple anémie et non pas de la phthisie pulmonaire. On n'a pas reconnu la contre-indication qui se présente à l'emploi de ces médicaments dont l'action, au lieu d'arriver au but qu'on se propose, n'a pour effet que de porter à un plus haut degré la phlegmasie du parenchyme pulmonaire autour des productions tuberculeuses.

Quant au traitement externe, nous avons déjà fait connaître les inconvénients des cautères placés sur la poitrine. Nous ne pouvons donc pas approuver les vésicatoires volants que l'on met sur cette région. Le remède est encore bien plus au-dessous du mal ; on doit en épargner la souffrance au malade.

Il est enfin impossible, quand il s'agit de phthisie pulmonaire, de passer sous silence la médication par les eaux thermales sulfureuses, si souvent mise en usage dans cette maladie.

Ces eaux, quelles qu'elles soient (Eaux-Bonnes, ou autres), sont des eaux à propriétés excitantes ; il n'y a pas le moindre doute à ce sujet.

Si on les prescrit dans le cas de phthisie imminente ou déclarée, on peut être certain que leurs effets excitants se porteront sur la poitrine, qui est en état de prédisposition pour les recevoir.

S'il y a eu déjà hémoptysie, l'hémoptysie se renouvellera ; et à l'hémoptysie se joindront des congestions sur le parenchyme pulmonaire, où elles deviendront la cause des tubercules.

Si la phthisie est au premier degré, l'effet excitant des eaux se portera sur le parenchyme pulmonaire qui entoure les tubercules, et, par suite de l'inflammation qu'il déterminera, les tubercules viendront en fonte.

Dans le cas, enfin, où la phthisie est au deuxième degré, la phlegmasie prenant de plus en plus d'étendue, de nouveaux tubercules se formeront au centre et à la base du poumon. La maladie sera arrivée à la troisième période.

Cette influence des eaux thermales sulfureuses a donc évidemment, dans la phthisie imminente ou déclarée, un effet tout opposé aux véritables indications de cette maladie qui consistent, nous ne cesserons de le dire, à mettre en usage les divers moyens propres à éloigner du poumon toute cause d'excitation (dérivatifs cutanés, émollients, diététique appropriée, bonne diététique).

Les Eaux-Bonnes ou autres eaux sulfureuses peuvent rendre de grands services dans les catarrhes pulmonaires, les bronchites, les angines, les laryngites chroniques, — sous certaines conditions toutefois, — cela est certain ; mais elles ne sauraient convenir dans la phthisie pulmonaire. Les guérisons que l'on peut avoir obtenues dans cette dernière maladie ne doivent être considérées que comme des guérisons exceptionnelles.

Les eaux du Mont-Dore auraient-elles une utilité plus réelle dans la phthisie pulmonaire, ainsi que le prétendent aujourd'hui divers médecins ? Nous croyons devoir les mettre au même rang que les Eaux-Bonnes. Il y aura toujours, dans ces eaux, des propriétés excitantes, dangereuses pour le parenchyme pulmonaire.

Le traitement qui convient dans la phthisie pulmonaire est, du reste, le même dans son ensemble, quelle que soit la lésion anatomique du poumon, qui, nous n'avons pas besoin de le dire, présente des différences plus ou moins notables, — différences qui influeront inévitablement sur les résultats de la thérapeutique.

Les cautères sont, dans quelques cas malheureusement trop rares, un moyen de guérison des *tumeurs blanches*.

Si la maladie est ancienne, les cautères sont placés autour de l'articulation : ce sont des cautères temporaires ; on agit par dérivation.

Si la tumeur blanche est récente, des cautères placés autour de l'articulation sont parfois capables d'avoir un effet plutôt nuisible qu'utile ; ils peuvent attirer sur l'articulation une fluxion qu'il fallait au contraire chercher à en détourner.

Dans ces tumeurs blanches récentes, il faut agir maintes fois par révulsion : placer l'exutoire permanent plus ou moins loin de la maladie. Ainsi, que la tumeur blanche soit au genou, nous ferions placer un cautère permanent au bras ; qu'elle soit au bras, nous ferions placer l'exutoire à la jambe.

Nous ferons exception toutefois pour la tumeur blanche de la hanche ou de l'épaule, qui, même dans les premiers temps, réclame généralement l'application des cautères aux alentours de l'articulation malade.

Et, dans ce cas de tumeur blanche, quel que soit son siége, on doit se tenir en garde contre les médicaments qui, au lieu de porter de l'amendement dans la diathèse, ne font qu'augmenter l'irritation, la phlegmasie sur le siége de la maladie. C'est au vin de gentiane (60 grammes), à la tisane de houblon que nous donnons la préférence, sans oublier un régime alimentaire tonique.

Les cautères permanents sont un puissant moyen thérapeutique dans les *dartres rebelles*, dans l'*hémoptysie*, et parfois aussi dans la *métrorrhagie chronique*.

L'*hémiplégie récente*, peu grave ; l'*amaurose légère*, l'*asthme nerveux*, les *palpitations nerveuses du cœur*, des *angines*, des *bronchites tenaces* ont trouvé leur guérison dans l'emploi de ce moyen.

De *vieilles céphalées*, des *coliques invétérées* d'estomac ont pu céder, d'après certains auteurs, au même remède.

CAUTÈRES PALLIATIFS. — Il est des maladies qu'on ne peut parvenir à guérir ; mais ces maladies, au moyen d'un cautère permanent, deviennent plus supportables. Nous n'avons qu'à désigner l'*hémiplégie*, le *catarrhe pulmonaire*, l'*asthme nerveux*, les *dartres*, certaines *palpitations nerveuses du cœur*, etc., etc.

Le cautère permanent, employé comme moyen palliatif, joue un rôle très-important dans le cas de *cancer du sein*.

Dans le cas de cancer du sein, il n'est nullement rare de voir, dès ce moment, la maladie s'arrêter, devenir à peu près stationnaire, et laisser à la femme, pendant longues années, une santé relativement bonne.

Nous ne pouvons pas laisser passer ce sujet sans répondre à cette question souvent posée au médecin. — Peut-on supprimer un cautère déjà ancien ? Cette question est surtout soumise pour des adolescents à qui, dans leur enfance, on a, pour telle ou telle maladie, fait placer ce genre d'exutoire.

La maladie pour laquelle le cautère avait été prescrit est, dit-on, depuis longtemps guérie; cet exutoire est donc tout à fait inutile ?

La maladie est guérie, cela est vrai ; mais la diathèse qui l'avait occasionnée n'en existe pas moins ; elle est seulement passée à l'état latent ; — c'est une de ses propriétés ; — elle reste à cet état latent par la persistance du cautère. Que l'on supprime ce cautère, et au bout d'un temps plus ou moins long, — de quelques mois, — on verra la diathèse sortir de sa torpeur, entrer en action et donner lieu à quelque maladie plus ou moins grave. Il y a, du reste, dans l'écoulement d'humeurs qu'il produit, une habitude qu'il n'est pas permis de supprimer.

La suppression d'un cautère ancien est donc toujours accompagnée de danger, quel que soit le traitement que l'on emploie pour prévenir les maladies nouvelles qu'on peut redouter ; des purgatifs, des vésicatoires, prescrits de temps à autre, sont loin de toujours suffire.

CATHÉRÉTIQUES.

—

Les *cathérétiques* ne sont pas des médicaments différents des caustiques ; ce sont les mêmes médicaments, qui en diffèrent seulement, soit en raison du peu de durée de leur application, soit en raison d'une moins grande concentration. Ainsi, la pierre infernale passée légèrement sur une plaie n'agit que comme cathérétique, laissée quelques instants sur cette plaie elle est caustique ; l'acide sulfurique pur est caustique, étendu d'eau il est cathérétique.

Les cathérétiques sont d'un usage fréquent dans le cas de *plaies* à chairs fongueuses, à bourgeons charnus exubérants, dans le cas de plaies stationnaires, etc.

C'est surtout à propos des ulcères et des phlegmasies des muqueuses que la question des cathérétiques devient importante.

L'*ulcère idiopathique* n'est pas une maladie locale. Il est le produit d'une affection, c'est-à-dire d'un état morbide général, diathésique ou non diathésique, qui réside par-dessus tout dans une lésion du dynamisme vital.

Les cathérétiques dont l'action est toute locale ne peuvent généralement modifier la vitalité de l'ulcère que tout autant que l'affection aura été combattue, annihilée d'une manière plus ou moins complète par un traitement interne. Cette modification de la vitalité de l'ulcère par le traitement interne peut suffire pour le faire passer à l'état de plaie et amener la guérison. Ce n'est que lorsque la plaie se montre à l'état atonique que l'application des cathérétiques devient nécessaire pour achever la guérison.

L'emploi des cathérétiques, dans les ulcères, offre d'ailleurs de grandes différences selon leur nature.

Supposons qu'il s'agisse d'un *ulcère syphilitique;* cet ulcère, même dès le premier moment, n'est pas une maladie locale ; il est le symptôme de l'affection syphilitique. Et ce qui le prouve, ce qui est, du reste, généralement admis, c'est qu'il ne s'est développé qu'après quelques jours d'incubation ; ce qui le prouve, c'est que cet ulcère attaqué tout ausssitôt par les cathéréti-ques, au lieu de guérir, devient douloureux, s'étend davantage, amène l'induration des parties qui l'entourent, devient rongeant, détermine le développement d'un bubon.

Dans quelques cas rares, l'ulcère guérit sans accident, et même d'une manière rapide, mais une syphilis constitutionnelle, qui arrive plus tard, montre tout ce qu'il y a eu d'irrationnel dans ce traitement.

Il est des médecins qui se garderaient bien de porter les cathérétiques sur un chancre récent, dans l'intention de le faire avorter ; mais ces médecins sont moins craintifs à une époque plus ou moins avancée de la maladie. Alors, dans l'idée de hâter la guérison, de donner un terme à l'absorption du virus syphilitique, ils mettent en usage les cathérétiques, tout en continuant le traitement antisyphilitique.

Qu'arrive-t-il lorsque la guérison a eu lieu sous l'influence de cette application ? Il arrive qu'on a guéri le chancre, la maladie locale, mais que l'affection existe toujours ; on s'est privé d'une sorte de thermomètre qui indiquait l'influence du traitement mercuriel sur l'affection. Dans ce cas, ou bien l'on s'arrête alors qu'il faudrait continuer le traitement, ou bien on le porte au-delà des limites nécessaires. Et ce qui encore est plus fâcheux, c'est que le malade se voyant débarrassé de son chancre, ne veut plus entendre parler de traitement antisyphilitique. La syphilis constitutionnelle en est la conséquence.

Mais le traitement par le mercure a été porté à un degré que l'on ne peut pas dépasser, et cependant le chancre reste toujours avec les caractères qui lui appartiennent? Alors encore il est interdit de songer aux cathérétiques ; l'affection existe toujours ; il faut la poursuivre, non plus avec les mercuriaux, qui dès lors auraient des inconvénients bien connus, mais avec tel ou tel autre médicament qui possède quelque propriété antisyphilitique, comme l'iodure de potassium, les préparations d'or ; et c'est lorsque ce chancre est enfin passé à l'état de plaie qu'il guérit ; et si la plaie est atonique, les cathérétiques deviennent alors nécessaires pour modifier sa vitalité, pour achever la guérison.

Dans certains cas, pendant la durée du traitement, on voit le chancre devenir rongeant. Cette complication peut nécessiter l'emploi des cathérétiques, et même des caustiques, si ceux-ci ne suffisent pas. Il faut toutefois ne pas faire cette application sans avoir cherché à reconnaître la cause de cette complication.

Une complication d'inflammation, d'élément périodique, d'un état gastrique, etc., peut en être la cause, et, dans ce cas, le traitement à employer est bien différent, et bien connu.

Dans le cas d'ulcère *dartreux*, *scrofuleux*, on est moins réservé dans l'application des cathérétiques ; on ne craint pas de recourir à leur emploi lorsque le traitement interne est tant soit peu avancé. La guérison précoce de ces ulcères, alors que l'état général existe encore, n'a pas le même inconvénient. On aurait trop à attendre si l'on voulait soumettre le traitement local à la guérison de la diathèse.

L'ulcère de la *cornée* exige un traitement particulier, qui diffère toutefois selon la nature de l'ulcère.

Cet ulcère est-il scrofuleux, dartreux ? Ce n'est ni aux antiscrofuleux, ni aux antidartreux que l'on s'adresse. On a recours aux dérivatifs cutanés (vésicatoire au bras, cautère, séton à la nuque) ; et lorsque l'on a détourné de l'œil la fluxion qui accompagne l'ulcère, on met en usage les cathérétiques, qui font passer cet ulcère à un état analogue à celui de plaie, ce qui amène la guérison (5 à 10 centigr. nitrate d'argent cristallisé dans 30 gram. eau distillée. Faire tomber une à deux gouttes sur l'œil une fois par jour). Il importe de ne pas tarder dans l'emploi de ces moyens, l'ulcère pouvant finir par passer à l'état de fistule, ce qui compromet au plus haut degré l'organe de la vision.

Et, dans le cas où l'ulcère est devenu fistuleux, c'est encore soit au même collyre, soit à la pierre infernale portée rapidement sur l'ulcère, qu'il faut avoir recours.

Et si la fistule a donné passage à l'iris, s'il y a hernie de l'iris, les cathérétiques sont doublement nécessaires; ils le sont pour changer la nature de la solution de continuité; ils le sont pour déterminer l'adhérence de l'iris hernié au contour de l'ouverture de la fistule. (Application de la pierre infernale taillée en pointe dans le sillon qui sépare la hernie de l'iris du contour de l'ouverture fistuleuse.)

L'ulcère de la cornée peut être de nature *syphilitique*. Dans ce cas, on prescrit un traitement mercuriel et, quand ce traitement est suffisamment avancé, un collyre à base de sublimé (liqueur de Van Swieten 30 à 60 gram. dans 200 gram. eau distillée) devient nécessaire afin de hâter autant que possible la guérison de cet ulcère et l'empêcher de devenir fistuleux.

Le traitement de l'ulcère *scorbutique*, consistant d'abord dans la prescription des antiscorbutiques, réclame les cathérétiques dès que l'affection présente de l'amendement.

Nulle indication n'existe pour les cathérétiques dans le cas d'ulcère *cancéreux*. Cet ulcère les contre-indique même ; ils en exagèrent la douleur ; ils sont susceptibles d'en accélérer la marche.

Les cathérétiques sont un moyen puissant dans le traitement des *phlegmasies chroniques* de certaines membranes muqueuses.

Toutefois, avant de mettre en usage ce genre de traitement, une indication préalable, formelle, se présente ; la maladie doit être locale, ou bien elle doit être réduite à l'état local, à cet état où il n'y aura qu'à modifier la vitalité de la membrane.

La phlegmasie d'une membrane muqueuse peut être le résultat d'une cause externe, et la chronicité n'être arrivée que par l'abus des émollients; c'est possible. Ce qui est plus probable, c'est que la chronicité est le résultat de la complication d'une cause interne, diathésique le plus souvent.

La chronicité doit être alors assimilée à celle dont la cause est dite interne.

Dans la phlegmasie chronique d'une membrane muqueuse, il y a généralement deux états morbides bien distincts qui présentent chacun les indications qui leur sont propres. Il y a un état morbide général et un état morbide local. Cette distinction est d'une importance extrême.

La première indication semble se présenter d'abord pour attaquer l'état mordide général.

Si l'on réussit à l'annihiler, la phlegmasie deviendra locale, et l'on n'aura alors qu'à modifier la vitalité de la membrane, ce qui ne présentera guère de difficulté.

Mais ces états morbides généraux sont presque toujours des diathèses, c'est-à-dire, comme nous l'avons déjà signalé, des états morbides de longue durée, bien souvent permanents, qui semblent se faire un jeu de la thérapeutique ; nous n'avons qu'à nommer les scrofules, les dartres.

Ce n'est donc pas de ce côté que le médecin doit porter sa thérapeutique; s'engager dans cette voie serait s'exposer à voir la lésion anatomique devenir de plus en plus grave et rendre la guérison impossible.

Et cependant c'est pour combattre tout à la fois et ces diathèses et la maladie qui est sous leur dépendance que sont prescrits les remèdes de toute sorte qui se succèdent d'un jour à l'autre !.....

Une indication bien différente, autrement utile, se présente. Elle consiste à détourner le mouvement fluxionnaire de la muqueuse enflammée par les dérivatifs cutanés (vésicatoire, cautère, séton).

Et lorsque l'on juge, par le temps écoulé, que la maladie est devenue locale, les cathérétiques portés sur le siége du mal achèvent la guérison.

Ce que nous venons de dire s'applique surtout à l'*ophthalmie scrofuleuse chronique.*

Combien de malades qui eussent été guéris par l'application préalable de vésicatoires, d'un cautère dans les cas graves, et qui, par une obstination à méconnaître la valeur de ces remèdes, ont vu la phlegmasie persister d'une manière indéfinie et apporter des désordres fâcheux dans l'organe de la vision ?

On avait pourtant mis en usage ce que l'on appelle les antiscrofuleux, les préparations d'or, l'iode, le fer, l'huile de foie de morue ; on avait prescrit les bains de mer, les collyres de toute sorte.

Les faits de ce genre sont bien loin d'être rares.

Ce n'est que lorsque la fluxion a été détournée de l'œil que l'on fait usage d'un collyre avec le nitrate d'argent cristallisé (5 à 10 centigr. sur 30 gram. eau distillée, une à deux gouttes, une fois par jour).

Rien de plus commun que l'*angine* de nature scrofuleuse, dartreuse, rhumatismale, goutteuse, qui n'est devenue chronique que par un traitement mal conçu. Il ne s'agissait que de détourner la fluxion au moyen des dérivatifs cutanés, avant d'en venir aux gargarismes astringents, aux applications cathérétiques, mais, par telle ou telle raison, on ne l'a pas fait, et la fluxion a pris droit de domicile sur la région malade.

Que prescrit-on dans des cas semblables ? On prescrit la pulvérisation (?) ; on prescrit tel mé-médicament interne, l'arsenic bien souvent (!) ; on envoie les malades aux eaux minérales.

Une certaine amélioration peut être obtenue, elle n'est toutefois que légère ; la maladie redevient bientôt ce qu'elle était auparavant.

L'indication fondamentale consiste à détourner d'abord la fluxion fixée sur le gosier. On y parvient généralement par les dérivatifs cutanés, sur lesquels on doit insister pendant un temps suffisamment long, et lorsque l'on juge ce résultat obtenu, on a recours aux cathérétiques qui donnent à la région gutturale une vie nouvelle. (Application de la pierre infernale ou d'un pinceau trempé dans la solution de 10 à 15 centigr. nitrate d'argent cristallisé sur 30 gram. d'eau.)

Les émollients, — le lait surtout, — et une bonne diététique sont un puissant auxiliaire qu'il ne faut pas négliger.

Dans les angines chroniques d'une certaine gravité, chez les individus de constitution mauvaise, les vésicatoires ne suffisent plus, un exutoire permanent devient nécessaire. Parfois même il ne faut pas autre chose pour guérir la maladie.

Les cathérétiques portés sur le gosier, sans

avoir préalablement détourné la fluxion par les moyens indiqués, sont fort susceptibles de déterminer son invasion dans la région laryngée.

Dans l'*angine couenneuse*, les cathérétiques appliqués d'emblée produiront le croup par la même raison ; et cependant ils seront bien moins dangereux que les caustiques préconisés par la plupart des modernes.

Certains auteurs, dans le cas d'*otite chronique*, donnent le conseil de faire dans le conduit auditif externe des injections cathérétiques pour modifier la vitalité des parties malades. Ce conseil est plein de danger. Ces injections, alors même que l'on a cru avoir détourné la fluxion par des vésicatoires ou cautères, ont été si souvent suivies de méningite mortelle, qu'il faut s'en abstenir.

Les cathérétiques sont si fréquemment employés en injections dans la *blennorrhagie* que nous devons nous arrêter un instant sur ce sujet.

Les cathérétiques ont été mis en usage, tantôt pour faire avorter la blennorrhagie, tantôt pour l'attaquer, soit dans son état, soit lorsquelle est chronique.

Lorsque l'on a cherché à faire avorter la blennorrhagie par les injections cathérétiques, on ne l'a fait que parce que l'on considérait la maladie comme locale, idée erronée, parce que si elle était locale elle n'aurait pas son temps d'incubation : la blennorrhagie ne se montrant que du quatrième au sixième jour après un coït impur.

A la suite de ces injections, la phlegmasie qui n'occupait encore que les parties voisines de la fosse naviculaire se prolonge vers les parties profondes de l'urèthre, envahit la prostate, les vésicules séminales et même la vessie. L'engorgement de toutes les parties qui constituent l'urèthre est tel que l'émission de l'urine est gênée.

Le traitement antiphlogistique que l'on met alors en œuvre modère bien l'inflammation, la fait tomber d'une manière plus ou moins notable, mais il reste toujours quelque lésion matérielle, résultat de cette scène morbide ; c'est la phlegmasie chronique de l'urèthre ; ce sont des hypertrophies, des indurations du canal qui deviennent la base des rétrécissements de ce conduit ; c'est l'engorgement de la prostate ; ce sont des pertes séminales ; c'est le catarrhe chronique de la vessie.

Il est aujourd'hui peu de médecins qui cherchent à faire avorter la blennorrhagie ; les accidents qui peuvent en résulter ne sont que trop connus ; mais les injections cathérétiques à une époque plus ou moins avancée de la maladie sont fort en usage : les rétrécissements du canal en sont maintes fois la suite.

Le traitement de la blennorrhagie étant d'une importance extrême en raison des conséquences qu'il peut avoir sur les organes génito-urinaires, et ce traitement n'étant pas sans offrir des différences selon les auteurs, nous croyons devoir faire connaître celui que nous jugeons préférable.

Nous avons à peine besoin de dire que cette maladie étant de nature spécifique, le traitement doit être spécifique.

Nous divisons ce traitement en trois périodes :

1re *Période.* — Cette période doit être employée à combattre la phlegmasie du canal.

C'est dans ce but, lorsque la phlegmasie est tant soit peu intense, que l'on commence le traitement par la saignée du bras, que l'on fait plus ou moins copieuse, selon le degré de la phlegmasie, et selon la somme des forces que présente le malade, somme que l'on apprécie en tenant compte de l'âge, du tempérament, de la constitution, de l'influence sur l'économie des six choses dites non-naturelles.

Cette prescription de la saignée du bras surprend bien des fois et les malades et ceux qui les entourent. On ne comprend pas le rapport qu'il peut y avoir entre cette émission sanguine et la blennorrhagie dont la nature est spécifique. Le rapport est cependant immense.

La phlegmasie du canal est portée parfois à un tel degré que non-seulement l'émission de l'urine est fort douloureuse, mais que de plus elle est difficile par l'engorgement des parois de l'urèthre. Et c'est cet engorgement qui, dans sa persistance tant soit peu prolongée, devient la cause, soit de la chronicité de la maladie, soit des indurations, des nodosités qui seront plus tard la base des rétrécissements.

C'est cette phlegmasie qui déterminera l'inflammation de la prostate, son engorgement chronique, et par suite un écoulement rebelle.

C'est cette phlegmasie qui laissera des marques de son passage sur les vésicules séminales, sur la vessie, les testicules.

La saignée du bras est un remède souverain pour faire tomber cette phlegmasie. Les résultats ne s'en font pas attendre. L'inflammation est bientôt dans une décroissance manifeste ; les urines sont plus faciles et sortent avec moins de douleur.

Si la saignée du bras n'est pas jugée opportune, on prescrit une application de sangsues, et, dans tous les cas, on fait usage des bains généraux, d'une boisson émolliente abondante, d'un repos relatif, d'un régime plus ou moins sévère.

En général, dès le troisième jour, la phlegmasie du canal est tellement tombée que les urines sont émises avec facilité, sans douleur appréciable.

Cette première partie du traitement, et surtout

la saignée du bras, présente, nous le redisons, cet immense avantage, tout en combattant la phlegmasie du canal, d'agir comme prophylactique des rétrécissements de l'urèthre, qui dépendent tout autant des lésions survenues dans l'état aigu de la phlegmasie que de celles qui sont le résultat de la chronicité.

Le traitement antiphlogistique de cette période a encore l'avantage de hâter le moment où les antiblennorrhagiques pourront être prescrits ; car ils ne peuvent l'être que lorsque la phlegmasie du canal est tellement amendée, que les urines sont émises sans douleur tant soit peu prononcée.

Dans la 2me *période*, on attaque la maladie par les antiblennorrhagiques internes, auxquels nous croyons utile de joindre quelque préparation mercurielle : les pilules de Sédilhot, par exemple, au nombre de 2 par jour pendant un mois, ou bien une demi-cuillerée à bouche liqueur de Van Swieten, dans un demi-verre tisane d'orge ou d'eau gommée, pendant le même temps.

Mais pourquoi ces préparations mercurielles ? Parce qu'on n'est jamais sûr qu'une blennorrhagie tant soit peu grave n'est pas syphilitique ; et que, lorsqu'elle l'est, si on s'en abstient, on expose le malade à une syphilis constitutionnelle ; et que d'ailleurs l'administration d'une petite quantité de mercure, qui est du reste sans inconvénient, facilite la guérison de la blennorrhagie lorsqu'elle est réellement syphilitique.

Dans cette période dont la durée ne saurait être limitée, les antiblennorrhagiques internes doivent être prescrits sous toutes les formes. Au copahu pur qui n'a pas réussi, on fait succéder la potion de Chopart ; on prescrit le cubèbe, l'opiat balsamique, etc. Et ce n'est que lorsque on est bien convaincu qu'on n'a rien à espérer de ce genre de remède qu'on en vient à la 3me *période* du traitement, c'est-à-dire aux injections cathérétiques (5 à 10 centigr. nitrate d'argent cristallisé dans 30 gram. d'eau distillée, — une seule injection de quelques instants, quelques secondes, par jour).

Ce qui peut arriver dans cette troisième période n'est pas ignoré : la blennorrhagie peut guérir sans accident, cela est vrai ; mais ce qui est vrai aussi, c'est que, après sa guérison, il n'est nullement rare de voir se manifester un rétrécissement du canal.

On ne s'est pas toujours borné à ces injections dans l'urèthre, on a fait agir parfois la pierre infernale comme cathérétique. Les résultats ont été les mêmes : parfois guérison sans accidents, d'autres fois guérison suivie de rétrécissement.

Bien souvent, dans cette troisième période, on commence d'abord par les injections astringentes (5 à 10 centigr. d'extrait de saturne, ou d'alun, ou de sulfate de zinc, etc., sur 30 gram. d'eau); et ce n'est que lorsqu'elles sont insuffisantes qu'on a recours au nitrate d'argent.

Les cathérétiques n'ont pas été oubliés dans le *catarrhe chronique de la vessie*. On les a employés en injections dans cet organe; ou bien c'est la pierre infernale qu'on a fait agir, dans le même but, au moyen de la sonde portée aussi profondément que possible dans le réservoir urinaire.

La guérison de ces catarrhes passés à l'état chronique est difficile; en voici la raison : la maladie n'est pas locale (nous la supposons idiopathique), elle est sous la dépendance d'un état morbide général, qui n'est autre presque toujours que la goutte ou le rhumatisme goutteux, et lorsque c'est l'un ou l'autre de ces principes qui s'est attaché à cet organe, il y tient d'une manière tenace.

Peut-on espérer de guérir ce catarrhe en s'attaquant à l'état général ? Il n'est pas trop permis d'y compter; c'est tout au plus si par quelques médicaments appropriés à cette maladie (goudron, térébenthine, bourgeons du sapin du nord, copahu, etc.); si, par quelques eaux minérales, associées à une bonne diététique, on peut obtenir quelque amendement, qui même ne se maintient pas toujours.

A-t-on quelque chose à attendre des dérivatifs cutanés qui sont si utiles dans l'ophthalmie, dans l'angine ? Malheureusement il n'en est rien. Les vésicatoires placés aux environs de la vessie sont plus nuisibles qu'avantageux, et les cautères, sétons, sont tout aussi nuls.

Les *flueurs blanches* ne sont pas oubliées par nos modernes, quand il s'agit des cathérétiques. Ils trouvent tout rationnel de les traiter par des injections de ce genre.

La guérison des flueurs blanches, par ce moyen, est pleine de danger. A cet écoulement il n'est pas rare de voir succéder telle ou telle maladie qui ne fait que les remplacer, et qui les remplace d'une manière fâcheuse.

Ce que l'on voit survenir alors, c'est l'engorgement de la matrice, ou bien la métrite, la métro-péritonite ; ou bien la phlegmasie de l'ovaire, son hydropisie enkystée.

Ce que l'on voit survenir, c'est telle ou telle maladie du tube digestif, du foie, du cœur, des organes de la respiration, des sens, du cerveau.

Ce que l'on voit survenir, c'est une névralgie plus ou moins intolérable, c'est l'hystérie, c'est l'épilepsie, etc.

Le traitement des flueurs blanches ne peut être fait avec avantage que tout autant que l'on tient compte de la nature de la maladie, et pour arriver à cette détermination il faut les distinguer en *idiopathiques* et *symptomatiques*.

Idiopathiques, elles peuvent être *actives* ou *passives*. Si elles sont actives, elles sont sous la dépendance d'un état diathésique-dartreux, scrofuleux, rhumatismal, goutteux. C'est alors que leur suppression est pleine de danger. La femme, à cet écoulement près, jouissait d'une santé qui ne laissait guère à désirer ; la diathèse trouvait de ce côté un émonctoire qui lui suffisait. Cet écoulement venant à être supprimé, la diathèse, après quelque temps de silence, se réveille, et porte son acte morbide, dont elle a en quelque sorte besoin, sur tel ou tel organe où elle détermine l'une ou l'autre des maladies que nous venons de signaler.

Les flueurs blanches de ce genre doivent être traitées par des moyens internes appropriés à la diathèse et par une bonne diététique. On ne les guérira généralement pas, cela est vrai ; on ne les rendra que plus tolérables ; mais du moins on ne fera pas courir risque de la vie aux malades. C'est une de ces maladies qu'il faut mettre au nombre de celles qu'il est dangereux de guérir.

Les flueurs blanches idiopathiques passives sont sous la dépendance de la chlorose.

L'indication à remplir est dans l'emploi des ferrugineux unis à une bonne diététique.

Les flueurs blanches idiopathiques passives se montrent parfois en dehors de la chlorose, chez des femmes d'un tempérament lymphatiques exagéré, d'une constitution affaiblie par des causes diverses ; le traitement se rapproche de celui que nous venons de signaler pour la chlorose.

Les flueurs blanches, ou du moins ce que l'on appelle encore de ce nom, peuvent être enfin symptomatiques d'une maladie du col de l'utérus ; c'est alors vers cette maladie que doit être dirigée la thérapeutique. Les cathérétiques, soit en injection, soit en application, ne sont pas à rejeter dans pareille circonstance.

L'*engorgement des amygdales* peut trouver un moyen de guérison dans l'application des cathérétiques sur ces organes. Ce qui rend toutefois la guérison difficile, c'est que cet engorgement ne se manifeste guère que chez les individus qui sont sous l'influence d'un état diathésique, scrofuleux presque toujours.

Si l'engorgement existe comme reliquat d'une angine plus ou moins ancienne, parfaitement guérie, l'application de ces topiques, sans aucun traitement préalable, peut amener la résolution de l'engorgement. Mais lorsque cet engorgement existe avec quelque symptôme de l'angine, porter, dès les premiers moments, les cathérétiques sur les amygdales, c'est s'exposer à voir la maladie s'aggraver, passer de l'état chronique à l'état subaigu. Il est nécessaire, avant d'en venir à l'emploi de ce moyen, de détourner la fluxion au moyen des dérivatifs cutanés. Et ce n'est que lorsque l'on suppose que la fluxion a été détournée, que la maladie est par conséquent réduite à l'état local, que les cathérétiques donnent un succès qui sans cela fût devenu impossible (application de la pierre infernale, ou bien d'un pinceau trempé dans la solution de 10 à 15 centigrammes nitrate d'argent cristallisé sur 30 grammes d'eau).

Ce que nous venons de dire s'applique complétement à l'engorgement chronique *de la luette.*

Les cathérétiques ont été parfois prescrits à l'intérieur dans la *gastrite chronique* (nitrate d'argent cristallisé en pilules ou en solution dans l'eau distillée). On en a bien rarement retiré des avantages, si même il y en a eu de réels.

Ce qui s'oppose à la réussite de ce moyen ou autres analogues, c'est que la maladie est à peu près constamment sous la dépendance d'un état diathésique contre lequel on ne peut rien ou presque rien; que l'on ne peut guère espérer de détourner l'acte morbide de l'estomac par les dérivatifs cutanés, et qu'enfin, dans bien des cas, la maladie est héréditaire. L'usage de certaines eaux minérales à l'intérieur (Andabre, Vichy, Vals, etc.) combiné avec une bonne diététique, donne maintes fois des résultats que ne fourniraient pas les cathérétiques.

Les lavements cathérétiques ont été prônés par divers auteurs dans la *dyssenterie chronique;* et cependant il ne faut pas espérer grand'chose de leur emploi.

Dans la dyssenterie chronique, le gros intestin se présente dans des états différents;

1° Les parois de l'intestin se montrent parfois dans un état d'hypertrophie notable : l'épaisseur de cette paroi peut atteindre un centimètre et même davantage. Les lavements cathérétiques ne peuvent absolument rien dans de pareilles conditions ; ils ne peuvent agir qu'à la surface de l'intestin, et c'est dans sa trame intime que leur action devrait se porter ;

2° Dans certains cas, la paroi de l'intestin ne montre pas d'épaisseur anormale, mais elle est couverte à sa surface d'ulcérations plus ou moins nombreuses, surtout au rectum.

C'est ici surtout que les lavements cathérétiques devraient être utiles, et pourtant ils ne le sont guère; ils ne le sont guère parce que ces ulcères sont sous la dépendance d'une cause interne, d'une affection le plus souvent diathésique contre laquelle les cathérétiques ne peuvent rien.

3° Enfin, dans une troisième catégorie, nous trouvons l'association des deux états précédents, c'est-à-dire que sur un gros intestin à parois épaissies par l'inflammation se montrent des ulcères plus ou moins nombreux. La guérison est encore plus difficile que dans les deux autres cas : elle est au-dessus de l'action des cathérétiques.

Le traitement de la dyssenterie chronique ne repose guère que sur des moyens internes soutenus par une bonne diététique.

Au premier rang des médicaments prescrits dans cette maladie nous plaçons la décoction blanche de Sydenham additionnée de 1 à 4 grammes de cachou et 12 à 20 gouttes laudanum de Sydenham par mille grammes ; le diascordium, à la dose de 4 à 8 grammes par jour.

Une alimentation appropriée est indispensable.

La *fissure à l'anus*, résultat ordinaire de la constipation compliquée parfois d'un état diathésique, guérit bien souvent en rendant par tel ou tel moyen la sortie des selles faciles; dans certains cas pourtant la fissure persiste. L'application de la pierre infernale dans la fissure, bien que le moyen ne soit que local, peut amener la guérison.

Les *aphtes* rendent souvent nécessaires l'emploi des cathérétiques. Il importe toutefois, dans le cas de phlegmasie de la muqueuse buccale, de n'avoir recours à ce moyen qu'après s'être débarrassé de cette complication par les collutoires émollients.

Les aphtes ne sont pas d'ailleurs une maladie locale ; ils sont sous la dépendance d'une affection que l'on doit chercher à déterminer dans sa nature par les causes qui l'ont produite.

La *stomatite ulcéreuse* est encore une maladie qui réclame non-seulement l'emploi des cathérétiques, mais aussi celui de moyens en rapport avec la cause qui l'a produite ; car la maladie n'est pas seulement locale.

La *diphtérie* nécessite généralement les cathérétiques. Cette application est toutefois suborbordonnée au siége de la maladie.

La diphtérie est une affection qui tient pardessus tout à certaines conditions vitales fâcheuses des sujets. Les membranes muqueuses, la peau peuvent en être le siége.

La diphtérie se manifeste parfois sur l'œil, c'est l'ophthalmie pseudo-membraneuse; mais bien plus souvent elle se montre sous la forme d'angine couenneuse, sous celle du croup; elle envahit parfois jusqu'aux dernières divisions bronchiques ; elle apparaît, dans certains cas, sur les parties génitales de la femme; elle est loin enfin d'être rare à la surface des vésicatoires.

Quelle est la nature de la diphtérie ?

Pour répondre à cette question, que nous avons déjà traitée dans un précédent article, que disent les auteurs modernes, et notamment Trousseau dont l'opinion a été si généralement adoptée ?

Trousseau, nous l'avons déjà signalé, considère l'angine couenneuse, qui est pour lui le type de la diphtérie, comme une maladie tout-à-fait analogue à la *pustule maligne*(1) ! Et c'est en conséquence de cette opinion qu'il veut que l'on porte sur le gosier, *plusieurs fois par jour*, l'acide hydrochlorique *pur, fumant;* et que l'on fasse, dans les intervalles, sur la gorge des insufflations d'alun, — traitement que nous ne craignons pas de qualifier de désastreux.

Si l'angine couenneuse doit être assimilée à la pustule maligne, il devra en être de même pour le *croup*, qui ne diffère de l'angine couenneuse que par son siége !

Il devra en être de même pour *l'ophthalmie pseudo-membraneuse !*

Dans tous ces cas, l'emploi des caustiques les plus énergiques sera indispensable, et que deviendra le larynx, que deviendra l'œil ?

Et si la diphtérie devait être réellement assimilée à la pustule maligne, comment se fait-il que les vésicatoires qui se recouvrent de pseudomembranes, loin de devenir un foyer de virus si

(1) *Clinique médicale*, T. I, page 345, 3me édition.

dangereux, apportent généralement de l'amélioration et même la guérison dans les maladies pour lesquelles ils ont été prescrits (pneumonie, pleurésie, rhumatisme, érysipèle, etc.).

Il y a donc illusion ou plutôt erreur dans l'opinion de Trousseau et autres auteurs sur la nature de la diphtérie.

Dans le cas d'angine couenneuse, de croup, la maladie se manifeste ordinairement à la suite d'un refroidissement qui amène l'affection connue sous le nom de *catarrhale*, et c'est sous l'influence de cette affection que se développe le mouvement fluxionnaire qui se porte sur le gosier ou sur le larynx, mouvement fluxionnaire qui ne se montre avec des pseudo-membranes qu'en *raison des mauvaises conditions vitales* des sujets.

La première indication, dans l'angine couenneuse, consiste à favoriser les mouvements à la peau, par le séjour dans un lit bien chaud, par des boissons diaphorétiques, et à détourner la fluxion par les vésicatoires placés aux bras, aux jambes. Et quand on a lieu de croire que ce but a été atteint, on porte sur le gosier un pinceau trempé dans une solution de 10 à 20 centigrammes nitrate d'argent cristallisé sur 30 gram. eau distillée, ou bien la pierre infernale.

Dans le *croup*, la première indication est la même, mais on remplace les cathérétiques, qui seraient ici pleins de danger, par des médicaments internes qui, tout en agissant comme métasyncritiques, modifient la vitalité de la muqueuse laryngée, facilitent l'expectoration, et par suite l'expulsion des pseudo-membranes. (Infusion d'ipécacuanha concassé (1), kermès minéral (2), sirop de polygala (3), bourrache pour tisane).

Nous avons bien souvent vu la diphtérie sur les *vésicatoires*, et nous n'avons reconnu que rarement la nécessité de porter les cathérétiques à leur surface ; les plaques pseudo-membraneuses s'en sont allées progressivement avec la maladie ; — et cependant si l'on attribuait à l'humeur que sécrètent ces surfaces les propriétés si virulentes, si malignes qu'on leur suppose, les choses se seraient-elles passées de cette manière? N'est-ce pas surtout dans ce cas que serait survenu l'empoisonnement diphtérique plutôt que dans l'angine couenneuse alors qu'elle est à peine commençante ?

Les vésicatoires sont donc la seule ressource

(1) Un gramme en infusion dans 200 grammes d'eau, 30 grammes sirop de gomme, par cuillerée à dessert, de 2 en 2 heures.

(2) Looch blanc avec 10 centigrammes kermès minéral, 10 centigrammes ipécacuanha en poudre, par cuillerée à dessert ou à café, de temps en temps.

(3) Sirop de polygala, 20 à 30 grammes dans 150 gram. véhicule aqueux, *idem*.

que l'on ait pour détourner la fluxion de l'œil, du gosier, du larynx, des bronches, et si l'on s'en prive, il n'est pas étonnant que la maladie devienne de plus en plus grave. Nous ne craignons pas de dire que c'est au défaut de ce moyen qu'il faut attribuer par-dessus tout la gravité du croup. Que l'on détourne de bonne heure la fluxion par les vésicatoires aux bras, aux jambes, et l'on ne sera pas si souvent obligé de recourir à l'opération de la trachéotomie dont les résultats, d'après les journaux même de la capitale, sont si déplorables. (Hôpital des enfants, 25 opérés, 23 morts; hôpital Sainte-Eugénie, 22 opérés, 21 morts.)

Quant à la contagion de la diphtérie, cette contagion ne saurait être mise en doute; mais ce n'est qu'une modification particulière de la maladie, qui par sa nature intime ne l'est pas. Cette propriété contagieuse dépend, comme nous l'avons dit dans un autre article, de l'influence sur la diphtérie de l'atmosphère parisienne, qui est pour cette affection ce que l'air romain est pour la fièvre intermittente, qu'il rend si facilement pernicieuse.

Cette propriété contagieuse ne saurait autoriser, dans l'angine couenneuse, la cautérisation recommandée par Trousseau et autres auteurs modernes. Ce remède est cent fois pire que le mal.

Nous n'avons pas besoin de dire quels sont les

moyens à employer en vue du danger de cette contagion : ils sont du ressort de l'hygiène.

Les cathérétiques peuvent enfin être utiles dans le traitement de certaines *fistules*, — des fistules cutanées, des fistules des radicules du canal de Sténon, etc., comme moyen propre à modifier leur vitalité, à faciliter leur oblitération. C'est la pierre infernale qui est ici mise en usage.

ASTRINGENTS.

—

Il est peu de médicaments dont on abuse plus que des *astringents*. On les prescrit souvent pour se débarrasser de maladies diverses qui, dans leur suppression, sont maintes fois suivies d'affections d'une gravité extrême.

Pour ne rien oublier dans cette question, nous ramenons les indications des astringents à trois chefs principaux :

1° *Indication des astringents dans les phlégmasies des membranes muqueuses ;*

2° *Indication des astringents dans les hémorrhagies ;*

3° *Indication des astringents dans les flux muqueux ou mucoso-séreux.*

§ 1er

INDICATION DES ASTRINGENTS DANS LES PHLEGMASIES DES MEMBRANES MUQUEUSES.

Ce que nous avons dit des cathérétiques à propos des phlegmasies chroniques des membranes muqueuses peut s'appliquer, dans son ensemble, aux astringents.

Ainsi les astringents ne doivent être portés sur les muqueuses que lorsque la phlegmasie, se prolongeant, a de la tendance à passer à l'état *chronique* ou qu'elle est chronique.

Mais pour avoir du succès il faut que la phlegmasie ne constitue qu'une maladie locale ou à peu près locale.

Si la phlegmasie a été produite par une cause externe, et si la chronicité est le résultat de l'abus des émollients, la maladie ne peut être considérée que comme locale, à moins de complication d'une cause interne, et, dans ce cas, elle rentre dans les conditions de celles qui dépendent de cette cause.

Or, dans ces phlegmasies par cause interne, il y a trois choses à considérer :

1° La cause interne, le plus souvent diathésique (scrofules, dartres, goutte, rhumatisme, etc.);

2° L'état morbide local;

3° Le mouvement fluxionnaire, phénomène intermédiaire entre l'état général et l'état local.

Pour pouvoir appliquer avec avantage les astringents sur la muqueuse malade, il est nécessaire, nous le redisons, de ramener la maladie à n'être que locale. Voilà la condition généralement indispensable pour le succès.

Si l'on pouvait se débarrasser de l'état morbide général, ce serait certainement ce qu'il y y aurait de plus heureux; la maladie deviendrait alors locale. Mais ces états morbides généraux sont le plus souvent des diathèses qui se jouent à peu près constamment de nos remèdes! Vouloir les attaquer pour rendre la maladie locale serait s'en prendre presque à l'impossible, serait vouloir exposer le mal à l'incurabilité.

Mais si on ne peut pas grand'chose contre la diathèse, on peut beaucoup sur le mouvement fluxionnaire qu'elle met en jeu.

On attaque ce mouvement fluxionnaire par les dérivatifs cutanés (vésicatoires, cautères, sétons, etc.), et lorsqu'on a lieu de croire que le mouvement fluxionnaire a été détourné, la maladie devant être considérée comme locale, on n'a qu'à faire l'application des astringents qui rendent à la membrane le ton qu'elle a perdu, qui la ramènent à l'état normal.

C'est d'après ces principes qu'on se dirige dans l'*ophthalmie chronique*. Vouloir attaquer l'ophthalmie chronique en s'adressant à l'état diathésique, le plus souvent scrofuleux ou dartreux, serait perdre tout à fait son temps, et s'exposer à rendre la maladie incurable. C'est pourtant ce que l'on fait si souvent en prescrivant les remèdes conseillés contre ces diathèses.

Dans l'*angine chronique*, la maladie est bien rarement locale, elle est à peu près constamment sous l'influence d'un état morbide général, il faut donc commencer par détourner le mouvement fluxionnaire, et ce n'est que lorsque ce mouvement fluxionnaire a été détourné par les dérivatifs cutanés, qu'on fait usage des gargarismes astringents.

L'oubli du traitement révulsif préalable devient, maintes fois, la cause non-seulement d'un degré plus élevé de la phlegmasie, mais encore de son extension vers le larynx, vers les bronches.

Les astringents sont d'un usage commun dans la *blennorrhagie*, et c'est à leur emploi en injection que doivent être attribués bien souvent les rétrécissements de l'urèthre. On les prescrit, soit pour faire avorter la blennorrhagie, soit à une époque plus ou moins avancée de la maladie. Ce que nous avons dit de l'usage des cathérétiques dans cette maladie s'applique entièrement aux astringents. On ne doit avoir recours aux médicaments de cette dernière espèce que lorsqu'on ne peut plus compter sur les antiblennorrhagiques internes.

Nous avons divisé le traitement de la blennorrhagie en trois périodes :

1re période, destinée à combattre la phlegmasie du canal (émissions sanguines générales ou locales, etc.) ;

2e période, prescription des antiblennorrhagiques internes et préparations mercurielles ;

3e période, injections astringentes ou cathérétiques.

Nous avons encore à signaler, ainsi que nous l'avons fait pour les cathérétiques, le danger des injections astringentes dans le conduit auditif externe pour guérir l'*otite chronique*. Alors même qu'on a prescrit les dérivatifs cutanés pour détourner la fluxion, on n'est jamais sûr, bien s'en faut, que ces injections ne seront pas sans danger.

La suppression de l'écoulement peut en être le résultat, cela est vrai ; mais ce qui est vrai aussi, c'est qu'à cette suppression succède généralement et rapidement la phlegmasie des méninges, phlegmasie qui est alors à peu près inévitablement mortelle.

§ II.

La question des astringents dans les *hémorrhagies* est de la plus haute importance. On ne peut les traiter avec avantage que tout autant qu'on les distingue en *idiopathiques* et *symptomatiques*, et que les premières sont divisées en *actives* et *passives*.

Toute hémorrhagie idiopathique active suppose un état morbide général soutenu par une certaine somme de forces radicales, et de plus un mouvement fluxionnaire qui sera la cause prochaine de l'hémorrhagie.

Dans ces hémorrhagies *actives*, le traitement à prescrire consiste surtout à ne pas brusquer, à ne pas arrêter le mouvement fluxionnaire par les astringents, tant qu'il est à craindre que la fluxion, ne se détournant du siége qu'elle a pris, ne vienne à se porter sur quelque autre organe plus important ; car, dans ce cas, ce qu'il faut prescrire, ce sont les moyens propres à détourner le mouvement fluxionnaire de l'organe vers lequel il s'est porté.

Ainsi dans l'*épistaxis active* que fait-on ? On laisse couler le sang ; la fluxion venant à s'épuiser, l'hémorrhagie s'arrête. Si on emploie les astringents alors que l'hémorrhagie est dans son état actif, il peut arriver que la fluxion se dévie sur le cerveau et y devienne la cause d'une congestion, ou même de l'apoplexie cérébrale. Ce danger est principalement à redouter chez les individus avancés en âge.

Au lieu de prescrire les astringents dans l'épistaxis active, il convient, quand elle se prolonge, de mettre en usage les pédiluves attractifs, qui détourneront le mouvement fluxionnaire vers les parties inférieures ; et c'est lorsqu'elle tend vers l'état passif, qu'il y a indication des réfrigérants, des astringents externes et internes.

Les ferrugineux à l'intérieur appuyés par une bonne diététique, ne doivent pas être oubliés ensuite ; ils maintienent la guérison obtenue par les astringents.

L'épistaxis est parfois *symptomatique* d'une maladie des fosses nasales, d'un polype par exemple. Si l'extirpation est impossible, et que le polype devienne une cause d'hémorrhagie, les astringents portés dans les fosses nasales peuvent être fort utiles. (Perchlorure de fer, 3 grammes sur 200 grammes d'eau.)

L'*hémoptysie* est peut-être l'hémorrhagie qui donne lieu à un traitement des plus dangereux.

Lorsqu'un individu est atteint de cette espèce

d'hémorrhagie, ce qui est réclamé tout aussitôt par le malade lui-même, ou par les assistants, c'est la prescription de moyens propres à faire cesser cette hémorrhagie qui, plus que tout autre, inspire une si vive crainte. Et alors que voit-on prescrire ? Les astringents les plus énergiques, ou bien l'eau glacée, soit à l'intérieur, soit même sur la poitrine ! !

L'hémoptysie s'arrête par l'un ou l'autre de ces moyens, cela est vrai ; mais le mouvement fluxionnaire qu'on a comprimé existe toujours : il peut se dévier sur le parenchyme pulmonaire et y devenir la cause, soit d'une congestion plus ou moins étendue, d'une véritable apoplexie pulmonaire, soit de congestions localisées qui constituent l'origine des tubercules ; il peut déterminer la phlegmasie de la muqueuse.

Dans le cas d'hémoptysie idiopathique active, tout en s'abstenant de l'arrêter par des remèdes intempestifs, d'une action brusque, il convient de chercher à détourner le mouvement fluxionnaire de l'organe respiratoire par des révulsifs aux pieds — pédiluves, ou cataplasmes très-légèrement sinapisés appliqués à la plante des pieds, et même, dans certains cas, pédiluves ou cataplasmes de farine de lin sans addition de moutarde, si l'on a tant soit peu de surexcitation à redouter. Un pédiluve d'eau seule, à une température trop élevée, peut même être nuisible par la surexcitation vasculaire qu'il détermine. On prescrit une tisane émolliente, un looch blanc avec 12 milligr. sulfate de morphine pour calmer la toux; on prescrit le repos de la voix, un régime plus ou moins sévère, etc.; et ce n'est que lorsque l'hémorrhagie se prolongeant tend vers l'état passif qu'on en vient aux astringents les plus doux, les moins dangereux (potion avec 4 à 8 gram. extrait de ratanhia; tisane du même médicament).

Le perchlorure de fer est fort recommandé par les auteurs modernes dans cette hémorrhagie; et ils conseillent son emploi alors même que l'hémoptysie est dans un état actif! Qu'arrive-t-il alors? Il arrive que cette préparation ferrugineuse arrête bien l'hémorrhagie, mais qu'elle détermine maintes fois les accidents que nous venons de signaler.

Un remède presque vulgaire aujourd'hui dans l'hémoptysie, quelle qu'en soit la nature, — qu'elle soit active ou passive, — et que nous considérons comme très-dangereux, consiste dans un verre d'eau fraîche, où l'on met 20 gouttes de perchlorure de fer!

Nous tenons les ferrugineux comme dangereux à un haut degré dans quelque maladie de poitrine que ce soit, et surtout dans l'hémoptysie, et plus particulièrement encore dans la phthisie pulmonaire.

L'*hémoptysie idiopathique passive* n'est pas commune, et elle n'est pas commune parce que l'on se hâte de l'arrêter par les astringents alors qu'elle est encore active. Lorsqu'elle est réellement passive, aux astringents que nous avons conseillés, et auxquels on peut joindre 50 centigr. à 1 gramme de tannin, 15 à 20 gouttes eau de Rabel, il convient de joindre un régime alimentaire qui restitue les forces perdues. Le fer est encore formellement contre-indiqué dans cette circonstance.

Mais ces divers moyens ne suffisent pas. Il convient de s'opposer d'une manière radicale à de nouvelles hémoptysies toujours à craindre ; et, dans ce cas, on fait appliquer un exutoire permanent, soit au bras, soit à la jambe ; il détournera la fluxion de l'organe respiratoire ; il agira, en outre, comme moyen préventif de la phthisie pulmonaire, toujours à redouter dans cette circonstance — ce qu'il ne faut jamais perdre de vue. Les émollients (lait d'ânesse surtout) peuvent être fort utiles. Il en est de même d'une bonne diététique.

L'hémoptysie est dite *symptomatique* lorsqu'il existe des tubercules dans le poumon ; mais comme, dans ce cas, les symptômes, en ce qui concerne l'hémorrhagie, sont à peu de chose près ce qu'ils sont lorsqu'elle est idiopathique, le traitement ne peut guère s'éloigner de celui qu'on prescrit dans celle-ci. Il y aura toujours, en effet, indication de détourner le mouvement fluxionnaire du poumon par les moyens déjà indiqués, soit pour prévenir la fonte des tubercules, soit pour déterminer la résolution de la phlegmasie qui entoure les excavations tuberculeuses. Il y aura indication des astringents déjà signalés lorsqu'elle tendra à devenir passive, et toujours contre-indication des ferrugineux.

Les eaux minérales ferrugineuses, conseillées par la plupart des auteurs, soit dans l'hémoptysie idiopathique, soit dans celle qui est symptomatique, ne peuvent qu'amener un mouvement fluxionnaire de plus en plus dangereux vers la poitrine.

La prescription des astringents dans la *métrorrhagie*, dans l'*hématémèse*, l'*hémorrhagie intestinale*, le flux *hémorroïdal*, lorsqu'il s'agit d'une hémorrhagie idiopathique active, ne peut qu'exposer à des maladies bien plus graves. On a toujours à craindre que le mouvement fluxionnaire que l'on arrête ne se porte sur d'autres organes, tels que le foie, le cerveau, etc., et n'y détermine des lésions funestes. Ce n'est que dans l'état passif que l'on trouve leur indication.

Nous n'avons pas besoin d'ajouter que *l'hémorrhagie périodique* ne donne d'autre indication que celle de l'antipériodique. C'est ce qui a lieu pour l'épistaxis, l'hémoptysie, l'hématémèse, la métrorrhagie, etc., qui se montrent sous cette influence. On a ensuite à remplir les indications que présente la menace d'autres maladies, et notamment de la phthisie pulmonaire, qui est à peu près inévitable dans le cas d'hémoptysie périodique.

§ III.

Les *flux muqueux, mucoso-séreux,* dont nous nous sommes déjà occupé à propos des cathérétiques, doivent être encore distingués en *idiopathiques* et *symptomatiques*.

Idiopathiques et actifs, ils sont sous l'influence généralement d'un état diathésique, tel que dartres, scrofules, goutte, rhumatisme. La plus grande circonspection est nécessaire dans leur traitement; les astringents internes ou externes, en les supprimant, peuvent devenir l'occasion de maladies très-graves. C'est à quelques médicaments appropriés à la diathèse et à une bonne diététique qu'il faut avoir recours.

Les *flueurs blanches* se présentent le plus souvent sous cet état *idiopathique* et *actif*. Les supprimer par les astringents expose, ainsi que nous l'avons déjà dit, la femme à des maladies diverses, soit de l'utérus et ses annexes, soit des autres organes (digestifs, respiratoires, circulatoires, crâniens, etc.). C'est alors qu'on voit survenir l'engorgement de la matrice, la métrite, la phlegmasie ou les kystes des ovaires, etc.

On a parlé de métropéritonite survenue à la suite d'injections dans le vagin, d'une solution de tannin ou de sulfate de zinc, pour guérir des flueurs blanches, — et, par une préoccupation singulière, l'auteur de ces observations attribue cette métropéritonite à ce que l'injection avait pénétré dans le péritoine en passant par les trompes de Fallope !

Nons venons d'en faire connaître la véritable cause.

Les flueurs blanches sont parfois *idiopathiques passives;* telles sont celles que l'on voit dans la chlorose ou même chez les femmes d'un tempérament lymphatique exagéré. Les astringents n'ont rien à faire dans ce cas; c'est aux ferrugineux et à une bonne diététique qu'il faut s'adresser.

Nous n'insistons pas sur ce sujet, dont nous nous sommes déjà occupé à propos des cathérétiques.

La muqueuse des *fosses nasales* est parfois le siége d'un flux mucoso-séreux sous la dépendance de la diathèse goutteuse, du rhumatisme goutteux, et l'abondance de ce flux est telle qu'elle cause un véritable désespoir aux malades. Supprimer ce flux par les injections astringentes dans les fosses nasales serait les exposer à une métastase du mouvement fluxionnaire sur les méninges ou sur le cerveau. Il faut chercher à ramener la goutte aux pieds, et si l'on ne peut y parvenir, détourner la fluxion au moyen des dérivatifs cutanés, d'un vésicatoire au bras notamment.

Il faut mettre au nombre des flux mucoso-séreux la *diarrhée*.

Si la diarrhée est accidentelle, rien ne s'oppose généralement à sa suppression. Mais si elle est habituelle, constitutionnelle, sa suppression peut amener des maladies plus ou moins graves, soit du côté du tube digestif, soit du côté du foie, et autres organes des cavités splanchniques. Cette diarrhée exige surtout une diététique appropriée à ce genre de maladie, il faut se borner à la maintenir dans certaines limites.

Le *catarrhe de l'estomac*, que l'on observe principalement chez les goutteux, se trouverait mal de l'emploi des astringents; des coliques violentes et peut-être l'hépatite pourraient en être la conséquence.

Ramener la goutte aux pieds, activer les fonctions de la peau, prescrire certaines eaux minérales en boisson (Vichy, Andabre, Vals, etc.,) — prescrire certains médicaments toniques, tels que le quassia amara, le colombo, la gentiane, etc., et joindre à ces moyens une bonne diététique, tel est le traitement qui convient dans cette maladie.

TONIQUES. — ANTIPÉRIODIQUES.

—

Les *toniques* sont des médicaments qui augmentent les *forces radicales*, et donnent par suite plus de vie, plus de plasticité au sang, plus d'énergie aux solides.

Les forces radicales sont les forces en puissance, en réserve ; ce sont celles qui mettent l'économie à même de résister aux causes plus ou moins puissantes de débilitation. Il y a beaucoup de forces radicales chez les jeunes gens, chez les adultes, d'un tempéramment sanguin ou de ses composés, pourvu que ces conditions n'aient pas été amoindries ou annihilées sous l'influence des six choses dites non-naturelles.

Il ne faut pas confondre les forces radicales avec les *forces agissantes*. Celles-ci ne sont autres que celles qui servent actuellement à l'accomplissement des fonctions.

Il y a beaucoup de forces agissantes chez les enfants qui sont dans un mouvement continuel, ainsi que chez certains individus d'un tempérament nerveux ; mais chez les uns comme chez les autres, il n'y a que peu ou point de forces radicales.

Chez les vieillards, il n'y a ni forces radicales, ni forces agissantes. Le vieillard ne serait pas à même de supporter une cause tant soit peu prononcée de débilitation, et la lenteur de ses mouvements suffit bien pour montrer le défaut des forces agissantes.

Il y a indication des toniques dans la faiblesse *directe;* ils sont généralement contre-indiqués dans la faiblesse dite *indirecte.*

La faiblesse directe est celle qui dépend d'une atteinte portée au principe de la vie, et qui est indépendante d'une lésion d'organe ; la faiblesse indirecte est, au contraire, sous la dépendance de la lésion de tel ou tel organe.

La faiblesse directe peut se montrer sous l'influence de pertes de sang, d'une alimentation insuffisante ou non réparatrice, des passions tristes ; sous l'influence des miasmes, des émanations putrides, etc.

La faiblesse indirecte est la suite de telle ou telle lésion anatomique ou organique : de la phthisie pulmonaire, de l'hépatite chronique, de la carie, du cancer, etc.

Les toniques, généralement nécessaires dans la faiblesse directe, sont le plus souvent contre-indiqués dans la faiblesse indirecte. Ils deviennent excitants pour les organes malades ; ils aggravent la lésion anatomique ; ils portent la fièvre à un degré plus élevé, ou bien ils la suscitent lorsqu'elle n'existait pas.

Dans certains cas cependant, bien que la faiblesse soit indirecte, les toniques sont indispensables. Nous aurons à les signaler plus tard.

Si nous jetons un coup d'œil d'ensemble sur les indications des toniques, nous verrons qu'ils sont indiqués dans les fièvres essentielles dites de *mauvais caractère*, telles que la fièvre *ataxique*, *ataxo-adynamique*, *adynamique*, *maligne*.

Nous verrons qu'ils doivent être prescrits dans les *exanthèmes aigus*, tels que variole, rougeole, scarlatine, miliaire, urticaire, pemphigus, lorsque la fièvre concomitante a le caractère de l'une des fièvres que nous venons de nommer (ataxique, adynamique, maligne).

La même indication existe encore dans le *rhumatisme*, la *goutte*, l'*érysipèle*, lorsque la fièvre concomitante se présente avec les même symptômes généraux.

Il y a indication des toniques dans l'*hémorrhagie idiopathique passive*, dans l'*hydropisie idio-*

pathique passive et même dans certaines de ces maladies dites *symptomatiques*, lorsqu'elles sont accompagnées d'une atteinte plus ou moins prononcée portée aux forces radicales.

Les toniques deviennent nécessaires dans certains *flux muqueux*, dans certaines *maladies nerveuses*, dans le *scorbut avancé*, dans certaines formes de la *diathèse scrofuleuse;* ils sont nécessaires dans la *chlorose*, l'*anémie*, dans *certains cas de gangrène*, etc.

Les ferrugineux doivent d'abord fixer notre attention.

§ Ier

FERRUGINEUX.

Les ferrugineux constituent un tonique d'une grande importance. Leur action se porte principalement sur le sang, auquel ils donnent plus de vie, plus de plasticité; ils donnent plus d'énergie aux solides.

L'administration des ferrugineux donne lieu à des erreurs fréquentes ; on les oublie lorsqu'il faudrait les prescrire ; on les prescrit surtout lorsqu'il faudrait s'en abstenir.

Le diagnostic de la *chlorose* est certainement facile, et cependant il n'est pas rare de voir tel symptôme prédominant ou insolite donner lieu à des méprises.

Les palpitations du cœur sont parfois si violentes qu'on n'a pas cru devoir prescrire le fer. Il en a été de même pour la dyspnée, que l'on a rapportée plutôt à une simple névrose, ou à un état congestionnel du poumon.

Les vomissements, l'amblyopie, la surdité, symptômes peu communs de la chlorose, ont été plutôt attribués à telle ou telle autre affection. Ces erreurs n'auraient pas été commises si, à ces symptômes qui ne sont jamais isolés, on avait joint certains autres avec lesquels ils coexistent.

La gastralgie chlorotique est un symptôme qui a bien souvent éloigné de la véritable indication qu'elle présente.

On a redouté l'emploi du fer, et on a été jusqu'à prescrire l'application de sangsues sur l'épigastre ! La maladie n'en est devenue que plus grave.

La gastralgie chlorotique ne contre-indique pas les ferrugineux ; il faut seulement choisir ceux qui sont le mieux appropriés à ce symptôme. La limaille de fer porphyrisée, à la dose de 25 à 50 centigrammes entre deux tranches de soupe, au commencement du repas, nous a toujours paru le remède le plus convenable dans pareils cas.

Parmi les erreurs de diagnostic qui rendent le fer dangereux au plus haut degré, nous ne devons pas oublier la *fausse chlorose*.

La fausse chlorose n'est autre que la phthisie pulmonaire qui, par certains symptômes, simule la vraie chlorose.

Dans la fausse chlorose, il y a pâleur générale, grande faiblesse, aménorrhée. Voilà les symptômes qui ont fait croire si souvent à la vraie chlorose, et conduit par suite à la prescription du fer, qui a été mortel pour la poitrine.

Avec tant soit peu d'attention, on aurait pourtant évité la méprise. La fausse chlorose est, en effet, accompagnée d'autres symptômes trop évidents pour ne pas être rapportés à la phthisie pulmonaire. Nous n'avons pas besoin de les signaler.

Le fer convient parfaitement dans l'*anémie idiopathique*, c'est-à-dire qui est sous la dépendance d'une atteinte profonde, directe, portée aux forces radicales. Il est généralement contre-indiqué dans celle qui est symptomatique de telle ou telle lésion anatomique ou organique, telle que phlegmasie chronique, cancer, etc.

Certains auteurs confondent l'anémie avec la chlorose; ces maladies offrent cependant des différences bien sensibles.

La cause de l'anémie est toujours connue, celle

de la chlorose l'est rarement. La chlorose est sporadique, l'anémie peut être épidémique. L'anémie une fois guérie ne se reproduit pas, à moins que la cause ne se représente; la chlorose est fort sujette aux récidives. Dans la chlorose enfin, il y a des appétits bizarres qui n'existent pas dans l'anémie.

Nous avons à peine besoin de signaler la nécessité de la prescription du fer dans les *hémorrhagies idiopathiques passives* (epistaxis, métrorrhagie, hémorrhagie intestinale, hémorroïdes, hémorrhagie sous-cutanée, passives). Il en est une toutefois qui, quoique passive, contre-indique formellement les préparations ferrugineuses quelles qu'elles soient, c'est l'hémoptysie. Le fer porte le feu dans la poitrine; il y détermine une irritation fâcheuse ; il peut devenir la cause de la phthisie pulmonaire.

Nous avons signalé, dans le précédent article, le danger d'un remède aujourd'hui presque vulgaire dans l'hémoptysie, qui consiste dans un verre d'eau fraîche additionnée de 20 gouttes de perchlorure de fer !

L'hémoptysie s'arrête, cela est vrai ; mais le mouvement fluxionnaire n'en persiste pas moins ; il se concentre dans le tissu de la muqueuse, ou bien il se dévie dans le parenchyme pulmonaire, où il détermine des congestions plus ou moins étendues, et toujours graves.

Ce n'est pas seulement le fer lui-même qui est dangereux dans l'hémoptysie, les eaux minérales ferrugineuses ne le sont pas moins ; et elles le sont d'autant plus qu'elles sont prises presque toujours alors que l'hémoptysie est active.

L'hémorrhagie *symptomatique* peut, dans certaines circonstances, rendre nécessaire l'emploi des préparations ferrugineuses. Cette indication se présente lorsque la perte de sang a été abondante, qu'elle a porté une atteinte grave aux forces radicales, qu'elle est devenue passive, et que d'ailleurs le fer est sans inconvénient par rapport à l'organe, source de l'hémorrhagie; c'est ce qui peut arriver à propos de polype des fosses nasales ou de l'utérus, à propos des tumeurs hémorroïdales, etc.

Mais s'il s'agit de l'hémoptysie symptomatique des tubercules pulmonaires, elle contre-indiquera toujours au plus haut degré les préparations ferrugineuses.

C'est aux autres médicaments que nous avons conseillés dans l'hémoptysie idiopathique passive (art. *Astringents*), qu'il faut avoir recours (tisane de ratanhia, potion avec 4 à 8 grammes extrait de ratanhia), et tannin, eau de Rabel, au besoin.

L'*hydropisie idiopathique passive* indique l'emploi des ferrugineux ; ici, comme dans l'hémorrhagie idiopathique passive, ils donnent plus de vie, plus de plasticité au sang, plus d'énergie aux solides. On les associe aux diurétiques ; c'est le traitement qui convient dans l'*anasarque idiopathique passive*, dans l'*œdème idiopathique passif*, dans l'*ascite de même nature*.

Il est des cas où l'hydropisie, bien que *symptomatique*, se trouve liée à une telle atteinte des forces que les ferrugineux deviennent utiles, indispensables même. C'est ce qui arrive dans l'ascite symptomatique de l'engorgement du foie ou de la rate, alors qu'elle est compliquée de la cachexie paludéenne. Si l'on ne fait pas usage des ferrugineux, l'état cachectique persiste, et l'on ne peut rien espérer de l'action d'aucun remède sur l'engorgement de ces organes. Ce n'est que lorsqu'on s'est débarrassé de cette complication que l'on peut espérer dans les apéritifs, les résolutifs, les diurétiques.

L'anasarque symptomatique d'une maladie du cœur contre-indique, dans tous les cas, les ferrugineux. La digitale, le nitre, constituent ici notre principale ressource.

La même contre-indication aux ferrugineux existe encore dans la maladie de Bright. Et ce ne sont pas seulement ces médicaments qui sont contre-indiqués dans cette maladie, la digitale, le nitre surtout, sont aussi parfois mal supportés ;

ils rendent les urines plus rares, plus foncées en couleur, plus épaisses. Il convient alors de s'en abstenir. C'est un des cas où la diète lactée peut être utile.

Les *névralgies* n'indiquent l'emploi du fer que tout autant qu'elles sont symptomatiques de la chlorose ou de l'anémie. Elles ne font que s'exaspérer si elles sont sous toute autre influence.

Il y a contre-indication du fer dans l'*asthme nerveux;* il n'est utile que dans la dyspnée symptomatique de la chlorose ou de l'anémie;

Le fer est conseillé par certains auteurs dans la *coqueluche* arrivée à la troisième période, alors que la constitution de l'enfant a subi une détérioration plus ou moins profonde. L'état des poumons dans cette période est pourtant tel que ce genre de médicament ne peut être que nuisible; il ne peut qu'augmenter les congestions qui existent généralement à cette époque. Les toniques peuvent être nécessaires, cela est vrai; mais ils sont pris en dehors des ferrugineux. Le sirop de quinquina associé au sirop d'ipecacuanha, au sirop pectoral de Maloët, trouvent alors une indication réelle.

Le fer a toujours joué un certain rôle dans le traitement des *maladies scrofuleuses.* On a reconnu que les scrofules reposaient à peu près constamment sur des constitutions qui étaient sans forces radicales tant soit peu appréciables; et on a pensé que les ferrugineux rempliraient la double indication qui se présente dans ce cas : de relever les forces et d'agir contre la diathèse scrofuleuse.

Les ferrugineux peuvent, il est vrai, être utiles dans certaines de ces maladies ; mais ils sont nuisibles au plus haut degré dans d'autres. Ce sera le siége de la maladie qui apportera cette différence dans l'action de ces médicaments.

Les ferrugineux, lorsqu'ils sont prescrits dans la diathèse scrofuleuse sans maladie locale, ou bien avec la maladie d'un organe peu important, comme l'engorgement des ganglions lymphatiques du cou, peuvent avoir quelque avantage. D'un côté, ils exercent sur l'économie une action tonique, tandis que du côté des ganglions ils déterminent une action excitante qui tantôt amène la résolution de cet engorgement, tantôt donne lieu à leur inflammation, — inflammation suivie de suppuration, et par suite de la guérison de la maladie. Ce dernier mode de terminaison ne saurait être considéré comme fâcheux, puisqu'il met fin à une maladie qui existait parfois depuis plusieurs années et qui se serait prolongée bien davantage.

Mais qu'au lieu des ganglions dont nous

venons de parler, il s'agisse des *ganglions du mésentère*, de leur engorgement scrofuleux, c'est-à-dire du *carreau*, il est évident que l'administration des ferrugineux peut être accompagnée du plus grand danger. Si ces ganglions s'enflamment, suppurent, ils deviennent la cause d'une péritonite qui est presque inévitablement mortelle. Voilà la distinction qu'on ne doit jamais oublier de faire.

La prescription des ferrugineux en cas d'*ulcère scrofuleux de la peau*, en cas de *carie des os* dans leur continuité de même nature, peut être faite généralement sans inconvénient. Une complication de phlegmasie qu'ils déterminent est facilement arrêtée par la cessation du médicament et par la prescription des émollients.

Mais qu'il s'agisse d'une *tumeur blanche;* qu'il s'agisse d'une carie des os dans leur contiguïté, l'administration du fer est susceptible d'amener dans les parties malades une aggravation des symptômes, aggravation qu'il sera parfois assez difficile d'enrayer.

Dans le cas d'ulcère scrofuleux de la *cornée*, les ferrugineux seraient accompagnés à peu près inévitablement de l'exaspération du mal; l'ulcère passerait à l'état de fistule.

Mais c'est surtout dans le cas de *phthisie pulmonaire* imminente ou déclarée que les ferrugineux ont été souvent prescrits, et prescrits pour le plus grand malheur des malades.

Les ferrugineux, a-t-on dit, conviennent dans la diathèse scrofuleuse. Les tubercules, soit du poumon, soit de tout autre organe, étant sous la dépendance de cette diathèse, il n'y a qu'à attaquer la diathèse pour prévenir le développement des tubercules comme pour en obtenir la guérison.

Lorsqu'on prescrit les ferrugineux dans ce cas, il n'y a nulle action tonique, avantageuse, sur la constitution à espérer. Leur action ne peut rien sur la diathèse ; elle se porte en entier, se concentre sur le poumon ; elle y détermine, tantôt l'hémoptysie, tantôt des congestions accompagnées du développement de tubercules, et plus tard l'inflammation du poumon tout autour de ces produits morbides, ce qui amène le passage de la phthisie du 1er au 2me degré.

Dans la phthisie pulmonaire, il n'y a qu'un traitement sur lequel on puisse avoir quelque espoir, c'est celui qui consiste à éloigner du poumon les mouvements fluxionnaires, en l'associant à une bonne diététique. Nous l'avons signalé quand il s'est agi des caustiques.

Nul médicament n'est plus contraire *au cancer*, dans quelque période que ce soit, que les ferrugineux ; ils augmentent la douleur, l'insomnie, l'agitation, la fièvre, les hémorrhagies. Nous n'aurions pas touché à cette question si des auteurs modernes n'avaient pas conseillé leur emploi dans cette maladie arrivée à la période de cachexie, pour combattre cet état cachectique, pour relever l'économie. Nous sommes convaincu que même alors ils sont fort nuisibles, en raison de l'aggravation de la douleur qu'ils déterminent.

Le fer n'est nullement un médicament à prescrire dans la *goutte*. Cependant, dans le cas d'hémorrhagie passive de nature goutteuse, dans le cas d'anémie, de névralgie, survenues par suite de ces hémorrhagies, l'indication des ferrugineux ne doit pas être négligée.

Dans le cas de *dyspepsie* de même nature, les eaux minérales ferrugineuses en boisson ne sont pas sans avantage.

Il y a généralement contre-indication à l'emploi des ferrugineux dans le cas de phlegmasie chronique, d'engorgement chronique d'un organe tant soit peu important, cerveau, œil, poumon, tube digestif, matrice, articulations, ganglions du mésentère, et surtout dans le cas d'hémoptysie et de phthisie pulmonaire.

Les préparations ferrugineuses auxquelles nous donnons la préférence sont la limaille de fer porphyrisée et le sous-carbonate de fer, à la dose de 25 à 50 centigrammes, 1 gramme entre deux tranches de soupe en commençant le repas, ou bien en pastilles avec le chocolat. Assez rarement est-il nécessaire d'augmenter cette dose, de la porter à 2 grammes.

Il est une préparation que nous ne croyons pas devoir oublier, c'est le sel martial de Lagrésie (sulfate de potasse ferrugineux) dont les propriétés toniques, apéritives, diurétiques, sont fort appréciées dans notre ville, et qu'on prescrit dans l'ascite symptomatique de l'engorgement du foie et de la rate avec complication de la cachexie paludéenne ; que l'on prescrit encore dans l'ictère chronique avec état anémique. La dose en est de 4 à 8 grammes dans 1,000 grammes tisane de chiendent, ou petit-lait.

Le même médicament n'est pas à dédaigner dans l'*anasarque* idiopathique passive.

§ II.

QUINQUINA.

Le quinquina, premier des toniques du règne végétal, est prescrit parfois uniquement comme tonique, parfois uniquement comme antipériodique, et, dans certains cas, tout à la fois comme tonique et antipériodique.

Le quinquina est le remède par excellence dans la *fièvre ataxique, ataxo-adynamique*. Il relève les forces profondément lésées dans ces fièvres; il combat les phénomènes nerveux qui les accompagnent. C'est la résine de quinquina que l'on prescrit de préférence dans une potion que l'on administre par cuillerée à bouche d'heure en heure (résine de quinquina (1), 4 à 8 grammes; sel d'absinthe, 1 gramme; éther sulfurique, 20 gouttes; laudanum de Sydenham, 6 à 12 gouttes; eau de fleur d'oranger, sirop de gomme, de chaque 30 grammes; eau de tilleul, 80 grammes).

On prescrit encore dans ces fièvres l'application des sinapismes — et des vésicatoires aux jambes, dont l'avantage est constaté par une longue expérience.

L'élément ataxique, l'élément ataxo-adynamique se montrent parfois comme complication dans la fièvre bilieuse, la fièvre catarrhale, la fièvre muqueuse : l'indication n'est autre que celle que fournissent ces éléments. Il y a, dans ces

(1) La résine de quinquina, comme nous l'avons déjà dit autre part, n'est qu'un extrait alcoolique de quinquina, mais c'est un extrait obtenu avec le quinquina rouge de première qualité et l'alcool à 36 degrés.

Le sel d'absinthe, ou sous-carbonate de potasse, n'est employé que comme intermède pour faciliter la solution de la résine de quinquina dans l'eau.

cas, contre-indication formelle des vomitifs et des purgatifs.

La *fièvre jaune*, qui n'est, dans ce qu'il y a d'essentiel, qu'une fièvre continue, ou plutôt rémittente bilieuse — adynamique, ne peut que réclamer le quinquina. Elle trouverait certainement un médicament avantageux dans la potion avec la résine de quinquina et le sulfate de quinine, comme base du traitement.

La fièvre jaune n'est nullement contagieuse par elle-même; elle ne le devient que par la complication du miasme typhique, résultat de l'encombrement (1).

Les *exanthèmes aigus*, — variole, rougeole, scarlatine, miliaire, urticaire, pemphigus, apparaissent maintes fois avec la même complication ou coassociation; le traitement est, dans son ensemble, le même (résine de quinquina, vésicatoires, sinapismes).

C'est encore au même traitement qu'il faut s'adresser dans l'*érysipèle*, la *goutte*, le *rhumatisme*, qui présentent la même complication affectionnelle.

Quand une *phlegmasie*, *quel que soit son siège*, offre, dans la fièvre concomitante, l'élément ataxique ou ataxo-adynamique, l'indication

(1) Voir notre *Doctrine des éléments morbides*. 2 vol. grand in-8°. 2e édition. J.-B. Baillière et fils, rue Hautefeuille, 19, Paris; Coulet, Grand'Rue, Montpellier.

est la même ; il faut combattre par-dessus tout l'état général. Cela est vrai plus particulièrement dans la fluxion de poitrine qui se montre avec ce caractère, soit sous l'influence de certaines constitutions médicales, soit sous l'influence d'un traitement intempestif (débilitant presque toujours), soit sous l'influence de l'abus des boissons alcooliques. Toute autre thérapeutique ne peut qu'amener une terminaison funeste.

La phlegmasie est attaquée elle-même par les vésicatoires aux jambes. Toute soustraction de sang, même locale, est formellement contre-indiquée.

Si le quinquina est le remède par excellence dans l'ataxie et dans l'ataxo-adynamie, il l'est encore bien plus dans la *fièvre maligne* (1). L'élément malin présente une atteinte bien plus prononcée au principe de la vie. La résine de quinquina doit être prescrite ici à la dose la plus élevée (8 à 10 grammes résine de quinquina ; 1 gramme sel d'absinthe ; 20 à 40 gouttes éther

(1) Nous voyons, dans des ouvrages importants tout modèrnes, que la fièvre ataxique et la fièvre maligne, que l'on considérait comme bien et dûment enterrées, ont fait leur réapparition dans la science. Il faut espérer que le chaos de la fièvre typhoïde, dans lequel ces fièvres avaient été englobées avec bien d'autres, — et dont on se montrait si satisfait, — finira par se débrouiller. C'est là qu'il y aurait un véritable progrès.

sulfurique, etc., dans une potion, par cuillerée à bouche d'heure en heure). Un vésicatoire à chaque membre inférieur, et parfois même aussi aux membres supérieurs, est indispensable. Les sinapismes ne doivent pas être oubliés.

La fièvre maligne n'a parfois pour symptôme, symptôme ici pathognomonique, qu'une grande faiblesse, — qui n'est pas en rapport avec la maladie dont le sujet est quelquefois atteint, et qu'il ne manque pas de signaler. Le danger n'en est pas moins extrême. Il est extrême surtout pour le médecin dont l'attention se borne à l'état des organes.

Dans ces cas de faiblesse pouvant faire craindre des accès malins, le médecin doit avoir recours sur le champ au sulfate de quinine. Un peu de sulfate (60 centigr. à 1 gramme, en pilules) n'est jamais capable de faire grand mal, et une catastrophe peut être prévenue, ce qu'il ne faut jamais perdre de vue.

L'effet de la médication ne se fait pas longtemps attendre. Il est généralement possible, dès le second jour, de reconnaître si l'indication a été bien saisie, et l'on agit en conséquence.

Supposons à présent, dans des circonstances semblables, le médecin arrivant avec le thermomètre, le sphygmographe, les réactifs, etc., pour établir son diagnostic, quel peut être le sort qui attend le malade !...

Comme les cas ne sont pas rares où il est difficile de reconnaître si, dans la fièvre maligne, le type est continu ou rémittent, il y a toujours avantage de faire entrer dans la potion que nous venons d'indiquer 25 à 50 centigrammes sulfate de quinine, et on la prescrit sur le champ, sans attendre d'avoir reconnu la rémission, ce qui ne serait pas toujours facile, ou même à peu près inutile.

Une observation que nous devons faire à ce sujet, c'est que lorsque l'on met dans une potion et de la résine de quinquina et du sulfate de quinine, il faut s'abstenir d'y faire entrer le sel d'absinthe ou sous-carbonate de potasse. Il en résulterait la décomposition du sulfate de quinine; il en résulterait un sulfate de potasse et la précipitation de la quinine, ce qui rendrait le remède moins actif, en raison de l'insolubilité de la quinine. L'acide carbonique s'est échappé à l'état gazeux.

On entend parler de temps à autre de mort subite par *embolie*.

Nous sommes fort porté à croire que la cause de ces morts n'est qu'une fièvre maligne méconnue.

Il s'agit presque toujours d'individus convalescents, ou bien atteints de telle ou telle maladie qui ne présente par elle-même aucune gravité.

Un premier, un second accès passent inaperçus ; le malade n'accuse qu'une grande faiblesse. Le troisième est mortel.

C'est cette grande faiblesse, dont rien ne donne la raison dans l'état des organes, qui doit éveiller l'attention du médecin et qui lui indique l'emploi du sulfate de quinine comme moyen préventif d'un accès malin.

L'embolie n'est certainement pas la cause de la maladie, ce n'est qu'un effet de l'agonie.

La *peste*, lorsqu'elle a de la gravité, — car cette gravité n'existe pas toujours, — ne peut pas être autre chose qu'une fièvre maligne ou bilieuse-maligne, continue ou rémittente. Nous n'y avons pas le moindre doute.

L'indication, dans cette maladie, doit avoir inévitablement pour base essentielle le quinquina, et ce serait surtout ici que la potion avec la résine et le sulfate de quinine deviendrait un médicament précieux. D'autres indications sont fournies par l'existence des bubons, ainsi que par les conditions hygiéniques.

La peste n'est d'ailleurs nullement contagieuse par elle-même ; elle ne le devient que par la complication du miasme typhique, résultat de l'encombrement.

Il y a donc analogie sous ce rapport entre la peste et la fièvre jaune (1).

(1) Voir à ce sujet notre *Doctrine des éléments morbides*.

La nature de ces maladies ne sera jamais déterminée que par la modification morbide du dynamisme vital, — modification morbide qui domine l'état des liquides et des solides.

Toutes les fois, du reste, que l'élément malin se montre dans quelque maladie que ce soit : fièvre essentielle, fièvre exanthématique, fièvre concomitante de l'érysipèle, de la goutte, du rhumatisme ; fluxion de poitrine, angine, etc., la principale indication, l'indication fondamentale, consiste dans la prescription des moyens que nous venons de signaler ; il n'y en a pas d'autres, et il faut vite aviser.

La *fièvre adynamique* donne encore pour indication fondamentale la prescription du quinquina. C'est le quinquina par-dessus tout qui doit retirer les forces de l'état de prostration dans lequel elles sont tombées.

Il est important toutefois de tenir compte de l'espèce de cette fièvre à laquelle on a affaire.

La fièvre adynamique peut s'être développée sous l'influence de peines morales, de grandes fatigues, d'une alimentation mauvaise ou insuffisante ; — ou bien elle est le résultat sur l'économie de l'action des miasmes (encombrement dans les vaisseaux, les casernes, les camps, les hôpitaux, les prisons, les colléges, etc.).

Le quinquina est nécessaire dans l'une comme

dans l'autre de ces espèces de fièvre adynamique; mais tandis que, dans la première, c'est surtout à la résine de quinquina que l'on doit avoir recours; dans la seconde, qui n'est autre que la véritable fièvre typhoïde ou le typhus, une préparation moins active, telle que l'extrait alcoolique proprement dit, ou bien la décoction de cette écorce, est parfois préférée. Il y a dans cette dernière espèce, — dans la fièvre typhoïde surtout, — un travail de reconstitution, de modification des lésions intestinales, qui exige un certain temps pour s'opérer, et qui ne s'accommoderait pas toujours de l'action plus énergique de la résine de quinquina.

Il est toutefois des cas de typhus, ou même de fièvre typhoïde, tellement graves, qu'ils réclament, dès les premiers moments, la résine.

Le quinquina n'est pas généralement employé dans les *fièvres intermittentes ou rémittentes périodiques*; c'est au sulfate de quinine que l'on a plutôt recours. Mais si la fièvre a le caractère pernicieux, on est bien plus certain de la guérir en proscrivant la résine de quinquina associée au sulfate de quinine.

Tantôt on prescrit une potion avec 8 à 10 grammes résine de quinquina, 25 à 50 centigr. sulfate de quinine, etc.; — tantôt la potion se compose de 4 gram. résine de quinquina, 1 gr.

sulfate de quinine, etc., etc. La première est préférée dans les cas les plus graves.

Cette potion est administrée en fractions plus ou moins fortes, plus ou moins rapprochées, selon les cas; une cuillerée à bouche d'heure en heure ne serait pas toujours suffisante. Lorsqu'on a peu de temps devant soi, deux cuillerées à bouche sont nécessaires.

Ce n'est pas seulement dans les fièvres intermittentes pernicieuses que le quinquina peut être très-utile, il peut l'être encore dans ces fièvres qui, par des rechutes fréquentes, ont la tendance à passer à l'*état chronique*, et qui semblent se jouer du sulfate de quinine. Une potion avec 4 à 6 grammes résine de quinquina et 50 centigram. sulfate de quinine guérit parfois ces fièvres d'une manière radicale.

Le quinquina est encore utile, mais sous une autre préparation, dans ces fièvres intermittentes qui sont devenues en quelque sorte chroniques, et qui, en raison de l'approche de l'hiver, font craindre leur persistance, et par suite une détérioration plus ou moins profonde de l'économie, — l'engorgement du foie ou de la rate, l'ascite symptomatique, l'anémie, la cachexie, etc.

Pour prévenir l'influence fâcheuse de ces fièvres à rechutes, voici le traitement qui n'est pas sans avantage :

Dès que, par le sulfate de quinine, la guérison a eu lieu, on prescrit, à prendre tous les matins, 30 grammes sirop de quinquina, et une heure plus tard, un verre de lait.

Par ce traitement, sur lequel on insiste plus ou moins, on obtient un double avantage : d'abord de relever la constitution, et de plus de rendre moins fréquentes, moins possibles les rechutes. Dans tous les cas, le malade arrive au printemps dans des conditions de santé suffisantes, telles même qu'on n'aurait pas osé les espérer, et c'est alors qu'une potion un peu énergique (résine de quinquina 4 à 6 grammes, sulfate de quinine 50 centigrammes) emporte la fièvre sans qu'il y ait retour.

La *diathèse scrofuleuse* n'exige pas par elle-même l'emploi du quinquina ; cependant, lorsqu'il y a affaiblissement de la constitution par une thérapeutique intempestive, le vin, le sirop de quinquina, pris à dose convenable, sont fort utiles.

Il n'est nullement rare de voir des *phénomènes nerveux* se manifester à la suite d'un traitement débilitant mis en usage dans telle ou telle circonstance. Parmi les moyens à employer pour les combattre, le quinquina (vin, sirop, 30 gr.) ne doit pas être oublié.

Au nombre des phénomènes nerveux qui se manifestent à la suite de ces débilitations, nous devons signaler les *palpitations de cœur*, les *névralgies*, etc., qui ne manquent pas de s'aggraver par un traitement autre que le traitement tonique.

Les mêmes préparations de quinquina sont indiquées dans la *diathèse purulente* que l'on observe plus particulièrement à la suite de la variole confluente. Ce médicament agit ici comme propre à soutenir les forces, comme propre à favoriser l'élimination par les diverses voies de sécrétion et d'excrétion, de la matière putride qui a été absorbée.

Ces préparations conviennent encore dans la *suppuration abondante* qui résulte d'une fracture compliquée d'esquilles, d'une nécrose, d'une carie, d'un abcès considérable avec décollement de la peau, etc.

Lorsque, en raison d'une diathèse purulente ou d'une suppuration abondante, l'*infection purulente* s'est manifestée, le traitement n'est pas différent. Il y a toujours indication de soutenir les forces, de les mettre à même de lutter contre le poison introduit dans l'économie, de les rendre capables d'éliminer ce poison par les diverses voies, — par la peau, les urines, etc. Le sirop de quinquina, à la dose de 50 à 60 grammes par jour, doit être prescrit.

Cette question de l'infection purulente, au point de vue du traitement, a occupé l'Académie de Médecine pendant près de deux ans ; et après des discussions tout aussi passionnées que nombreuses, on a paru se rendre à l'idée que, dans cet état morbide, c'est au sulfate de quinine qu'il faut avoir recours.

Pourquoi au sulfate de quinine ? Lui attribuerait-on des propriétés toniques ? Mais c'est un tonique fort insignifiant.

Le prescrirait-on parce que, dans l'infection purulente, il y a des accès de fièvre pareils à ceux de la fièvre intermittente légitime ? Les trois périodes de froid, chaleur, sueur, existent à la vérité dans ces accès, mais ils n'ont point la périodicité qui serait pourtant nécessaire pour les faire rentrer dans cette classe. Le quinquina est certainement préférable à titre de tonique.

La *pustule maligne* opérée trop tard est généralement accompagnée de symptômes d'ataxo-adynamie qui ne laissent guère d'espoir de guérison. Il ne faut cependant pas désespérer. La prescription de la potion avec la résine de quinquina peut mettre l'économie à même de lutter avec avantage contre le mal, sans oublier toutefois l'application du fer rouge qui est ici indispensable, s'il n'a pas été fait de traitement externe convenable.

Il ne faut pas confondre, comme on le fait parfois, la pustule maligne avec l'*anthrax malin.*

La pustule maligne provient, chez l'homme, de la contagion ; l'anthrax se développe en vertu de conditions morbides propres à l'économie.

L'anthrax est bénin ou malin.

L'anthrax bénin n'est qu'un furoncle exagéré dans ses proportions.

L'anthrax devient malin, gangréneux, sous l'influence *de l'élément malin* continu, ou périodique.

Il ne suffit pas donc de débrider largement dans l'anthrax malin, il faut encore prescrire en même temps la potion avec la résine de quinquina associée au sulfate de quinine, c'est là qu'est le salut du malade.

Nous laissons à d'autres la question des bactéries que nous ne considérons pas comme sérieuse, pas plus sérieuse que celle des fameux microzimas, bien entendu au point de vue pratique.

Le quinquina est indiqué à l'intérieur, dans la *gangrène* se développant sous l'influence d'une atteinte portée au dynamisme vital ; il est tout au moins inutile lorsqu'elle dépend de telle ou telle cause physique ou mécanique, comme, par exemple, la compression, la ligature d'une artère, etc. Il est même inutile de le signaler.

Le quinquina est conseillé dans la *phthisie pulmonaire* lorsqu'il y a faiblesse prononcée.

Malheureusement on le prescrit parfois à telle dose, ou sous telle préparation, qu'il agit plutôt comme excitant que comme tonique. La décoction de quinquina pour tisane, son extrait, même aqueux, ne peuvent que déterminer maintes fois une surexcitation nuisible, soit du côté de l'état général, soit du côté de la poitrine.

Ce que l'on doit prescrire, dans ce cas, c'est l'association du quinquina avec les émollients. La gelée de lichen au quinquina convient parfaitement dans cette circonstance.

Nous avons déjà signalé les bons effets du sirop de quinquina associé au lait dans les fièvres intermittentes chroniques, le même remède peut encore être fort utile dans le *rhumatisme chronique,* lorsque la chronicité peut être rapportée à l'abus des émissions sanguines. Par ce traitement on relève les forces, et les fonctions diverses, notamment celle si importante du système cutané, se font mieux; la résolution de la maladie en est la conséquence.

Le même traitement peut encore convenir dans le rhumatisme chronique avec *affaissement nerveux.*

Le rhumatisme chronique compliqué de *scorbut* rend nécessaire telle ou telle préparation du même médicament (sirop, vin de quinquina.)

Du reste, le scorbut un peu avancé se trouve bien pour lui-même du sirop de quinquina ou de telle autre préparation de ce médicament, que l'on donne comme auxiliaire aux antiscorbutiques.

Le quinquina peut être nécessaire dans la *convalescence* de certaines maladies, soit pour concourir à relever les forces, soit pour remplir telle ou telle autre indication, comme par exemple pour agir comme prophylactique à la suite de la guérison des fièvres intermittentes. Son administration est encore avantageuse dans la convalescence de la variole confluente ; il donne à l'économie les moyens de se débarrasser, par les diverses voies de sécrétion et d'excrétion, de la matière putride qu'elle a absorbée dans les pustules. C'est le sirop, c'est le vin de quinquina qui sont prescrits, à la dose de 30 gram.

Le quinquina est enfin employé comme *médicament externe* pour remplir certaines indications. Il est prescrit en gargarisme dans l'angine gangréneuse; dans la stomatite, les aphtes de même nature. Certaines plaies, certains ulcères, réclament des applications du même remède.

La résine de quinquina donne lieu parfois au vomissement, plus souvent à des évacuations diarrhéiques. Cet accident est prévenu au moyen du laudanum de Sydenham, que l'on met dans la potion, à la dose de 6 à 12 gouttes, et même 15 gouttes lorsque l'estomac ou l'intestin l'exigent.

§ III.

SULFATE DE QUININE.

Le *sulfate de quinine*, auquel on a attribué des propriétés diverses, telles que celle d'hyposthénisant, de tonique, etc., n'est en réalité qu'un tonique insignifiant; et quand il agit comme tel, ce n'est que d'une manière indirecte, c'est-à-dire en remplissant une indication autre que celle qui a rapport aux toniques.

Le sulfate de quinine est antipériodique par-dessus tout, et n'est guère autre chose.

L'indication du sulfate de quinine dans les fièvres à type périodique, intermittent ou rémittent, est suffisamment connue. Sa prescription doit avoir lieu dès que la périodicité est constatée, c'est-à-dire après le deuxième ou tout au plus tard après le troisième accès. Il n'y a nul avantage à différer; il y a des inconvénients à un retard, soit en raison de l'engorgement des viscères abdominaux qui peut en être la conséquence, soit en raison de l'aptitude aux rechutes par l'habitude des accès.

Nous n'avons pas besoin de dire qu'avant d'en venir à la prescription du médicament, il faut s'être débarrassé de telle ou telle complication qui peut devenir la cause d'une prompte rechute si on l'a laissée persister.

S'il s'agit d'un état gastrique bilieux ou muqueux, vomitif d'abord, puis purgatif, et enfin sulfate de quinine. S'il s'agit d'une irritation gastrique, calmer l'irritation, et donner l'antipériodique en lavement.

Si les accès sont pernicieux, il ne faut tenir aucun compte de quelque complication que ce soit, on n'a qu'à prescrire l'antipériodique, et il faut le faire sur le champ. Le sulfate de quinine, à la dose de 1 gram. 50 cent., non point en pilules, mais en potion, ce qui rend son action plus sûre, plus prompte, est généralement prescrit. Cependant, comme il est des cas où il est au-dessous du mal, on préfère souvent la résine de quinquina associée au sulfate de quinine.

1re Formule.

Résine de quinquina	8 à 10 grammes.
Sulfate de quinine	25 à 50 centigram.
Éther sulfurique	20 à 40 gouttes.
Laudanum de Sydenham	6 à 12 gouttes.

Eau de fleur d'oranger Sirop de gomme	} āā 30 grammes.
Eau distillée	80 grammes.

2e Formule.

Résine de quinquina	4 grammes.
Sulfate de quinine	1 gramme.
Le reste comme dessus ;	

Potion à prendre par une ou même deux cuillerées à bouche, d'heure en heure, selon le temps que l'on a devant soi.

Le sulfate de quinine est indiqué dans la *fièvre larvée.*

Ce que l'on appelle *fièvre larvée* n'est autre chose qu'une maladie à forme variée qui, en raison de la périodicité que l'on y trouve, indique l'emploi du sulfate de quinine. La périodicité fait le fond de la maladie.

La fièvre larvée ne se borne pas à prendre la forme d'une névralgie, ou bien d'une maladie spasmodique, — des vomissements, du choléra sporadique, des convulsions toniques ou chroniques.

La fièvre larvée peut se présenter aussi sous la forme d'une hémorrhagie, — épistaxis, hémoptysie, hématémèse, métrorrhagie, etc.

L'hémorrhagie traumatique périodique a maintes fois trompé le chirurgien dans sa nature. Les vaisseaux ont été parfaitement liés, et cependant l'hémorrhagie se produit; elle se produit par les vaissaux capillaires, qu'on n'avait pas besoin de lier, et elle peut amener la mort si l'indication de l'antipériodique n'est pas reconnue.

Cette complication des plaies se montre surtout dans les ambulances, dans les hôpitaux, placés auprès des pays marécageux.

Nous avons vu la fièvre larvée se montrer sous la forme d'une hémiplégie qui cessait pendant la rémission.

Nous donnerons encore le nom de fièvre larvée aux phlegmasies qui se présentent avec de la fièvre, et dans lesquelles les symptômes, soit de la fièvre, soit de la phlegmasie, ont une rémission avec type périodique. Ce sont ces fièvres signalées par Torti *(comitatæ)* qui trompent bien plus facilement le médecin par l'existence de la fièvre qui a une sorte de continuité, et par la phlegmasie qu'on en considère comme la cause.

Parmi ces phlegmasies avec fièvre au type périodique presque toujours rémittent, nous avons eu plusieurs fois l'occasion d'observer la pneumonie, la pleurésie, la péritonite, la dyssenterie, etc. C'est la rémission des symptômes locaux (rémission parfois peu sensible), c'est la rémission de la fièvre, c'est le lieu surtout où a été contractée la maladie qui amènent au diagnostic.

Nous mettrons encore au nombre des fièvres larvées, cette fièvre qui a pour caractère essentiel, pathognomonique, une grande faiblesse, faiblesse nullement en rapport avec telle ou telle maladie dont le sujet est quelquefois atteint, et qu'il ne manque pas de signaler au médecin.

Cette fièvre emporte le malade au deuxième ou au troisième acccès, s'il n'en est pas tenu compte.

Cette espèce de fièvre larvée appartient à la classe des fièvres malignes ; maligne par sa gravité, maligne parce qu'elle trompe si facilement le médecin. Elle réclame d'être traitée en conséquence. La malignité peut être prévenue, comme nous l'avons déjà dit plus haut, par la prescription de 60 centigram. à 1 gram. sulfate de quinine, dès que la faiblesse du malade commence à donner de l'inquiétude. Et lorsque la malignité existe, il faut prescrire la potion avec la résine de quinquina et le sulfate de quinine. Il importe de le faire sans aucun retard.

Nous n'hésitons pas, enfin, à mettre sur le compte de la fièvre larvée certaines aberrations d'esprit suivies de suicide.

Sous l'influcncc de l'élément périodique, il peut y avoir perversion de l'intelligence, comme il y a perversion de telle ou telle autre fonction.

Tels individus, dans les conditions ordinaires de la vie, sont tout à coup portés à se détruire sans motif réel.

Au bout de quelques jours de divagation, ils se jettent, l'un par la fenêtre, l'autre dans un puits, ou bien ils se pendent.

Si l'attention du médecin se dirigeait sur les circonstances qui accompagnent cette aberration de l'intelligence, il pourrait y reconnaître parfois l'influence de l'élément périodique.

Quelques cas de suicide venus à notre connaissance nous ont amené à l'opinion que nous venons d'émettre.

Toute maladie susceptible de voiler, de cacher l'élément périodique doit donc être mise au nombre des fièvres larvées.

Le sulfate de quinine, à la dose de 1 gramme, suffit généralement dans ces fièvres, quelle qu'en soit la forme. Cependant quand il s'agit de phlegmasie, du poumon surtout, une saignée soit locale, soit générale, peut être nécessaire ; mais tout en même temps, et sans différer, sans renvoyer au lendemain, on prescrit l'antipériodique. Si la fièvre larvée a le caractère pernicieux, on élève la dose du sulfate de quinine à 1 gram. 50 centig. ; ou mieux on prescrit la potion avec la résine de quinquina et le sulfate de quinine. Il ne saurait être question, dans ce cas, d'émission sanguine même locale.

L'élément périodique n'est point rare comme complication dans les *exanthèmes aigus* —

variole, rougeole, scarlatine, miliaire, urticaire, pemphigus; nous dirons même que cette complication est fréquente depuis quelque temps dans notre ville ; qu'elle doit être encore bien plus fréquente dans les pays marécageux.

Cette complication enraie inévitablement la marche de la maladie ; elle rend le pronostic plus grave, et d'autant plus grave que la fièvre prend presque inévitablement, dès les premiers jours, le caractère pernicieux.

L'indication est positive ; il n'y en a pas d'autre que la prescription de l'antipériodique, à dose convenable.

L'élément périodique est encore fréquent dans notre ville, depuis un certain temps, dans l'*érysipèle*. La délitescence de la fluxion érysipélateuse, délitescence accompagnée de symptômes graves (ataxie, malignité), ou bien le passage de l'érysipèle à l'état gangréneux (1), tels sont les accidents qui deviennent inévitables, si on n'a pas recours sur le champ à l'antipériodique.

(1) Louis XIV mourut d'un érysipèle à la jambe, devenu gangréneux par fièvre rémittente périodique. Nous avons établi ce diagnostic d'après les détails contenus dans les mémoires du temps (Journal de Dangeau. —Mémoires de Mathieu Marais) sur la maladie du Roi, et d'après la marche bien connue de ce genre d'affection.

La complication de périodicité dans le *rhumatisme* indique évidemment l'emploi du sulfate de quinine. Mais, quand il n'y a pas de périodicité, à quoi peut servir le sulfate de quinine que certains auteurs s'obstinent à conseiller, à la dose de 1 gramme par jour, jusqu'à complète guérison; et à même dose, tous les deux jours, pendant la convalescence, ce qui nécessite la prescription du médicament, terme moyen, pendant 40 jours! La maladie dure tout autant que si l'on s'en était abstenu ; et on a, de plus, les chances d'une gastralgie, d'une gastro-entérite.

L'élément péridiodique est bien plus fréquent dans la *goutte* que dans le rhumatisme. La fièvre qui prend généralement le type rémittent a communément le caractère pernicieux ; la fluxion articulaire a disparu au même instant. Il y a ici non-seulement indication de l'antipériodique à la plus forte dose ; mais il y a aussi indication de ramener la goutte sur le lieu qu'elle occupait (cataplasmes sinapisés embrassant les pieds ; vésicatoire aux jambes).

Nous ne devons pas oublier la complication d'élément périodique chez les femmes à la *suite des couches*.

Cette complication est surtout à redouter dans le cas de couche laborieuse, de couche suivie de perte de sang abondante ; elle est surtout à redouter par certaines constitutions médicales.

L'élément périodique prend rapidement le caractère pernicieux, et rend la maladie mortelle si l'antipériodique, à dose suffisante, ne lui est pas vite opposé.

L'élément périodique se manifestant chez les individus atteints de *plaie, d'ulcère*, devient maintes fois une cause de gangrène sur ces solutions de continuité. Cet accident est surtout à redouter dans le cas d'ulcère vénérien. Nous avons vu une verge détruite en partie dans un cas de ce genre.

« Une fièvre intense avec inflammation vio-
» lente de l'organe avait déjà fait prescrire la
» saignée du bras, une application de 20 sang-
» sues ; le chancre gangréné n'en poursuivait pas
» moins sa marche. La presque continuité de la
» fièvre ne portait nullement au diagnostic, lors-
» que l'on sut qu'un mois auparavant le malade
» avait été guéri de la fièvre intermittente ; ce
» fut un trait de lumière. A la première dose
» du sulfate de quinine (un gramme), la gan-
» grène s'arrêta ; la fièvre et l'inflammation dis-
» parurent. »

L'élément périodique se montre maintes fois dans la *phthisie pulmonaire ;* il peut même présenter le caractère pernicieux. L'antipériodique doit être prescrit sur le champ, et à dose suffisante. C'est au sulfate de quinine que l'on donne alors la préférence.

Les accès qui se montrent dans cette maladie, mais qui ne sont pas périodiques, ne nécessitent pas le sulfate de quinine. Parfois cependant ces accès irréguliers, par leur fréquence, par le trouble qu'ils apportent dans le système nerveux, peuvent rendre avantageux ce médicament, à la dose toutefois de 15 à 20 centigrammes seulement, par jour.

On rencontre quelquefois et surtout pendant les *chaleurs d'été*, à la fin de l'été, des fièvres à type continu dont rien ne donne la raison. On interroge les cavités splanchniques, tous les organes sont à l'état normal. Divers remèdes ont été prescrits, la fièvre persiste. En désespoir de cause, on administre le sulfate de quinine, et après la première dose, le type est devenu rémittent; après la seconde, il est intermittent. La guérison ne se fait pas attendre.

Le sulfate de quinine était prescrit, il n'y a pas encore bien longtemps, à haute dose (3 à 5 grammes par jour), dans le rhumatisme articulaire aigu, à titre de spécifique ou de contre-stimulant. Des accidents graves, tels que la méningite, l'encéphalite, ou bien des symptômes de collapsus comme dans certains empoisonnements, se sont si souvent produits que ce traitement est aujourd'hui abandonné.

Mais si on a cessé de prescrire ce médicament à haute dose, il n'en est pas moins vrai qu'il est conseillé et prescrit, ainsi que nous l'avons déjà dit, à celle de 1 gramme par jour jusqu'à complète guérison ; et qu'il est encore donné à la même dose, de deux jours l'un, pendant la convalescence.

Il est cependant si vrai que le résultat de cette médication est peu avantageux, que certains croient obtenir plus de succès en l'injectant dans le type cellulaire sous-cutané (40 centigrammes sulf. quinine dans 4 grammes eau distillée avec 20 centigrammes acide tartrique pour intermède). Les accidents qui surviennent, à la suite de cette injection, dans la partie où elle est faite sont si connus et si graves qu'ils doivent la faire rejeter.

Le sulfate de quinine a été souvent prescrit dans la *fièvre typhoïde*, et il l'a été à haute dose, par conséquent à titre d'hyposthénisant.

Mais ce qui fait le fond de la fièvre typhoïde, indépendamment des lésions intestinales, c'est l'atteinte au dynamisme vital, c'est l'ataxo-adynamie ; et ce qui en résulte, c'est l'indication des toniques associés aux antispasmodiques (quinquina, bols camphrés et nitrés). Si, au lieu de ces moyens, c'est le sulfate de quinine à dose élevée que l'on prescrit, les forces n'en éprouvent qu'une lésion de plus en plus profonde ; la vie finit par devenir impossible.

On sait combien est grave la *péritonite puerpérale*. Quelques médecins ont conseillé, pour la prévenir, de faire prendre à la nouvelle accouchée un gramme de sulfate de quinine par jour. D'autres n'ont voulu le prescrire que comme moyen curatif, à la dose de 2 à 4 grammes. Ce médicament ne peut avoir de l'avantage que lorsqu'il y a de la périodicité dans la fièvre, et la dose de un gramme doit alors suffire, à moins de caractère pernicieux.

Le traitement de l'*infection purulente* a été, dans ces derniers temps, nous l'avons déjà dit, le sujet, à l'Académie de Médecine, de discussions ardentes qui n'ont pas duré moins de deux ans. Divers remèdes ont été agités, et celui qui a paru réunir le plus de suffrages a été le sulfate de quinine. On serait réellement embarrassé d'expliquer ce choix.

Il y a bien, dans l'infection purulente, des accès qui ont la plus grande analogie avec ceux de la fièvre intermittente légitime, mais ces accès n'ont pas de périodicité ; ils sont tout à fait irréguliers ; l'antipériodique ne peut donc rien contre eux.

Dans l'infection purulente, il y a empoisonnement par le pus absorbé. Ce qu'il faut faire, c'est de soutenir l'économie pour la mettre à même de lutter contre cet empoisonnement, et le seul médicament qui puisse convenir alors, c'est le quinquina (sirop, 50 à 60 grammes par jour); et non-seulement le quinquina est le seul qui puisse alors être utile, à ce point de vue ; mais, mieux que tout autre, il peut déterminer l'élimination de ce principe morbide par les diverses voies de sécrétion et d'excrétion, et surtout par la peau, par les urines. Il est bien à craindre que malgré ce traitement la mort n'arrive ; c'est malheureusement très-possible ; mais du moins le médecin aura-t-il la satisfaction d'avoir fait tout ce qu'il était possible de faire.

La dose à laquelle doit être prescrit le sulfate de quinine est suffisamment connue.

Si la fièvre n'a rien de pernicieux, le médicament est donné à la dose de 75 centigrammes à 1 gramme, sous forme pilulaire. Si l'état pernicieux existe, il faut le prescrire en potion ; l'effet en est plus prompt, plus sûr (1 gramme 50 centigrammes).

Le sulfate de quinine a maintes fois besoin d'un correctif pour prévenir les vomissements, la diarrhée. S'il est prescrit en pilules, c'est l'opium, à la dose de 2 centigrammes ; s'il est donné en potion ou en lavement, c'est le laudanum de Sydenham, à la dose de 6 à 12 gouttes.

L'administration du sulfate de quinine, par la méthode iatraleptique, n'est qu'une méthode de nécessité ; on n'en fait usage que lorsque, malgré tous les correctifs, ni l'estomac ni le rectum ne peuvent tolérer le médicament. La dose en est de 3 grammes dans 8 grammes d'axonge avec eau de Rabel pour intermède. Le remède est employé en frictions sur les membres pendant l'intermittence ou la rémission.

L'administration du sulfate de quinine chez les enfants n'est pas sans présenter des difficutés. Le leur faire prendre en pilules ou en potion est chose à peu près impossible. Pareille impossibilité existe lorsqu'il s'agit de le leur donner en lavement.

Nous avons constamment réussi à le leur faire prendre en le mettant dans du café noir, soit 40 à 50 centigrammes selon l'âge, divisé en 4 prises, (chaque prise dans une cuillerée à bouche de ce café) dans l'intermittence ou la rémission.

On a, dans quelques cas, essayé de l'administration du sulfate de quinine par la méthode endermique, c'est-à-dire en étendant le médicament sur la surface d'un vésicatoire; l'effet curatif a été nul, et parfois même la grangrène s'est développée à la surface du vésicatoire.

On a imaginé, dans ces derniers temps, de faire usage, pour l'administration du sulfate de quinine, de la méthode hypodermique, c'est-à-dire de l'injecter dans le tissu cellulaire sous-cutané.

La formule généralement employée est — 1 gr. sulfate de quinine dans 5 gram. eau distillée, avec 40 ou 50 centigr. acide tartrique pour intermède.

L'injection est faite, pendant l'intermittence ou la rémission, sur divers points tels que le dos, les lombes, la partie externe de l'avant-bras, de la cuisse.

Une seule injection ne suffit pas; il faut en faire un nombre égal aux potions qu'on aurait dû prescrire, soit 5 à 6, pour guérir la fièvre.

Les accidents produits par ces injections sont assez connus; ils ont une gravité réelle.

1° Dans certains cas, ils ont consisté dans la gangrène de la peau et du tissu cellulaire sous-cutané ou intermusculaire qui ont été en contact avec le liquide;

2° Dans d'autres cas, il y a eu inflammation et suppuration avec mortification du tissu cellulaire.

Dans un cas comme dans l'autre, la guérison n'a pas exigé moins de 2 ou 3 mois. Et comme 5 à 6 injections sont indispensables, il en résulte que l'on expose le malade à pareil nombre de foyers de gangrène ou d'inflammation avec suppuration et mortification du tissu cellulaire.

Dans les pays chauds, cette injection a maintes fois donné lieu au tétanos.

Pourquoi cet emploi de la méthode hypodermique?

On l'a conseillée lorsque le médicament est vomi. Mais, dans ce cas, on le fait conserver au moyen de l'opium.

Dans le cas de gastrite? On le donne alors en lavement.

Dans le cas d'intermittence ou de rémission de peu de durée? On donne alors le médicament au premier indice, au plus léger indice du déclin de l'accès; et on a toujours ainsi le temps de l'administrer avant l'arrivée du nouvel accès.

L'injection du sulfate de quinine ne pourrait convenir que dans le cas d'accès pernicieux, si l'accès devait être très-prochain. Mais si l'on avait devant soi l'intervalle d'environ trois heures, il serait bien préférable d'administrer, en partie par la bouche, en partie en lavement, un gramme de sulfate de quinine, tout en faisant des frictions sur les membres avec la pommade de ce médicament (3 grammes dans 8 grammes d'axonge). On ne préviendrait pas l'accès, mais on l'empêcherait d'être mortel.

Nous n'avons pas besoin d'ajouter que l'accès pernicieux étant conjuré, on ne revient pas à l'injection du remède; on l'administre alors par les voies ordinaires (potion ou lavement).

Les accidents produits par l'injection hypodermique du sulfate de quinine étant aujourd'hui bien connus, on cherche un médicament qui puisse être moins offensif pour les tissus. On espère l'avoir trouvé avec le bromhydrate de quinine : des succès ont été signalés.

Nous croyons cependant qu'il est nécessaire qu'une plus longue expérience ait passé sur ce nouveau remède pour pouvoir en déterminer la véritable valeur.

Nous ne pensons pas que l'on puisse attacher une grande importance à l'*arsenic*, prôné par divers auteurs comme antipériodique. Dans les fièvres non pernicieuses, il échoue bien plus souvent qu'il ne réussit; — et dans celles qui le sont, il ne faut nullement compter sur sa valeur.

La potion antiémétique de Rivière est prescrite parfois avec succès comme antipériodique. On l'administre au premier indice, au plus léger indice de l'arrivée de l'accès.

Ce remède convient plus particulièrement chez les individus qui sont fatigués du sulfate de quinine. Il ne pourrait jamais en être question dans le cas d'accès pernicieux.

DIURÉTIQUES.

—

Les *diurétiques* ont été distingués, par certains auteurs, en *directs* et *indirects*.

Les diurétiques directs sont les véritables diurétiques. Ils augmentent la sécrétion de l'urine par suite de l'excitation qu'ils déterminent sur les reins.

Les diurétiques indirects se bornent à rétablir la secrétion urinaire lorsque, par telle ou telle cause, elle vient à faire défaut. Ils remplissent une indication autre que celle qui a pour but d'exciter les reins.

Ainsi, dans la néphrite, il y a suppression plus ou moins complète d'urine ; les antiphlogistiques, les émollients qu'on prescrit pour la combattre ramènent la sécrétion du liquide. Ce sont là des diurétiques indirects.

Dans l'hystérie, il y a parfois suppression de l'urine. Les antispasmodiques que l'on administre jouent le rôle de diurétiques indirects.

Il est évident que ces divers moyens ne méritent pas le nom de diurétiques.

Il y a indication des diurétiques dans l'*hydropisie*, soit des *membranes séreuses*, soit du *tissu cellulaire sous-cutané*.

Pour bien saisir l'indication des diurétiques dans l'hydropisie, il faut la distinguer en *idiopathique* et *symptomatique*.

Idiopathique, elle est *active* ou *passive*.

Dans l'une comme dans l'autre de ces espèces, le traitement, quoique entraînant avec lui l'indication des diurétiques, n'en est pas moins essentiellement différent, soit en raison de la nature de l'hydropisie, soit en raison du siége de la maladie.

L'*hydropisie idiopathique active* est le résultat d'un mouvement fluxionnaire qui se fait vers telle ou telle cavité séreuse, ou bien vers le tissu cellulaire sous-cutané.

Bien que cette hydropisie soit dite active, les forces n'en ont pas moins éprouvé une certaine atteinte, suffisamment signalée par la diminution de la plasticité du sang.

Les diurétiques que l'on emploie dans cette

espèce d'hydropisie ne remplissent qu'une partie des indications qu'elle présente.

L'indication principale, fondamentale, consiste à détourner la fluxion qui a produit l'hydropisie. C'est pour la remplir que l'on a recours, soit aux dérivatifs cutanés, aux vésicatoires principalement, soit aux purgatifs, ce qui varie toutefois selon le siége de l'hydropisie, et selon qu'elle est aiguë ou chronique.

Ainsi, que l'on ait affaire à l'*hydrocéphalie aiguë*, ce sera surtout sur les vésicatoires, placés aux membres inférieurs d'abord, supérieurs ensuite, que l'on devra compter; les purgatifs et les diurétiques surtout ne joueront qu'un rôle secondaire.

Dans l'*hydrocéphalie chronique*, les dérivatifs cutanés (vésicatoires, cautères au bras) joueront encore le principal rôle pour détourner la fluxion. Les diurétiques ne viendront qu'en seconde ligne.

Quant aux purgatifs, la faiblesse dans laquelle se trouvent généralement les malades, exige pour leur emploi une extrême réserve.

Lorsqu'il s'agit d'*hydrothorax idiopathique actif*, à l'état *aigu*, c'est encore sur les vésicatoires placés d'abord aux jambes, puis aux bras, qu'il faut surtout placer son espoir. Les diurétiques, les expectorants ne sont guère que des auxiliaires.

Quant aux purgatifs, ils sont formellement contre-indiqués dans cette hydropisie ; ils contrarient l'expectoration avantageuse dans cette maladie.

Si l'hydrothorax idiopathique a de la tendance vers la chronicité ou est *chronique*, le traitement ne s'éloigne guère du précédent, puisqu'il y a encore à mettre en usage les vésicatoires, les diurétiques, les expectorants. Il y a toutefois cette différence qu'il faut, pour les vésicatoires, se rapprocher du siége de la fluxion. Après les avoir placés aux membres, on en met un sur le côté correspondant de la poitrine.

Les purgatifs sont contre-indiqués ici d'une manière formelle.

La thoracentèse, qu'on aurait souvent évitée par un bon traitement médical, ne doit être employée que comme extrême ressource. Ce n'est qu'un moyen palliatif qui ne convient que lorsque la respiration est positivement impossible, et qui n'est pas, du reste, sans danger, en raison des accidents qui accompagnent la ponction de la poitrine.

Dans l'*hydropéricarde aiguë*, c'est encore sur les vésicatoires, comme révulsifs d'abord, comme dérivatifs ensuite qu'il faut compter pour détourner la fluxion. Les diurétiques ne peuvent donner qu'un résultat bien faible.

Mais si l'hydropéricarde est à l'*état chronique*, l'œdème des membres inférieurs, l'épanchement dans les cavités séreuses qu'elle amène font jouer aux diurétiques (sel de nitre, digitale) un rôle qui n'est pas à négliger.

Les vésicatoires sont formellement contre-indiqués sur les membres œdématiés.

L'*ascite idiopathique active*, bien plus rare que celle qui est symptomatique, présente encore pour indication, de détourner la fluxion qui a lieu sur le péritoine par les moyens dont la valeur est consacrée par l'expérience.

Les vésicatoires placés aux jambes, aux cuisses, peuvent être très-utiles. Il en est de même des purgatifs, qui constituent ici un bon dérivatif.

Les diurétiques ont, dans ce cas, un rôle important à remplir. En augmentant la sécrétion de l'urine, ils facilitent la résorption du liquide épanché dans le péritoine.

Dans la *chronicité de l'ascite* idiopathique, les purgatifs, les diurétiques sont encore employés, mais avec bien moins de chance de succès. C'est alors qu'on peut avoir besoin de recourir à la paracentèse, qui n'est, toutefois, qu'un moyen palliatif dont on doit s'abstenir, à moins de nécessité extrême.

S'il s'agit de l'*hydrarthrose idiopathique*, du

genou notamment, les diurétiques n'ont aucune influence sur elle. Les purgatifs n'en ont pas davantage; et les vésicatoires volants que l'on fait appliquer autour de l'articulation ne donnent du succès qne tout autant que la maladie n'est pas trop ancienne, qu'elle n'a pas déterminé de lésion tant soit peu grave de la synoviale ou des parties environnantes.

L'anasarque idiopathique active se montre parfois, soit à la suite de la scarlatine, soit par l'effet de la suppression de la sueur.

Dans le premier cas, c'est aux purgatifs, aux diurétiques que l'on s'adresse. Dans le second, on cherche à provoquer la diaphorèse par les moyens reconnus avantageux dans cette circonstance; et en cas d'insuccès, on en vient aux précédents.

L'œdème idiopathique actif exige la plus grande circonspection dans son traitement. Son siége est tantôt aux deux membres inférieurs, tantôt à un seul; plus rarement à l'avant-bras.

Cet œdème traité, soit par la compression, soit par les purgatifs, a été suivi bien souvent, dans sa disparition subite, tantôt de l'apoplexie séreuse, tantôt d'un hydrothorax foudroyant.

Une grande prudence doit donc présider à son traitement. L'œdème idiopathique actif n'est ordinairement qu'un phénomène critique qu'il faut maintenir au dehors, tout en recherchant quelle a été la cause de son apparition ; car c'est probablement dans cette cause qu'on trouvera les indications que l'on a à remplir. Les diurétiques sont souvent les seuls médicaments auxquels on peut s'adresser.

Si l'hydropisie est *idiopathique passive*, elle s'annonce d'abord par l'œdème des membres inférieurs. Progressivement elle envahit le tissu cellulaire général ainsi que les cavités séreuses ; elle devient *anasarque*. C'est aux diurétiques, aux ferrugineux et à une bonne diététique qu'il faut avoir recours.

Le sel martial de Lagrésie (4 à 8 grammes sur 2 ℔ tisane de chiendent) trouve ici son emploi.

Il en est de même de la limaille de fer porphyrisée, ainsi que du sous-carbonate de fer, à la dose de 50 centigrammes à 1 gramme.

Les purgatifs sont formellement contre-indiqués dans cette hydropisie passive. Il en est de même le plus souvent de la digitale, dont l'effet serait contraire à celui des ferrugineux.

Lorsque l'hydropisie est *symptomatique*, il y a indication et des diurétiques, et des moyens propres à combattre la maladie qui l'a produite. Malheureusement les succès ne sont pas faciles.

Que peut-on espérer, par exemple, dans l'*hydrocéphalie*, dans l'*hydrothorax* symptomatiques de tubercules, des moyens que l'on juge les plus convenables ?

Que peut-on dans l'*anasarque* symptomatique de l'anévrisme passif du cœur ?

On n'a ici quelque ressource que dans la tisane nitrée et dans la digitale, moyens uniquement palliatifs.

A-t-on beaucoup à espérer lorsque l'anasarque est symptomatique d'une maladie des reins ? La digitale, le nitre surtout sont loin d'être toujours utiles ; au lieu d'augmenter la quantité des urines, ils les rendent plus rares, plus foncées en couleur ; ils déterminent ou augmentent la douleur des reins. C'est dans cette espèce d'anasarque que la diète lactée peut être avantageuse.

L'*ascite* symptomatique de l'engorgement du foie ou de la rate est certainement une des hydropisies les plus communes. Les moyens que l'on emploie pour la combattre consistent tout à la fois dans la prescription des diurétiques, des purgatifs et des médicaments qui peuvent avoir quelque action résolutive sur l'engorgement de ces viscères. On augmente facilement la quantité des urines et des selles ; mais la résolution de l'engorgement du foie et de la rate n'est pas aussi facile à obtenir.

L'acétate de potasse (4 à 8 grammes sur 2 livres tisane de chiendent), les pilules hydragogues de Bontius (N° 2 à 6 par jour) trouvent ici leur place.

La paracentèse est encore ici une extrême ressource, à titre de moyen seulement palliatif.

Dans le cas d'*œdème* symptomatique de l'oblitération de la veine principale d'un membre, il n'y a rien à espérer ni des diurétiques, ni des purgatifs. C'est aux moyens mécaniques, à la compression qu'il faut s'adresser.

Les injections avec la teinture d'iode jouant aujourd'hui un certain rôle dans le traitement de l'hydropisie des membranes séreuses, en tant toutefois qu'elles sont idiopathiques, nous nous croyons obligé de nous arrêter un instant sur ce sujet.

Il a été fort question, dans ces derniers temps, de la guérison de l'ascite, chez une femme de 50 ans, par l'injection dans le péritoine de la teinture d'iode étendue d'une certaine quantité d'eau. La guérison aurait eu lieu par le retour de la membrane à ses conditions physiologiques.

Cette guérison, nous ne voulons pas en douter un instant, mais nous ne pouvons nous empêcher de dire qu'elle ne peut que nous surprendre, et que nous devons la mettre au nombre de ces cas rares, tout à fait exceptionnels, sur lesquels on ne doit pas s'appuyer pour agir de même en pareille circonstance.

La guérison de l'hydropisie, quel que soit son siége, se produit parfois par un acte propre au système vivant, et, dans ces cas, la guérison a lieu, soit par une modification de l'ensemble de l'économie, modification à laquelle participe la séreuse malade, soit par le déplacement du mouvement fluxionnaire qui abandonne cette séreuse pour se porter sur un autre point.

L'injection de la solution de teinture d'iode dans le péritoine peut-elle déterminer l'un ou l'autre de ces effets ? c'est sur quoi on ne peut pas, on ne doit pas compter.

Quand une injection iodée sera faite dans une cavité séreuse, ou bien elle déterminera l'inflammation de cette séreuse, ce qui, à travers bien d'accidents, peut amener la guérison, avec oblitération de la membrane, ou bien, si l'inflammation n'est pas produite, la reproduction de l'hydropisie sera inévitable.

Pour prouver la vérité de ce que nous avançons, nous n'avons qu'à rappeler une espèce d'hydropisie dans laquelle le résultat de ces injections est bien connu : nous voulons parler de l'hydrocèle de la tunique vaginale.

Le but que l'on se propose en injectant la teinture d'iode étendue d'eau dans la séreuse vaginale, c'est de déterminer la phlegmasie pseudo-membraneuse de cette enveloppe. Si ce but est atteint, la matière plastique se convertit en tissu cellulaire, la cavité de la tunique vaginale n'existe plus, la guérison est considérée comme radicale.

Si l'injection ne détermine pas la phlegmasie de la séreuse, il n'y a pas de guérison ; la maladie se reproduit d'une manière rapide. Voilà ce qui ne peut faire aucun doute.

Nous serons donc toujours surpris qu'on veuille guérir l'*hydropisie du péritoine* par une injection de ce genre ; nous en serons d'autant plus surpris que le péritoine et la séreuse vaginale qui n'en est qu'un appendice sont d'une même structure.

Le traitement de l'ascite par une injection de teinture d'iode étendue d'eau, quel que soit le procédé que l'on emploie, amènera donc nécessairement, forcément, comme dans l'hydrocèle, la phlegmasie du péritoine et consécutivement la sécrétion de matière plastique. Si cette phlegmasie n'a pas lieu, la maladie devra se reproduire !....

Peut-on bien songer à un pareil mode de traitement de l'ascite, lorsque l'on sait que la péritonite doit en être la suite inévitable, funeste généralement par les symptômes primitifs ?

Et admettons que le malade échappe à ces accidents primitifs, les adhérences que la phlegmasie aura déterminées entre les organes de la cavité abdominale ne rendront-elles pas les fonctions digestives impossibles? La mort ne sera-t-elle pas inévitable à une époque plus ou moins rapprochée ?

On ne s'est pas borné à pratiquer ces injections dans le péritoine. On a voulu (Dr Aran) guérir l'*hydropéricarde* par une injection semblable dans la cavité de la séreuse ! ! !.... La guérison ne pouvant avoir lieu que par le phénomène qui accompagne la guérison de l'hydrocèle, que penser du succès que l'ont dit avoir obtenu ?....

Ces injections ont été conseillées pour l'*hydrothorax*, toujours dans l'idée qu'elles pourraient ramener la plèvre dans son état normal. Ici encore le résultat de cette injection ne peut être qu'une pleurésie probablement mortelle, ou bien la reproduction de l'hydropisie.

N'a-t-on pas été jusqu'à proposer ces injections dans l'*hydrocéphalie ! ! !*....

L'hydropisie *des séreuses synoviales*, du genou surtout, a été maintes fois attaquée par ces injections. Des observations de guérison sans accident aucun, et avec conservation complète des mouvements de l'articulation, ont été d'abord signalées ! Aujourd'hui ce genre de traitement est abandonné. Il a été constaté par des hommes d'une grande autorité qu'il est accompagné des accidents les plus graves, et que lorsque il y a eu guérison, ce n'a été qu'après la phlegmasie de l'articulation, phlegmasie suivie d'ankilose.

Nous n'hésitons pas à considérer l'injection de la teinture d'iode dans les cavités séreuses comme une opération pleine de danger, et qui ne peut convenir que pour l'hydrocèle.

Le sel de nitre (nitrate de potasse, azotate de potasse) doit être placé au premier rang des diurétiques. Il est surtout avantageux dans l'ascite, soit idiopathique active ou passive, soit symptomatique, ainsi que dans certaines anasarques.

Le nitre est contre-indiqué dans le cas de complication d'irritation gastro-intestinale ; il augmente cette irritation, donne un degré de plus à la fièvre qui ne manque guère dans cette circonstance, ce qui s'oppose à ce qu'il puisse avoir une influence avantageuse sur l'hydropisie contre laquelle il est prescrit.

Le nitre est encore maintes fois nuisible dans l'anasarque symptomatique de la phlegmasie chronique des reins. Il arrive, sous son administration, que les urines deviennent encore plus rares, plus épaisses ; que la douleur des reins en est plus prononcée.

C'est dans ces dernières hydropisies que le sel

de nitre est remplacé parfois avec avantage par la diète lactée.

Le lait agit ici comme diurétique indirect, en calmant la phlegmasie de la muqueuse gastro-intestinale, ainsi que celle des reins. Il ne pourrait avoir qu'un effet bien restreint dans les autres hydropisies.

Il est des médecins qui, dans la blennorrhagie, prescrivent aux malades de mettre du nitre dans leur tisane de chiendent ou d'orge, afin de rendre les urines plus abondantes, plus aqueuses, moins irritantes pour l'urèthre. Il y a là une indication.

Mais il y a une contre-indication à l'addition du nitre dans ces tisanes. On doit craindre que l'excitation portée sur les reins par ce sel ne se prolonge par sympathie jusqu'à la vessie ; car s'il en était ainsi, cette excitation pourrait bien attirer sur cet organe la phlegmasie de l'urèthre, ce qui serait fâcheux à un haut degré.

Le nitre, à une époque encore peu éloignée de nous, était prescrit à haute dose (30 à 60 grammes dans 1 à 2 ℔ de tisane de chiendent) dans le rhumatisme articulaire aigu.

A cette dose, ce médicament a donné lieu à des accidents graves, — du côté de la tête (méningite, encéphalite), — du côté des organes digestifs (gastro-entérite), du côté des organes urinaires (dysurie, strangurie, suppression d'urine, néphrite). On s'est enfin décidé à l'abandonner.

Comme diurétique, la dose du nitre est généralement de 1 gramme sur 2 ℔ tisane de chiendent. On doit craindre de l'augmenter lorsqu'on sait que l'on aura à le prescrire pendant longtemps ; l'estomac pourrait s'en fatiguer et se refuser au remède.

Parmi les diurétiques, il en est un qui mérite une attention particulière, en ce sens qu'il constitue non-seulement un excellent remède de ce genre, mais aussi en raison de ses propriétés expectorantes qui le rendent fort utile dans certaines maladies de poitrine, c'est *la scille.*

On prescrit maintes fois avec avantage la scille dans l'*hydrothorax ;* elle agit et comme diurétique, et comme provoquant l'expectoration qui est un des modes de solution de cette maladie.

La scille, en dehors de sa propriété diurétique, peut être utile dans le *catarrhe pulmonaire* qui se prolonge, qui va passer à l'état chronique, qui est chronique, et qui n'est accompagné que d'une expectoration insuffisante ou même nulle. Elle détermine sur la muqueuse une stimulation qui modifie sa vitalité, provoque l'expectoration, et amène par suite la guérison.

Il importe, toutefois, de faire attention que, dans ces catarrhes pulmonaires, le défaut d'expectoration peut tenir à ce que la maladie est à l'état subaigu; et si, dans ce cas, on prescrit la scille, la phlegmasie s'aggrave, la toux devient de plus en plus incommode, et l'expectoration de plus en plus impossible. Ce qui convient alors, ce sont les émollients; — c'est le lait, ce sont les bouillons mucilagineux, — sans oublier les dérivatifs cutanés, et une bonne diététique.

La scille est administrée aussi maintes fois avec avantage dans ces catarrhes pulmonaires chroniques, auxquels on donne le nom d'*asthme humide*, et dans lesquels la gêne de la respiration et la chronicité sont sous la dépendance de l'engorgement de la muqueuse. Le succès sera d'autant plus possible que l'on aura détourné la fluxion qui entretient ces catarrhes par les moyens convenables.

La *pneumonie*, qui a de la tendance à devenir *chronique* ou qui est chronique, et qui n'est pas accompagnée d'une expectoration suffisante, se trouve encore bien de l'emploi de ce médicament, pourvu toutefois que le défaut d'expectoration ne tienne pas à ce que la maladie est à l'état subaigu; car c'est alors aux émollients qu'il faut s'adresser, sans oublier les dérivatifs cutanés, qui sont ici d'une importance extrême.

La scille est encore un remède avantageux dans l'*œdème du poumon*.

Les préparations les plus usitées de la scille sont — la poudre à la dose de 20 à 40 centigr. en pilules, — et l'oximel scillitique à celle de 15 à 20 grammes dans une potion, par cuillerée à bouche.

La *digitale* est un médicament qui ne saurait être oublié quand il s'agit d'hydropisie. Elle a du reste d'autres propriétés que celle d'être un excellent diurétique.

Ainsi, dans l'hydrothorax, la digitale est non-seulement diurétique, mais elle est utile comme pouvant calmer la toux, comme rendant la respiration plus facile.

Elle est utile dans l'ascite.

Elle est surtout utile dans l'hydropéricarde chronique, et plus particulièrement encore, soit dans l'anasarque idiopathique active, soit dans l'anasarque symptomatique de l'anévrisme passif du cœur.

La digitale est du reste un médicament qu'on ne peut guère se dispenser de prescrire dès qu'il s'agit d'une maladie du cœur ou des gros vaisseaux.

Dans l'hypertrophie du cœur, on ne peut pas se passer de la digitale, elle modère la violence de ses contractions ; elle rend la respiration plus facile, diminue la tendance à la congestion cérébrale.

Dans l'anévrisme passif, elle régularise les mouvements de cet organe ; apporte par suite de l'amendement dans la circulation pulmonaire, dans la respiration ; elle calme la toux ; elle agit en outre comme un excellent diurétique.

Quelles que soient les lésions des valvules mitrales, tricuspides, sygmoïdes, quels que soient les symptômes qu'elles amènent, c'est encore à la digitale qu'il faut s'adresser pour les rendre plus supportables.

Quand il s'agit de l'anévrisme de la crosse de l'aorte, quel est le médicament sur lequel on peut s'appuyer en dehors de la digitale.

Et quand on a affaire à un anévrisme de l'aorte descendante ou des iliaques primitives, n'est-ce pas encore à la digitale qu'il convient de s'adresser pour en retarder les progrès ?

Les préparations les plus utiles de la digitale sont : la poudre, — plutôt que l'extrait, — à la dose de 20 à 30 centigrammes, en pilules.

La teinture, à celle de 20 à 30 gouttes dans un demi-verre de véhicule aqueux, par fractions.

Le sirop, assez bonne préparation, 30 à 45 grammes.

Si on dépasse ces doses, l'estomac se fatigue, et l'on est obligé de suspendre le remède : ce qui est fâcheux, d'autant plus fâcheux que nul autre médicament ne peut être prescrit à sa place, du moins avec avantage.

SUDORIFIQUES.

—

Les *sudorifiques* sont confondus par les auteurs avec les *diaphorétiques*.

Les sudorifiques ne sont pas, comme le disent ces auteurs, des médicaments qui poussent à la sueur.

Les médicaments qui portent à la sueur sont les *diaphorétiques*. Les *sudorifiques* ont pour propriété d'augmenter la transpiration insensible.

Un exemple suffira pour prouver ce que nous avançons.

Tel individu s'est exposé à un refroidissement; il est atteint de cette affection que nous appelons catarrhale, que lui prescrit-on ? De se mettre dans un lit bien chaud, et de faire usage d'une tisane *diaphorétique*, d'une infusion de tilleul, par exemple. Les sueurs arrivent et emportent l'affection.

Si à ce malade on avait prescrit les véritables sudorifiques, on aurait dû lui donner la salsepareille, le gayac, etc., ce qui certainement ne pouvait pas lui convenir.

Qu'il s'agisse au contraire de syphilis, et qu'il y ait nécessité d'associer au mercure les sudorifiques, s'adressera-t-on à l'infusion de tilleul ? On prescrira les véritables sudorifiques : salsepareille, gayac, etc.

La distinction de ces deux espèces est donc bien précise, bien formelle.

Le *rhumatisme* est une maladie qui réclame maintes fois les sudorifiques.

Quand il s'agit de rhumatisme articulaire aigu, on sait fort bien que les sudorifiques sont contre-indiqués ; ils ne feraient que rendre les douleurs plus vives, qu'augmenter la fièvre. Ces médicaments ne peuvent être prescrits que lorsqu'il y a tendance vers l'état chronique, et c'est la poudre de Dower qui est généralement choisie dans ce moment (50 centigrammes).

Si, sous l'influence de cette préparation, la peau, qui était sèche jusque-là, devient moite ; si le pouls perd de sa tension pour prendre de la souplesse, on peut s'attendre à un amendement plus ou moins notable; la douleur ne tarde pas à se calmer. Dans le cas contraire, le médicament est inutile ou nuisible; il faut y renoncer, du moins pour le moment.

Ce que nous disons pour le rhumatisme articulaire s'applique entièrement au rhumatisme nerveux, au rhumatisme musculaire. L'état aigu s'opposera toujours à l'emploi des sudorifiques.

Le traitement du rhumatisme articulaire aigu doit avoir pour base essentielle, fondamentale, le traitement de la fièvre concomitante, qui peut être ou simple, ou inflammatoire, ou catarrhale, ou bilieuse, ou muqueuse, ou ataxique, ataxo-adynamique, maligne, ou rémittente-périodique. L'emploi des spécifiques, des contro-stimulants, quels qu'ils soient, ne donnera jamais que des résultats négatifs ou même nuisibles.

La mode les fait arriver ; la mode les emporte pour d'autres qui ne durent pas davantage.

C'est lorsque le rhumatisme est chronique que l'on trouve l'indication des sudorifiques.

Il y a toutefois, dans cette prescription, des contre-indications que l'on ne saurait méconnaître.

Ces contre-indications résultent de la complication de maladies de certains organes, et notamment des organes des cavités splanchniques sur lesquels les sudorifiques porteraient un effet excitant au lieu d'agir sur le système cutané.

Que l'on prescrive, par exemple, les sudorifiques chez un individu atteint tout à la fois, et de rhumatisme articulaire chronique, et de congestion cérébrale, ou d'hémiplégie chronique, ou de pneumonie chronique, ou d'hémoptysie, ou de phthisie pulmonaire, ou d'hypertrophie du cœur, ou de gastrite, gastro-entérite, ce ne sera pas sur la peau que se portera leur action, cette action sera toute pour les organes malades que nous venons de signaler ; ce sera une action excitante qui ne fera que porter la maladie à un degré plus intense.

Les sudorifiques peuvent toutefois avoir quelque avantage dans certains catarrhes — pulmonaire ou vésical de la même nature.

Les sudorifiques que l'on prescrit dans le rhumatisme chronique sont surtout les sudorifiques fournis par le règne végétal : salsepareille, gayac, squine, sassafras. Il en est un pourtant donné par le règne minéral qui, bien qu'il puisse avoir quelque avantage dans cette maladie, est plutôt prescrit dans certaines autres : nous voulons parler du soufre.

Le soufre est conseillé par divers auteurs dans le rhumatisme chronique. Les bons effets des eaux thermales sulfureuses dans cette maladie portent, en effet, à le faire considérer comme pouvant être avantageux dans cette affection.

Les sudorifiques, — salsepareille, gayac, etc., ne sont pas à dédaigner dans la *goutte chronique*. Prescrits à dose très-modérée et associés surtout avec une bonne diététique, ils peuvent exercer une influence avantageuse sur l'économie. Ils seront toutefois contre-indiqués dans les complications que nous avons signalées pour le rhumatisme.

Mais s'il s'agit du soufre, les avis sont partagés. D'après certains, le soufre serait utile; pour d'autres, il deviendrait la cause d'attaques de goutte plus fréquentes (?). En cas de prescription de ce médicament, on n'admet pas que la dose puisse dépasser 10 centigrammes.

Le soufre doré d'antimoine est préféré par les médecins allemands. La dose en est de 10 à 20 centigrammes en pilules.

Pour ce qui est des bains, et surtout des douches d'eaux thermales sulfureuses dans la goutte, comme en dehors de leur action sudorifique, ces bains et ces douches en ont une autre, résolutive, répercussive, métastatique, bien plus puissante et dangereuse au plus haut degré, nous pensons qu'on doit s'abstenir d'en faire usage, à moins de vouloir s'exposer à voir la fluxion se porter sur les organes internes.

Mais le soufre n'est pas seulement un excitant

de la peau, un médicament sudorifique, le soufre est aussi un stimulant des membranes muqueuses.

Le soufre est parfois utile dans le catarrhe pulmonaire chronique. Il agit ici de deux manières : il agit comme sudorifique, il agit surtout comme modificateur de la vitalité de la muqueuse respiratoire; il modifie cette vitalité, détermine une expectoration plus abondante, et amène la résolution de la maladie.

C'est surtout dans l'asthme humide goutteux, qui n'est autre chose qu'un catarrhe avec engorgement de la muqueuse, que le soufre peut offrir de l'avantage.

Parmi les préparations de soufre usitées dans ces catarrhes pulmonaires, on a cité comme ayant donné maintes fois de bons résultats, le baume de soufre anisé, à la dose de 5 à 10 gouttes.

A cette question du soufre dans ces maladies des bronches se rattache nécessairement celle des eaux thermales sulfureuses.

Nous commençons par établir que les eaux thermales sulfureuses, quelles qu'elles soient, sont formellement contre-indiquées *en bains* dans les maladies de poitrine, sans exception aucune.

Un bain général, quelle que soit la composition de l'eau, quelle que soit sa température, portera les mouvements vers la poitrine; et plus la maladie aura de la gravité, plus le bain sera dangereux ; c'est ce qui arrivera principalement pour l'hémoptysie, pour la phthisie pulmonaire.

Les eaux thermales sulfureuses qui sont tout particulièrement employées dans les maladies de poitrine ne peuvent l'être qu'en boisson, en inhalations, et seulement pour certaines de ces maladies.

Les eaux thermales sulfureuses peuvent être utiles en boisson dans le catarrhe pulmonaire chronique, quelle qu'en soit la nature (rhumatisme, goutte dartre, scrofules) ; elles modifient la vitalité de la muqueuse respiratoire ; elles provoquent l'expectoration et facilitent la résolution de l'engorgement, qui existe généralement à des degrés divers. Elles ont encore pour effet de réveiller la transpiration insensible.

Si la maladie, au lieu d'être réellement chronique, est à l'état subaigu ; si elle est accompagnée de fièvre plus ou moins prononcée ; il convient de s'en abstenir : elle ne pourrait que s'aggraver.

Dans les cas où le catarrhe pulmonaire est ancien, et surtout lorsque la constitution du malade est entachée de quelque diathèse portée à un certain degré, on ne peut guère attendre de résultat avantageux que tout autant que l'on aura tenu compte de cette diathèse. Il faut amener ce catarrhe pulmonaire à n'être qu'une maladie locale ou à peu près locale.

Comment arriver à obtenir un pareil résultat? Si l'on pouvait se débarrasser de cette diathèse, ce serait certainement ce qui serait le plus avantageux. Mais les diathèses, nous l'avons déjà dit, sont des états morbides généraux, de longue durée, souvent permanents, qui ne cèdent guère à la thérapeutique. Ce n'est donc pas de ce côté qu'il faut se diriger.

Ce qu'il faut faire, puisque on ne peut rien ou presque rien sur la diathèse, c'est de détourner le mouvement fluxionnaire qu'elle met en jeu, qu'elle porte sur l'organe respiratoire. Ce mouvement fluxionnaire est détourné par les dérivatifs cutanés (vésicatoire, cautère au bras ou à la jambe), et la maladie, devenue alors locale, est guérie avec facilité par les eaux prises en boisson, à dose convenable.

Comme l'indication que nous venons de signaler est le plus souvent négligée, il en résulte que ce qu'on obtient ne consiste guère qu'en un certain amendement qui a bien de la peine à se maintenir.

Ce que nous disons pour ces catarrhes peut s'appliquer à l'angine chronique.

Nous considérerons toujours comme dangereuses au plus haut degré ces eaux, même d'Eaux-Bonnes, dans l'hémoptysie. Elles ne peuvent avoir pour effet que de porter avec plus de violence les mouvements fluxionnaires vers la poitrine ; elles ne deviennent que trop souvent la cause de la phthisie que cette hémorrhagie devait faire redouter.

Nous considérerons toujours comme pleine de danger la prescription de ces eaux, dans la phthisie pulmonaire imminente ou déclarée.

Dans la phthisie pulmonaire, qu'elle soit à craindre ou réelle, il y a toujours indication d'éloigner les mouvements fluxionnaires de la poitrine, parce que ce seront ces mouvements fluxionnaires qui amèneront le développement des tubercules et leur imprimeront l'évolution dont les phénomènes sont si connus.

La question du traitement prophylactique et curatif de la phthisie pulmonaire peut se résumer en quelques mots. Il doit avoir pour but, ainsi que nous l'avons dit autre part (1):

1° D'éloigner les mouvements fluxionnaires de la poitrine par des moyens dont la valeur ne saurait être contestée (cautère au bras ou à la jambe);

2° Prescription à l'intérieur des émollients qui agissent sur le parenchyme pulmonaire pour en prévenir l'inflammation (lait d'ânesse, bouillons mucilagineux);

3° Et une bonne diététique.

(1) Art. *Caustiques*.

Par ce traitement on peut prévenir le développement des tubercules.

Si ces tubercules existent, on peut empêcher leur fonte en s'opposant à la phlegmasie du poumon.

Si la phthisie est au deuxième degré, on peut obtenir la limitation de l'inflammation du poumon tout autour des tubercules, sa résolution et, par suite, l'oblitération des excavations tuberculeuses.

Nous nous sommes déjà expliqué sur la pathogénie des tubercules du poumon. Nous les considérons comme le produit d'une inflammation presque spécifique, moléculaire, symptomatique de la diathèse tuberculeuse, qui tient son caractère du peu de forces radicales qui se trouvent chez les individus qui en sont atteints.

Nous avons à peine besoin de signaler les indications et les contre-indications des sudorifiques dans la *syphilis*.

S'agit-il de symptômes primitifs, de chancre ? Les sudorifiques sont contre-indiqués ; ils ne feraient qu'y déterminer une complication d'inflammation ; l'induration du chancre pourrait en être le résultat.

Les sudorifiques ne conviennent que lorsqu'il s'agit de symptômes secondaires et surtout tertiaires. Ils sont associés aux préparations mercurielles, — et plus tard, si besoin y est pour achever le traitement, à l'iodure de potassium, aux préparations d'or (1).

Dans le cas de *blennorrhagie*, quand la maladie est à l'état aigu, la contre-indication des sudorifiques est formelle ; ces médicaments ne font que rendre les urines plus rares, alors qu'il faut les procurer abondantes, aqueuses. La contre-indication existe même d'une manière générale dans l'état chronique.

Les sudorifiques sont encore conseillés dans les *exanthèmes chroniques*, — dartres, prurigo, eczèma, etc. Il serait bien heureux qu'ils pussent avoir un avantage réel dans ces maladies si réfractaires à la thérapeutique.

(1) Tisane de salsepareille. — Salsepareille, 60 grammes en décoction demi-heure dans deux ℔ d'eau.

Autre tisane sudorifique :

Salsepareille Gayac Squine	āā 15 grammes en décoction demi-heure dans deux ℔ eau.

Verser le décocté sur 15 grammes sassafras, et laisser infuser demi-heure à vase clos.

Dose : 1 à 3 verres par jour.

ANTISPASMODIQUES.

Le spasme, disent les auteurs, consiste dans la contraction involontaire des muscles.

Cette définition est évidemment insuffisante. Elle donnerait à supposer que le spasme n'atteint que les muscles soumis à la volonté, tandis qu'il se montre aussi dans les organes musculeux qui sont tout à fait en dehors de l'action volontaire.

Bien plus, le spasme peut se manifester sur bien des parties molles dans lesquelles le tissu musculeux semble faire, ou même fait défaut.

Nous définissons le spasme : contraction involontaire ou exagérée, soit des muscles, soit des organes à tissu musculeux, soit même de certaines autres parties molles.

Le spasme considéré dans son ensemble se montre :

1° *Sur les muscles de la vie de relation :*

Epilepsie.
Hystérie.
Chorée.
Tétanos.
Crampes des membres.
Certains tics du visage.

2° *Spasme du tube digestif :*

Pharynx (hydrophobie nerveuse, rabique).
Œsophage (œsophagisme).
Estomac (crampes, vomissements).
Intestin grêle (coliques, iléus).
Gros intestin (dyssenterie).
Rectum (ténesme).
Anus (constriction spasmodique du sphyncter).

3° *Spasme des conduits biliaires :*

Coliques par calculs biliaires, ou même idiopathiques.

4° *Spasme de la langue :*

Certains cas d'aphasie.
Bégaiement.

5° *Spasme des voies respiratoires :*

Asthme aigu de Millar.

Asthme nerveux.

Chorée de la glotte.

Bronchite, pneumonie, coqueluche, hémoptysie, phthisie pulmonaire, pleurésie.

6° *Spasme des organes de la circulation :*

Palpitations du cœur.

Angine de poitrine.

Spasme de certains artères (hystérie, hypocondrie, opérations chirurgicales).

Spasme des capillaires sanguins (cyanose dans le choléra asiatique).

Spasme des veines (saignée).

7° *Spasme des organes urinaires :*

Catarrhe vésical, cystite.

Spasme du col vésical (rétention d'urine).

Spasme de l'urèthre (rétrécissement spasmodique par muscle de Wilson).

8° *Spasme du rein et des conduits urinifères :*

Colique par graviers, ou même idiopathique.

9° *Spasme de l'utérus :*

Avortement.

Spasme du col lors de l'accouchement.

10° *Spasme du vagin :* (vaginisme).

11° *Spasme de la peau :* (chair de poule).

Fièvre intermittente algide.

Choléra asiatique.

12° *Spasme du tissu cellulaire sous-cutané ou intermusculaire.*

Fièvre intermittente algide.
Choléra asiatique.

13° *Certains états spasmodiques généraux* (causes diverses).

Le spasme ne peut être traité d'une manière convenable que tout autant que l'on est bien fixé sur sa nature.

Il importe donc de le distinguer en *idiopathique, symptomatique* et *sympathique.*

Spasme idiopathique.

Le spasme est dit *idiopathique* lorsqu'il dépend d'une modification morbide du dynamisme vital; — qu'il est indépendant de toute lésion locale.

Le spasme doit être considéré comme idiopathique dans l'*épilepsie.* On a bien trouvé parfois dans le cerveau des tubercules, des indurations; mais comme il a été constaté par des observations sans nombre que le cerveau, dans cette maladie, est à l'état normal, ces diverses lésions ne peuvent en être considérées que comme des complications.

Il est évident que si les symptômes de cette maladie devaient être rapportés aux lésions matérielles du cerveau, ces symptômes offriraient une continuité qu'on n'a jamais observée. Leur intermittence est une preuve de l'état idiopathique, ou du moins doit être considéré comme tel.

L'*hystérie* ne peut encore être considérée que comme idiopathique. Les lésions diverses que l'on a parfois rencontrées dans certains organes de la génération n'en sont qu'une complication.

La *chorée*, malgré diverses lésions matérielles reconnues dans la moelle épinière, n'en est pas moins une maladie à spasme idiopathique.

Le défaut de lésion anatomique dans le *tétanos* a toujours obligé de le placer dans la classe des maladies idiopathiques.

Les *crampes* des membres si fréquentes chez certains sujets, surtout chez les rhumatisants, chez les goutteux, peuvent-elles être mises autre part qu'au nombre des spasmes idiopathiques ?

Ne doit-il pas en être de même pour certains mouvements convulsifs des muscles du visage ?

Le spasme ne peut être considéré que comme idiopathique dans l'*asthme nerveux*, — dans l'*angine de poitrine*, — dans certaines *palpita-*

tions du cœur, — dans certains états spasmodiques du *pharynx*, de l'*œsophage*, de l'*estomac*, de l'*intestin*, dans *certains états morbides généraux*.

Le spasme est idiopathique dans le *choléra asiatique*.

On a cherché la cause de cette maladie dans les liquides et les solides. On a emprunté tous les moyens possibles d'investigation à la physique, à la chimie, au scalpel; les résultats ont été nuls par rapport à la cause matérielle. Ce qu'on a trouvé d'anormal dans les liquides et les solides n'a pu être reconnu que comme conséquence de la maladie.

Le choléra asiatique est une maladie spasmodique, idiopathique. Elle est idiopathique par l'absence de lésion matérielle comme cause; — elle est spasmodique au plus haut degré par les symptômes qu'elle présente : spasme de l'estomac et de l'intestin; spasme de la peau (chair de poule); spasme du tissu cellulaire général (diminution du volume des membres, enfoncement des yeux dans l'orbite, étirement du nez, excavation des joues, etc; crampes des membres; spasme des capillaires sanguins *amenant la cyanose par le ralentissement du cours du sang dans les vaisseaux, etc.*

Le choléra asiatique est sous la dépendance

directe de la modification morbide du dynamisme vital, — à cela nul doute.

Il est donc entendu qu'une maladie spasmodique idiopathique est indépendante de toute lésion matérielle ; qu'elle est sous la dépendance directe du dynamisme vital modifié pour la produire.

Ce dynamisme vital a été modifié dans sa manière d'être sous des influences diverses.

Au nombre des causes qui peuvent amener cette modification morbide, il faut signaler certaines diathèses, telles que la goutte, les dartres ; il faut signaler la suppression de certaines évacuations naturelles, morbides ou artificielles ; il faut signaler les influences épidémiques, les causes qui agissent sur le moral, etc.

On peut bien trouver des indications dans l'appréciation de ces causes, mais il n'en faudra pas moins avoir égard par-dessus tout à l'affection spasmodique elle-même, qui pourra bien mieux céder à la thérapeutique si elle est attaquée tout à la fois et par les médicaments antispasmodiques, et par ceux qui peuvent convenir à la cause qui l'a mise en jeu.

Spasme symptomatique.

Le spasme peut être sous la dépendance de lésions locales diverses.

L'*inflammation* est souvent la cause du spasme.

On l'observe dans certaines phlegmasies du pharynx, de l'œsophage. C'est à l'inflammation qu'il faut rapporter les vomissements dans la gastrite ; la fréquence des selles, le ténesme dans la dyssenterie ; le besoin fréquent d'uriner dans la cystite ; certain rétrécissement dans l'uréthrite ; la toux dans la bronchite, etc.

La colique hépatique, la colique néphrétique sont généralement symptomatiques de la présence de *calculs*, de *gravier* dans les conduits hépatiques ou urinifères.

Dans certains cas de *fracture* des membres inférieurs, les muscles qui entourent l'os fracturé sont le siége de contractions spasmodiques fort douloureuses.

Spasme sympathique.

Le spasme *sympathique* est celui qui se manifeste sur tel ou tel organe plus ou moins éloigné du siége de la maladie.

Les *vomissements* qui se manifestent dans la migraine sont des vomissements sympathiques.

Il en est de même pour ceux qui surviennent dans la colique hépatique ou néphrétique ; — qui surviennent dans la péritonite, — dans la hernie étranglée, — dans la grossesse.

Indications du spasme idiopathique.

La division que nous avons établie dans la nature du spasme amène de suite aux indications qui lui sont propres.

Dans le spasme idiopathique, il faut s'adresser à la modification morbide du dynamisme vital, au caractère qu'il a pris, en tenant toujours compte des résultats fournis par l'expérience ; car si, dans certaines de ces maladies, c'est aux antispasmodiques qu'il convient d'avoir recours, dans d'autres il faut s'adresser aux narcotiques, tandis que, dans certaines, l'association de ces deux sortes de médicaments devient nécessaire.

Les antispasmodiques sont, à notre avis, les médicaments qui présentent le plus de chance de succès dans l'*épilepsie,* et c'est à la valériane que nous donnons la préférence. La valériane exerce sur le système nerveux dans son ensemble et sur le cerveau en particulier une action non-seulement antispasmodique, mais encore tonique. Elle peut faire espérer, par son emploi soutenu, longtemps prolongé, la modification profonde, la guérison, de cette terrible affection.

Les narcotiques recommandés par les auteurs modernes (belladone, bromure de potassium, hydrate de chloral, etc.) n'agissent que comme palliatifs ; ils ne sont pas toniques du système nerveux ; ils tendent à congestionner le cerveau, à diminuer sa vitalité ; ils portent le trouble dans toutes les fonctions ; ils portent atteinte au principe de la vie.

Par les narcotiques les attaques peuvent bien devenir moins fréquentes ; mais lorsqu'elles surviennent, leur violence est telle, qu'elles semblent être le résumé de celles qui ont manqué ; et après ces attaques, le trouble de l'intelligence, son affaiblissement ainsi que celui de presque toutes les autres fonctions viennent témoigner de la fâcheuse influence de ce genre de traitement.

La valériane en poudre est préférée à l'extrait. La dose en est de 1 gram. 50 centigr. dans une tasse infusion de feuilles d'oranger ou de menthe poivrée, ou de macis lorsqu'il y a tendance au vomissement.

A dose plus élevée, l'estomac se fatigue bientôt de ce médicament, et l'on est obligé d'y renoncer, ce qui est d'autant plus fâcheux qu'on est obligé, pour avoir un résultat assuré, de le prescrire pendant longtemps, très-longtemps.

Les antispasmodiques soutenus par une bonne diététique constituent le meilleur traitement à opposer à l'*hystérie*. La valériane associée à l'assafœtida nous ont toujours paru mériter la préférence. (Pilules de 10 cent. valériane en poudre, assa-fœtida 5 centigr. N° 4 à 15 par jour).

Certains auteurs modernes prescrivent tout à la fois les antispasmodiques et les narcotiques. Cette association nous paraît plutôt nuisible qu'utile.

C'est encore aux antispasmodiques, assa-fœtida plus particulièrement (20 centigr. à 1 gram. 50 centig. en pilules argentées par jour), et à une bonne diététique jointe à des exercices gymnastiques appropriés qu'il faut avoir recours dans la *chorée*.

La guérison est probable lorsqu'il s'agit de jeunes sujets, mais lorsqu'on a affaire à des adultes, et que la maladie est chronique, la guérison est à peu près impossible, ou même impossible.

L'*angine de poitrine*, bien que mise par les symptômes qu'elle présente, et par le défaut de lésion anatomique, au nombre des maladies nerveuses spasmodiques idiopathiques, n'en est pas moins sous la dépendance d'un mouvement fluxionnaire généralement goutteux.

Il y a donc obligation, dans cette maladie, de prescrire tout à la fois, et les antispasmodiques, et les moyens propres à détourner de la région cardio-diaphragmatique la fluxion goutteuse (Potion avec 20 à 30 gouttes éther sulfurique; cataplasmes de farine de lin saupoudrés de 2 à 3 pincées de farine de moutarde enveloppant les pieds; vésicatoires à la partie interne des jambes).

Dans les *palpitations nerveuses du cœur*, on n'a le plus souvent qu'à s'adresser aux antispasmodiques (3 à 4 gouttes d'éther sulfurique ou de liqueur d'Hoffmann sur un morceau de sucre, ou bien une tasse infusion de feuilles d'oranger); mais, dans certains cas, les dérivatifs cutanés (vésicatoire volant au bras) deviennent nécessaires, surtout lorsque ces palpitations sont sous la dépendance du rhumatisme.

Certains *états spasmodiques généraux* réclament encore les mêmes antispasmodiques, — éther sulfurique, infusion feuilles d'oranger, de thé, etc.

Dans l'*asthme nerveux*, on se trouve bien de l'association des antispasmodiques et de la digitale.

Ce qui domine dans l'asthme nerveux, c'est le spasme qui semble se concentrer sur le poumon, où il apporte la gêne de la respiration et par suite de la circulation pulmonaire.

Et par suite de cette gêne de la circulation dans l'organe de la respiration, le cœur réagit, sa contraction s'exagère; il cherche à vaincre l'obstacle qu'il éprouve dans le poumon, ce qui rend la respiration encore plus difficile.

De là l'indication des antispasmodiques pour combattre le spasme, et de la digitale pour modérer la réaction du cœur.

La potion qui nous a toujours donné des résultats remarquables est celle ci :

Liqueur d'Hoffmann	20 gouttes.
Teinture de digitale	30 gouttes.
Eau de fleur d'oranger	20 gram.
Sirop de gomme	30 gram.
Eau de tilleul	80 gram.

Par cuillerée à bouche, d'abord de 1/4 d'heure en 1/4 d'heure, et ensuite de 1/2 heure en 1/2 heure.

A cette potion il peut être avantageux de joindre l'action des épispastiques (vésicatoire volant à un bras ou à une jambe).

Ce traitement de l'asthme n'est toutefois que palliatif; il n'empêche pas les attaques de reparaître à des époques plus au moins rapprochées.

S'il s'agit de se débarrasser de l'asthme nerveux, il faut s'en prendre à sa nature intime.

L'asthme nerveux est sous la dépendance de la diathèse goutteuse le plus souvent, et parfois aussi de la diathèse dartreuse.

Dans la première supposition, l'indication n'est autre que de maintenir la goutte aux pieds; tant qu'elle y restera, il n'y aura guère d'attaque à craindre.

Dans la seconde supposition, en admettant que l'asthme est sous la dépendance de la diathèse dartreuse, on peut attaquer avantageusement cette maladie au moyen d'un cautère permanent placé au bras ou à la jambe. Si la guérison n'est pas complète, il y aura du moins amendement notable.

Dans l'intervalle des attaques, les malades se trouvent bien de l'usage de pilules qui contiennent chacune 5 centigrammes digitale en poudre, et 5 centigram. assa-fœtida, N° 2 à 3 par jour.

L'iodure de potassium a été préconisé par Trousseau dans l'asthme nerveux. Nous voudrions croire à sa vertu dans cette maladie.

Le *tétanos* a bien cédé, dans certains cas, aux antispasmodiques, aux diaphorétiques, mais le plus souvent l'opium devient une extrême ressource, et on le prescrit à haute dose, 1 à 2 gram. et plus en 24 heures.

Quels sont les moyens à employer contre le *choléra asiatique*, que l'on ne peut considérer que comme une modification profondément spasmodique, essentielle, du dynamisme vital ?

Ces moyens sont les suivants. Ils constituent un traitement que nous avons employé avec un succès constant, dans les trois épidémies qui ont frappé notre ville, sur divers malades arrivés à la période d'algidité et de cyanose.

1° Potion avec :

Yeux d'écrevisses	1 gram. 50 centigram.
Sirop de limons	30 grammes.
Ether sulfurique	40 gouttes.
Laudanum de Sydenham	12 gouttes.
Eau de fleur d'oranger	20 grammes.
Eau de tilleul	80 grammes.

A prendre par cuillerée à bouche, les trois premières de quart d'heure en quart d'heure; les suivantes de demi-heure en demi-heure; et plus tard d'heure en heure, *jusqu'à ce que la réaction soit complètement établie.*

Dès que la réaction est manifeste, on cesse l'administration de cette potion.

Si une première potion ne suffit pas, ce qui est très-rare, la dose de l'éther doit être réduite de moitié dans la deuxième, — 20 gouttes au lieu de 40.

2° Sinapismes aux quatre membres (jambes, avant-bras).

Les sinapismes ne doivent pas rester plus d'une heure sur le même point. Si la réaction n'est pas encore établie, il faut les changer sur un point voisin, et ne cesser leur application que lorsque la *réaction est complète.*

Jamais les sinapismes ne doivent être appliqués ni sur la poitrine, ni sur le ventre.

3° Abstention formelle de toute tisane, de tout bouillon, jusqu'à ce que la *réaction soit parfaite.*

On peut toutefois, pour calmer la soif qui tourmente le malade, lui donner de temps en temps une cuillerée *à café* de limonade forte et froide, — ou bien une glace au citron, à dose fractionnée de la même manière.

Mais, nous ne saurions trop le dire, *ces divers moyens doivent toujours être employés simultanément. Le défaut de l'un d'eux empêche les bons effets que l'on est en droit d'attendre de ce traitement.*

Les lavements, quels qu'ils soient, sont tout à fait inutiles.

Les vomissements et les selles cessent à peu près constamment après la seconde cuillerée de la potion, ce qui est déjà très-remarquable.

La réaction, manifeste dès la première heure, ne tarde pas à devenir complète. — Lorsqu'elle est définitivement établie, ces moyens sont abandonnés et l'on prescrit :

1° Des demi-tasses de thé qu'on additionne de trois ou quatre gouttes de rhum, toutes les demi-heures, toutes les heures ;

2° Du bouillon de viande à la dose de deux ou trois cuillerées à bouche, toutes les heures, toutes les deux heures.

Vingt-quatre heures ne se passent guère sans que le malade ne soit en convalescence assurée.

Voilà le traitement que nous avons prescrit, avec un succès complet, dans les trois épidémies qui ont frappé notre ville, pour des malades arrivés à la période d'algidité et de cyanose. Les indications, on le voit, ne sont pas hasardées ; elles sont positives, elles reposent sur la nature vraie de la maladie.

Nous avons à peine besoin d'ajouter que les indications hygiéniques ne doivent pas être oubliées dans cette maladie : elles sont fort importantes, surtout au point de vue prophylactique. Elles réclament :

D'éviter l'encombrement ; de donner une bonne aération ; de veiller à la propreté des lieux et des choses ; de relever le moral ; de soutenir les forces par un régime convenable ; d'éloigner ce qui peut leur porter atteinte, et de se garder de troubler les fonctions digestives, surtout par les purgatifs, etc. (1)

(1) Pour de plus amples détails, voir notre brochure : — *Choléra asiatique ; sa nature et son traitement* ; br. in-8°, 1875. — *Paris*, J. B. Baillière et fils ; *Montpellier*, Coulet, Grand'Rue.

Cette brochure n'est autre qu'un mémoire que nous avons envoyé à l'Académie des Sciences de Paris pour le concours au legs Bréant.

Nous croyons avoir prouvé dans ce mémoire :

1° Que le choléra asiatique a pour cause prédisposante l'infection miasmatique, — et pour cause efficiente un principe inconnu dans l'atmosphère ;

2° Que cette maladie est bien réellement une affection spasmodique idiopathique ;

3° Que la cyanose, qui avait toujours dérouté les pathologistes, par rapport à sa cause, est le résultat du ralentisse-

Indications du spasme symptomatique.

Les indications de ce spasme découlent de la cause qui l'a produit.

Cette cause n'est autre le plus souvent que l'inflammation, ainsi qu'on le voit dans la gastrite, l'entérite, la dyssenterie, la cystite, l'uréthrite, la bronchite, etc., c'est donc l'inflammation qu'il faut combattre.

Aux antiphlogistiques, aux émollients, il faut joindre maintes fois les narcotiques.

Les antispasmodiques sont généralement contre-indiqués dans ces divers cas. Ils augmenteraient la phlogose.

Dans la colique hépatique, la colique néphrétique, les antispasmodiques associés aux narcotiques sont généralement nécessaires. Il convient, dans le cas de vomissement, de leur joindre les médicaments antiémétiques.

ment du cours du sang dans les capillaires sanguins par le spasme de ces vaisseaux;

4° Que le choléra asiatique n'est point contagieux d'homme à homme (preuves irrécusables données);

5° Que le traitement que nous avons prescrit, établi sur la nature vraie de la maladie, est le seul qui peut convenir.

La fracture des membres inférieurs venant à se compliquer des contractions spasmodiques des muscles qui entourent l'os fracturé, réclame l'application sur le siége de la fracture d'un grand cataplasme de farine de lin arrosé de 50 à 60 gouttes laudanum de Sydenham. L'effet ne saurait en être mis en doute.

INDICATIONS DU SPASME SYMPATHIQUE.

Combattre la maladie qui a produit le spasme, voilà encore l'indication qui se présente.

Les *vomissements* proviennent-ils de la migraine ? c'est vers la migraine qu'il faut diriger la thérapeutique !

Malheureusement nous n'avons guère contre elle que des remèdes palliatifs, l'infusion de feuilles d'oranger, par exemple.

Si les vomissements dépendent de la colique hépatique, de la colique néphrétique, de la péritonite, de la hernie étranglée, on sait quels sont les moyens que la thérapeutique nous offre dans pareilles circonstances.

—

Autres indications des antispasmodiques.

Les antispasmodiques ne sont pas seulement employés pour combattre le spasme proprement dit, leur usage est de tous les jours dans les *névralgies.*

Ils déterminent sur l'ensemble de l'économie une excitation qui tend à ramener dans leur état normal les fonctions plus ou moins troublées. Ils exercent, en outre, une certaine action tonique sur le système nerveux. Si la douleur est trop vive, les antispasmodiques sont inutiles ; ils doivent être remplacés par les narcotiques, qui ne sont guère que palliatifs, et qui sont loin, par conséquent, d'avoir l'avantage des premiers.

Ainsi dans la névralgie faciale, — intercostale, — ilioscrotale, etc, tant qu'elle n'est pas trop intense, c'est aux antispasmodiques, à l'infusion de feuilles d'oranger surtout, que l'on s'adresse. Cette douleur est-elle portée à un haut degré ? Ce sont les narcotiques que l'on prescrit.

Dans la douleur nerveuse de l'estomac, de l'intestin, de l'utérus, etc., si elle n'est pas trop intense, on donne les mêmes antispasmodiques. Dans le cas contraire, on est bien obligé d'avoir recours aux narcotiques.

Ce genre de traitement ne convient pourtant

pas dans la migraine. Dans cette maladie, on prescrit les antispasmodiques. La douleur est-elle plus incommode que de coutume, on s'est maintes fois adressé aux narcotiques. Leur avantage est ici plus que problématique ; ils peuvent provoquer la congestion cérébrale.

Il est des individus sujets à la migraine, qui, dès qu'elle se montre, se font faire une injection hypodermique d'un médicament narcotique. Du calme pendant quelques heures en est le résultat ; la migraine reparaît ensuite.

Le même remède est encore fort en usage dans les névralgies, faciale ou autres.

L'abus de ces injections porte atteinte aux fonctions de l'intelligence, des organes des sens ; aux fonctions de la digestion, etc. L'ensemble de l'économie finit par en éprouver une perturbation fâcheuse.

Les antispasmodiques constituent, dans certains cas, un moyen précieux pour retenir la vie qui va faire défaut. C'est aux antispasmodiques que l'on nomme *diffusibles*, en raison de leur action presque électrique, que l'on doit bien souvent de pouvoir conserver les malades.

La potion que l'on prescrit a pour base l'éther sulfurique, 20 à 40 gouttes, etc. On l'administre par cuillerée à bouche, de quart d'heure en quart heure, de demi-heure en demi-heure.

La *commotion cérébrale* est un des accidents du traumatisme dans lequel l'éther sulfurique est d'un grand secours. Il ne faut pas négliger sa prescription dès que la déglutition est possible ; mais, en attendant qu'elle le soit, on l'emploie en frictions sur les gencives, sur la langue, le palais ; on prescrit l'application des sinapismes aux quatre membres ; on approche du nez, par *courts moments*, un flacon, soit de vinaigre radical, soit même d'alcali volatil.

Les blesures par armes à feu, ou même par des corps d'une autre nature, d'une grande violence, déterminent maintes fois une atteinte profonde du dynamisme vital connue sous le nom de *stupeur*. Le traitement est encore ici le même.

Des moyens semblables sont encore très-utiles dans l'*asphyxie* quelle qu'en soit la cause.

L'*apoplexie cérébrale*, dans son invasion, détermine parfois, en raison même de son siége, un ensemble de symptômes qui annoncent une atteinte profonde au principe de la vie : la pâleur, l'altération des traits du visage, la gêne extrême de la respiration ; le peu de chaleur, le refroidissement même des extrémités ; le peu de consistance du pouls, tels sont les symptômes qui donnent l'indication des moyens à prescrire.

Ces moyens sont à peu près ceux que nous avons déjà conseillés pour la commotion cérébrale ; — en ayant encore l'extrême attention de s'en abstenir dès que la réaction s'opère. L'éther sulfurique, en frictions sur les gencives, sur la langue, jusqu'à ce qu'on puisse l'administrer à l'intérieur ; les sinapismes aux extrémités inférieures, voilà quels sont les moyens à mettre en usage jusqu'à ce que la réaction se fasse ; — et lorsqu'elle a lieu, c'est aux émissions sanguines, aux purgatifs en lavement d'abord, par la bouche ensuite, aux vésicatoires aux jambes, qu'il convient de s'adresser, en tenant toujours compte, avec la plus extrême attention, de la somme des forces que présente le malade.

—

L'éther sulfurique constitue un auxiliaire puissant dans la potion que l'on prescrit dans les *fièvres* dites de *mauvais caractère* (ataxiques, ataxo-adynamiques, malignes, intermittentes ou rémittentes pernicieuses). Il est bien rare que l'on veuille s'en priver, tant il augmente l'énergie de la résine de quinquina. La dose en est de 20 à 40 gouttes sur 4 à 10 grammes résine de quinquina. Et non-seulement l'action du quinquina devient par elle-même plus active, mais elle est de plus facilitée par l'excitation que l'éther détermine dès le premier moment.

L'éther sulfurique possède, du reste, des propriétés antipériodiques qui ont pu, par elles seules, guérir des fièvres périodiques.

—

Dans la fièvre *ataxique ou ataxo-adynamique,* on prescrit avec avantage les bols camphrés et nitrés (1). En même temps qu'ils attaquent les symptômes nerveux qui constituent un élément de ces fièvres, ils contribuent à rétablir la sécrétion urinaire qui fait plus ou moins complétement défaut dans ces maladies, ce qui ne peut que les rendre plus graves.

—

Le *délire tremblant* ou des ivrognes semble, d'après les auteurs, ne pouvoir être traité que par l'opium.

Cependant quand on fait attention au mode de terminaison de cette maladie, qui n'est autre que l'apoplexie cérébrale, ou le ramollissement cérébral, ou l'encéphalite, il est bien permis de penser que ce médicament n'est pas celui qui convient le mieux dans cette circonstance. Le musc nous a toujours paru préférable dans ce cas (1 à 3 grammes teinture dans une potion), en l'associant à une diététique appropriée.

(1) 20 centigr. camphre, 20 centigr. nitre, sirop simple, pour chaque bol, un bol de 4 en 4 heures.

Le musc, disent les auteurs modernes, doit être prescrit dans les *pneumonies avec délire.*

Il semblerait, d'après ce conseil, que le délire aurait toujours le même caractère; il n'en est rien cependant.

Le délire se montre parfois dans la pneumonie dite inflammatoire, en raison de l'intensité de la fièvre.

Il se montre bien souvent dans la pneumonie avec fièvre rémittente périodique, surtout si elle est pernicieuse.

Il est évident que, dans ce cas, le musc ne peut convenir : il serait nuisible lorsque la fièvre est inflammatoire; il serait inutile lorsque elle a le caractère périodique.

Si le délire se montre dans la pneumonie avec fièvre inflammatoire, le traitement n'est autre que celui de cette fièvre (saignée générale et locale, boissons émollientes, diète sévère).

Si le délire est accompagné de la fièvre rémittente périodique (antipériodique).

Et quand le délire survient avec l'état ataxique, ataxo-adynamique, ce qu'il faut prescrire c'est le traitement de cette fièvre (résine de quinquina 4 à 8 grammes, en potion ; vésicatoires à la partie interne des jambes.)

ANTISPASMODIQUES COMME ANTIGOUTTEUX.

Barthez, dans son traité des maladies goutteuses, considère comme antigoutteux certains médicaments antispasmodiques.

Ces antigoutteux sont le camphre, l'assafœtida, le musc, le castoréum. Notre illustre physiologiste pense que, dans le cas de goutte devenue interne, ces médicaments pourront la reporter au dehors.

Cet effet peut bien être obtenu si la goutte rétrocédée n'a déterminé qu'une névrose ; mais si c'est une phlegmasie qu'elle a produite, ces antigoutteux pourraient être nuisibles ; ils aggraveraient la phlegmasie.

Les antispasmodiques constituent donc un médicament précieux dans une foule de circonstances. Leurs indications ne sauraient être précisées avec trop de soin.

NARCOTIQUES.

—

Les narcotiques sont des médicaments qui diminuent la sensibilité et la contractilité. Telle est la définition généralement admise.

Nous devons ajouter que les narcotiques à dose tant soit peu trop élevée ou prolongée portent atteinte à toutes les fonctions, de l'intelligence, des organes des sens, de la locomotion, de la digestion.

Ils portent atteinte aux fonctions de la circulation, en jetant une sorte de torpeur dans le système capillaire sanguin, ce qui, dans le cas de phlegmasie, détermine l'engorgement des organes enflammés et surtout des organes parenchymateux.

Ils diminuent ou suspendent la plupart des sécrétions.

Ils s'opposent aux crises, aux métasyncrises.

Les narcotiques, dont on fait un si grand usage aujourd'hui par la méthode hypodermique, ne peuvent qu'amener, en cas d'abus, le dépérissement de l'économie.

Il est donc d'une importance extrême d'examiner leur influence dans les maladies.

Les narcotiques ont été bien souvent prescrits à titre de contro-stimulants dans la *fièvre inflammatoire,* — c'est-à-dire dans la fièvre qui a pour base une grande somme de forces radicales, et qui donne pour indication fondamentale les émissions sanguines générales, les boissonts émollientes, une diète sévère.

Qu'est-il arrivé ?

On a changé le caractère de la fièvre : on ne l'a pas guérie. Le pouls a perdu de sa dureté, mais il est devenu plus fréquent. Les symptômes ont été voilés par le trouble survenu, soit dans le système nerveux, soit par suite des congestions qui se sont faites dans les divers organes.

La saignée du bras aurait prévenu ces congestions ; en aurait, en cas d'existence, facilité la résolution ; c'est le contraire qui s'est produit.

Si la fièvre inflammatoire est accompagnée de quelque phlegmasie, et surtout de la phlegmasie d'un organe parenchymateux, on peut être à peu près certain que la prescription des narcotiques y deviendra la cause de l'aggravation des symptômes. Les narcotiques ne peuvent être prescrits dans ces phlegmasies que pour remplir des indications exceptionnelles fournies par quelque complication, et ils ne doivent l'être qu'à dose très-modérée.

La *fièvre catarrhale* ne présente par elle-même aucune indication à l'emploi des narcotiques. Ce qu'il faut prescrire dans cette fièvre, ce sont les diaphorétiques, qui portent les mouvements à la peau et en rétablissent les fonctions.

Certains auteurs modernes conseillent, dans le coryza, qui n'est qu'une forme de l'affection catarrhale, des injections dans les fosses nasales d'une solution narcotique, pour faire avorter la maladie.

Que peut-il en résulter ? Il peut en résulter que la fluxion, qui se serait épuisée par la sécrétion de la muqueuse nasale, se déviera sur le cerveau et y déterminera, soit la méningite, soit l'encéphalite.

La violence des douleurs de tête dans certains cas de *fièvre bilieuse*, au lieu d'être rapportée comme symptôme à cette fièvre, et n'être traitée que par les moyens qui lui conviennent, a été parfois combattue par les narcotiques ; la maladie n'en est devenue que plus grave.

Les fièvres dites de *mauvais caractère* contre-indiquent de la manière la plus formelle la prescription des narcotiques.

Il y a, dans ces fièvres, atteinte profonde au dynamisme vital ; les narcotiques ne peuvent que porter cette atteinte à un degré plus élevé.

Le danger des narcotiques ne saurait être méconnu dans les fièvres — *ataxique, ataxo-adynamique, adynamique, maligne*. Leur administration tend à rendre impossible tout effort salutaire de la nature.

Et cependant des auteurs modernes conseillent leur emploi, de l'opium notamment, « *pour combattre les symptômes nerveux qu'on observe dans ces fièvres* » !

Ces symptômes nerveux étant sous la dépendance, non pas d'une simple modification des forces, mais d'une atteinte profonde portée à ces forces, exigent non pas des narcotiques, mais bien les toniques les plus puissants, associés aux antispasmodiques (résine de quinquina (1), bols camphrés et nitrés), et aux vésicatoires aux jambes.

(1) Formules déjà signalées aux *Toniques*.

Les *exanthèmes aigus* (rougeole, variole, scarlatine, miliaire, urticaire, etc.) présentent pour indication essentielle le traitement de la fièvre concomitante avec les quelques modifications que peut apporter l'exanthème ; il ne peut y avoir aucun doute à cet égard.

On ne peut donc qu'être étonné que les mêmes auteurs conseillent encore l'emploi de l'opium dans ces fièvres exanthématiques, comme moyen propre à activer les éruptions languissantes ou anormales, — et ils s'appuient, dans cette opinion, de l'autorité de Sydenham, de Morton, de Van Swieten, qui regardaient ce médicament comme un des plus utiles que l'on puisse employer dans la variole, la rougeole, la scarlatine, etc. !...

Le meilleur traitement dans ces exanthèmes aigus, consiste, nous le répétons, dans celui de la fièvre concomitante ; rien ne peut être plus nuisible, dans ces cas, que l'emploi de l'opium qui enraie l'évolution de l'exanthème.

La contre-indication des narcotiques est formelle dans l'*érysipèle* quelle que soit son espèce. Prescrits, soit à l'extérieur, soit à l'intérieur, pour calmer la douleur dont il est le siége, ils sont susceptibles de jeter de la torpeur dans la partie malade, d'y ralentir la circulation, d'y déterminer la gangrène.

Nous ne pouvons qu'être surpris qu'un auteur moderne conseille :

« Lorsque la maladie revêt la forme *ataxique*, » d'agir plus *vivement*, d'avoir recours à l'*opium*, » au musc, au *bromure* de *potassium*, au *chlo-* » *ral*, aux *purgatifs*, et particulièrement au *calo-* » *mel* !!!.... »

Tous ces médicaments sont contre-indiqués de la manière la plus positive dans de pareilles conditions, c'est au quinquina à l'intérieur qu'il faut avoir recours, et non pas aux narcotiques, non pas aux purgatifs, qui ne peuvent avoir que des effets nuisibles.

Les narcotiques ont été souvent prescrits dans le *rhumatisme articulaire aigu*, à haute dose, à dose contro-stimulante. On a voulu faire tomber la fièvre, faire cesser la douleur. Ce qui est arrivé devait être prévu ; on a déterminé le narcotisme; on a fait courir au malade le danger de la phlegmasie du cerveau et des méninges.

Les narcotiques ne sont pas toutefois contre-indiqués d'une manière absolue dans le rhumatisme articulaire aigu, mais on ne peut les prescrire qu'avec réserve. Un julep avec 4 gouttes laudanum de Sydenham, à l'entrée de la nuit, pour procurer un peu de repos, de sommeil, c'est tout ce que l'on peut se permettre. Sur les articulations atteintes on fait des embrocations avec le baume tranquille, on les recouvre de flanelle.

Rien n'est plus dangereux, n'exige plus de circonspection, que l'emploi des narcotiques dans la *goutte*. Les douleurs qu'elle détermine sont parfois telles qu'on se croit autorisé à les prescrire. On les applique à l'extérieur, on les prescrit à l'intérieur.

Quel que soit leur mode d'emploi, la disparition de la goutte, d'une manière maintes fois subite, peut en être la conséquence. C'est aux organes internes, à l'estomac, aux intestins, au cœur, au cerveau, aux poumons, etc., qu'on la voit aboutir.

Les embrocations, même avec le baume tranquille, sur le siége de la goutte ayant semblé être, dans certains cas, la cause de la disparition de la fluxion et de son invasion sur les organes internes, certains auteurs ont conseillé de s'en abstenir. Envelopper les pieds avec de l'ouate, voilà ce qui, d'après eux, doit être préféré ; la fluxion, disent-ils, s'y maintient, finit par s'y épuiser. L'association de ces deux moyens peut cependant convenir lorsque la douleur devient insupportable.

Les *névralgies* réclament bien souvent l'emploi des narcotiques. On ne doit toutefois les prescrire que lorsque l'on ne peut rien espérer des antispasmodiques.

Les antispasmodiques, dans les névralgies, offrent l'avantage d'attaquer l'état de spasme qui les accompagne, qui enraie la plupart des fonctions ; ils ont de plus celui d'exercer sur le système nerveux une certaine action tonique.

L'action des narcotiques n'est que palliative ; elle déprime plutôt les forces ; elle affaiblit le système nerveux.

Dans certaines de ces névralgies, l'association des antispasmodiques avec les narcotiques peut être de quelque utilité.

L'abus que l'on fait aujourd'hui, dans les névralgies, des injections hypodermiques des narcotiques est déplorable. Il en résulte à la vérité du calme ; mais ce n'est que pour quelques heures. L'économie finit par s'en ressentir d'une manière fâcheuse.

Ce que nous disons pour les névralgies s'applique au *spasme*.

Dans toute maladie spasmodique, franchement spasmodique, on doit prescrire les antispasmodibues de préférence ; et ce n'est que dans les cas où ils sont insuffisants que l'on a recours aux narcotiques, pourvu toutefois que les narcotiques soient sans inconvénient.

Ainsi, dans le tétanos, on laisse de côté les antispasmodiques pour l'opium. Mais dans l'épilepsie, malgré la résistance de la maladie aux antispasmodiques, nous ne croirons pas devoir les abandonner pour les narcotiques qui portent atteinte à la vie de tous les organes, à l'exercice de toutes les fonctions.

Lorsque le spasme est symptomatique de l'inflammation, les narcotiques doivent être maintes fois combinés avec les antiphlogistiques, avec les émollients. C'est ce qu'on a lieu d'observer dans la gastrite, dans la bronchite, la pneumonie, etc. Les antispasmodiques seraient généralement nuisibles dans cette circonstance.

Toute *phlegmasie*, d'un organe parenchymateux notamment, contre-indique l'emploi des narcotiques. Il y a, dans l'organe enflammé, gêne de la circulation ; cette gêne ne pourra qu'être aggravée par les narcotiques, en raison de l'espèce de torpeur qu'ils déterminent dans le système capillaire sanguin. A la congestion succèdera l'engorgement ; l'engorgement deviendra lui-même plus considérable et de plus difficile résolution ; l'inflammation deviendra plus probable, plus étendue, et parfois la gangrène en sera le résultat.

La prescription de certains narcotiques, de la digitale notamment, dans la *pneumonie*, à titre de contro-stimulant, ne nous paraît pas sans inconvénient ; ils rendront la résolution de la pneumonie de plus en plus difficile. Les narcotiques peuvent toutefois devenir nécessaires, non pas contre la pneumonie elle-même, mais pour modérer la violence de la toux ; et dans ce cas, la dose doit en être faible, un looch blanc, par exemple, avec 12 milligrammes sulfate de morphine est souvent indispensable.

Les narcotiques sont surtout dangereux dans les phlegmasies du *cerveau* et *des méninges;* ils sont capables de favoriser le mouvement fluxionnaire qui se fait vers l'organe crânien.

Les narcotiques, l'opium surtout, ne sont pas sans danger dans la *dyssenterie aiguë*, ils sont susceptibles de supprimer les selles, qui sont cependant un moyen de solution de la phlegmasie de la muqueuse du gros intestin. C'est en s'attaquant à cette phlegmasie par des moyens convenables (émollients par la bouche et en lavement, cataplasme sur le ventre, application parfois de sangsues sur l'hypogastre, diète sévère), que les selles doivent cesser.

Le *ténesme rectal* réclame toutefois des quarts de lavements légèrement narcotiques (4 gouttes laudanum de Sydenham dans un demi-verre décoction de graine de lin, matin et soir).

La *chronicité* dans les phlegmasies contre-indique d'une manière générale les narcotiques.

Dans ces phlegmasies chroniques, il peut y avoir, entre autres indications, celle de déterminer dans l'organe un certain degré d'excitation propre à provoquer la résolution de la phlegmasie. Les narcotiques ne peuvent produire qu'un effet contraire ; ils engourdiront davantage la vitalité de l'organe malade ; ils mettront obstacle au phénomène qui doit amener la résolution.

Il est pourtant des cas où les narcotiques sont fort utiles.

Ainsi dans la *dyssenterie chronique*, on se trouve bien d'additionner la décoction blanche de Sydenham d'une certaine dose de laudanum (12 à 20 gouttes, sur 2 ℔ liquide). Cette addition a pour but de diminuer la sécrétion exagérée de l'intestin, et d'en ralentir le mouvement péristaltique.

Dans la *pneumonie chronique*, les narcotiques seraient nuisibles ; ils ne pourraient que contrarier l'expectoration, si utile dans cette phlegmasie, puisqu'elle contribue à sa résolution.

Ils peuvent toutefois devenir nécessaires, à faible dose, pour calmer la violence de la toux.

Les narcotiques, que nous avons dit pouvoir être utiles dans certains cas de dyssenterie chronique, peuvent l'être également dans *certaines diarrhées*, toujours dans la même intention. Il importe toutefois de se garder de chercher à guérir une diarrhée habituelle, constitutionnelle ; des maladies plus ou moins graves peuvent être le résultat de cette suppression.

Les auteurs modernes conseillent l'emploi des narcotiques chez les enfants atteints de *convulsions*. Nous sommes loin d'être de leur avis.

Les convulsions chez les enfants sont généralement le résultat d'une irradiation fluxionnaire qui se fait sur le cerveau, et qui est accompagnée d'un état de spasme. Il y a, en conséquence, indication des antispasmodiques et des dérivatifs cutanés. (Lavement avec 60 centigram. camphre, 1 jaune d'œuf, 100 grammes d'eau ; cataplasmes de farine de lin légèrement sinapisés, à la plante des pieds comme des chaussons ; et, au besoin, vésicatoires volants à la partie interne des jambes.)

Les narcotiques ne peuvent que favoriser le mouvement fluxionnaire. Ils portent atteinte d'ailleurs à la vie du cerveau, à la vie de l'enfant.

Il y a contre-indication aux narcotiques toutes les fois qu'il y a maladie *du cerveau*, ou que cette maladie serait à craindre.

Il y a, par conséquent, contre-indication aux narcotiques dans la *congestion cérébrale*, l'*encéphalite*, la *méningite*, l'*apoplexie cérébrale*, l'*hémiplégie*.

La *fausse attaque*, qui n'est autre chose qu'un mouvement fluxionnaire avorté, contre-indique également cette sorte de remèdes.

L'*aliénation mentale* contre-indique encore les narcotiques lorsque l'on doit la rapporter à un certain degré d'irritation des méninges, du cerveau.

Mais si la maladie est du genre des névroses, les narcotiques peuvent devenir utiles, c'est ce qui a lieu dans certains cas de manie.

Les narcotiques font partie du traitement de la *colique de plomb*. De deux jours l'un on prescrit, soit un purgatif cathartique, soit un narcotique.

L'opium a été le narcotique prescrit pendant longtemps, et il l'était à dose élevée (25 à 50 centigrammes). On lui reproche d'enrayer l'action des purgatifs ; cela est vrai, surtout à pareille dose. La belladone est aujourd'hui préférée, bien que son action soit fort incertaine.

Deux mots sur l'état de l'intestin dans la colique de plomb.

Il n'y a aucune lésion de l'intestin dans cette maladie, disent les auteurs même les plus modernes.

Nous avons eu à faire, dans le temps, l'autopsie d'un individu mort de la colique de plomb, et nous avons pu constater que des lésions existent, et qu'elles sont même très-graves.

L'intestin se présentait dans un état de contracture portée au plus haut degré. Le calibre en était tellement réduit que ce n'était qu'avec peine qu'on pouvait y introduire le petit doigt. Les parois, au contraire, étaient exagérées dans leur épaisseur. Cette épaisseur pouvait bien être de près d'un centimètre, à l'intestin grêle. Nulle trace de phlegmasie.

Il y a, dans la colique de plomb, dans les premiers temps, contraction spasmodique de l'intestin, — et, par la durée de la maladie, le spasme finit par déterminer l'état de contracture, ce qui amène progressivement la diminution de son calibre et l'épaississement de ses parois.

L'*avortement* est maintes fois le résultat tout à la fois de la faiblesse et d'un excès de contractilité de la matrice. Parmi les narcotiques qui peuvent prévenir cet accident, on place au premier rang l'opium : quelques gouttes de laudanum, en injection dans le vagin ou le rectum. Un cataplasme de farine de lin arrosé de 1 à 2 grammes laudanum de Sydenham placé sur l'hypogastre peut remplir le même effet.

L'opium est encore le narcotique que l'on emploie généralement, de préférence même au chloral dont l'action moins régulière n'est pas toujours sans danger, dans l'*insomnie*. Il y a ici pourtant une distinction très-importante à faire.

L'insomnie se manifeste dans l'état de santé, ou pendant les maladies.

Quand l'insomnie se manifeste dans l'état de santé, il faut en chercher la raison dans les choses dites non-naturelles, et prescrire un traitement en conséquence. L'opium n'a rien à faire ici. Si on le prescrit, l'individu en prend bientôt l'habitude, et ne peut plus dormir sans ce remède dont il faudra augmenter progressivement la dose.

Dans la maladie, l'insomnie est un symptôme qui en est à peu près inséparable, à quelques nuances près ; elle disparaîtra avec les autres symptômes ; elle n'offre pas d'indication particu-culière. Mais si l'insomnie est due à une vive douleur ou bien à un état de spasme, à une toux violente par exemple, il y a, dans ce cas, indication des narcotiques, à dose toutefois très-modérée. Il s'agit de procurer quelque repos, un peu de sommeil ; voilà tout.

La *phthisie pulmonaire* est certainement une des maladies qui semblent le plus réclamer les narcotiques, et cependant il en est peu qui exigent davantage de s'en abstenir.

Les narcotiques semblent indiqués pour calmer la toux, la surexcitation nerveuse, procurer quelque sommeil, mais leur mode d'action sur les fonctions digestives tend à en restreindre l'emploi.

Dans la phthisie, les fonctions digestives sont

généralement dans un état relativement satisfaisant; et c'est cet état des fonctions digestives qui porte bien des malades à ne considérer leur maladie que comme plus ou moins légère. Il importe donc au plus haut degré de ne pas leur enlever cette illusion, et c'est pour cela qu'il faut autant que possible s'abstenir de la prescription des narcotiques, dont l'action fâcheuse sur les fonctions de la digestion est bien connue.

Parmi les narcotiques que l'on se voit obligé de prescrire dans cette circonstance, il est évident qu'il faut compter les sels de morphine. Avant toutefois d'en faire usage, il convient d'essayer de ceux dont l'action est moins à craindre, comme par exemple la jusquiame blanche.

Il est des *maladies organiques*, le cancer notamment, qui donnent lieu à des douleurs plus ou moins vives ; les narcotiques deviennent alors indispensables.

Il convient encore, dans ces cas, de commencer par les narcotiques autres que l'opium, comme par exemple la jusquiame, la ciguë, l'aconit, le bromure de potassium, et ce n'est que lorsque les effets qué l'on en attend deviennent négatifs qu'on est bien obligé d'en venir à l'opium.

Et à ce propos de l'opium, nous avons à peine besoin de rappeler que l'habitude du remède oblige d'en augmenter de temps à autre la dose, ce qui porte une atteinte chaque jour plus prononcée aux fonctions digestives.

Une autre observation qui n'est pas sans importance, c'est que lorsqu'un malade prenant une dose considérable d'opium vient à en suspendre pendant quelque temps l'emploi, le médicament ne doit pas être repris à la même dose. S'il en était ainsi, un empoisonnement serait à redouter, ainsi qu'on en a des exemples. L'opium doit être prescrit à la dose par laquelle on a commencé, et progressivement, rapidement, on arrive à celle que l'on donnait au moment de sa suspension.

Les narcotiques sont des médicaments auxquels on a parfois recours dans les *exanthèmes chroniques* accompagnés de prurit plus ou moins incommode. Employés comme topiques lorsqu'ils ont une certaine étendue, ils ne sont pas toujours sans inconvénients ; ils peuvent déterminer la disparition de l'exanthème, qui se portera sur des organes internes. Mis en usage à l'intérieur, ils amènent bien quelque soulagement ; mais bientôt, par l'effet de l'habitude, le médicament n'agit plus ; il faut en augmenter la dose, aux dépens toujours des fonctions digestives et comme ces maladies sont de longue durée, et très-réfractaires à la thérapeutique, il en résulte que l'on arrive à des doses de plus en plus considérables, sans aucun avantage pour l'exanthème. C'est aux bains émollients, aux bains sulfureux et gélatineux, aux altérants, aux dépurants, qu'il convient d'avoir recours dans cette circonstance.

Les narcotiques ne seraient pas à dédaigner dans le *somnambulisme*.

Le somnambulisme se montre ordinairement au commencement de la nuit. Un sommeil plus profond provoqué par un narcotique pourrait bien prévenir ce phénomène si singulier. C'est à l'opium qu'il conviendrait de donner la préférence.

L'influence fâcheuse des narcotiques sur les *fonctions digestives* est bien connue : nous l'avons déjà signalée. L'appétit se perd, la digestion se fait mal; et s'il s'agit de l'opium, une constipation de plus en plus opiniâtre se manifeste. C'est cet effet de l'opium qui en fait éloigner l'emploi dans bien des cas où il pourrait être si utile.

Nous avouons donc ne pas comprendre comment des auteurs modernes conseillent ce médicament dans la *dyspepsie essentielle!...*

Tous les auteurs conseillent l'emploi de l'opium dans le *délire tremblant* ou délire des ivrognes. Si l'on fait attention cependant aux suites si fréquentes de ce délire, qui ne sont autres que le ramollissement cérébral, l'encéphalite ou l'apoplexie cérébrale, on verra que l'opium ne peut que favoriser cette terminaison. Nous préférons à l'opium le musc ; nous l'avons déjà dit autre part (1 à 3 grammes teinture dans un demi-verre véhicule aqueux).

Les narcotiques, qui conviennent si peu, qui sont même contre-indiqués chez les enfants, ne le sont pas moins chez *les vieillards*. Ils portent atteinte aux forces générales ; ils portent atteinte à la vie du cerveau ; ils prédisposent à l'apoplexie ; ils portent atteinte aux fonctions digestives, si importantes à cet âge. On ne doit les prescrire chez eux que dans des cas exceptionnels.

Toutes les fois qu'il y a *grande faiblesse*, il y a contre-indication des narcotiques, qui ne peuvent que l'aggraver. Il n'y aurait indication à leur emploi que si cette faiblesse était le résultat d'une violente douleur, ainsi que cela arrive dans certaines maladies organiques, et notamment dans el cancer.

On a parlé de la guérison du *choléra asiatique* par l'opium.

Que l'opium soit utile pour concourir à faire cesser les vomissements, les évacuations alvines, c'est ce que l'on ne saurait nier; mais seul, à coup sûr, il serait insuffisant.

Dans le choléra asiatique, il y a un ensemble de symptômes qui appartiennent à l'état spasmodique porté au plus haut degré.

L'opium seul ne peut rien contre une affection pareille. C'est sur les antispasmodiques énergiques qu'il faut surtout s'appuyer; l'opium ne peut être utile qu'à titre d'auxiliaire.

Les narcotiques peuvent être utiles dans *l'hémorrhagie spasmodique*. Ils sont associés, soit aux antispasmodiques, qui sans eux pourraient avoir un effet trop excitant, soit aux antifluxionnaires.

Il est toutefois des hémorrhagies spasmodiques qui exigent une grande prudence dans l'emploi des antispasmodiques associés aux narcotiques. Cela est surtout vrai pour l'*hémoptysie*, qui pourrait se trouver mal de la prescription des antispasmodiques, surtout s'ils étaient trop actifs.

Les narcotiques sont souvent administrés seuls pour calmer la toux, qui est capable d'entretenir l'hémorrhagie.

Des auteurs, déjà anciens, avaient attribué à l'opium des propriétés excitantes, ce qui évidemment ne saurait être admis du moment où il est employé comme sédatif, soit à l'extérieur, soit à l'intérieur.

Aujourd'hui certains le considèrent comme tonique!

Ce serait, en vérité, un singulier tonique que ce médicament qui porte atteinte à toutes les fonctions, et qui finit par amener l'abrutissement, le dépérissement si remarquable de l'économie.

C'est, du reste, une opinion qui avait été émise par Sydenham, mais qui n'avait guère été acceptée.

ALTÉRANTS.

—

Les *altérants* sont des médicaments qui modifient l'économie d'une manière lente, insensible, sans produire d'évacuation ni aucun autre effet immédiat apparent.

Les altérants sont le plus souvent prescrits contre les maladies diathésiques.

Les altérants ne peuvent avoir quelque effet curatif dans les maladies qui sont sous la dépendance d'une diathèse que tout autant qu'ils ont annihilé ou, du moins, suffisamment amendé cette diathèse ; ce qui ne peut qu'être difficile ou même souvent impossible, lorsqu'on sait que les diathèses sont des états morbides généraux de longue durée, généralement permanents, qui semblent se jouer de la thérapeutique.

Nous devons, en outre, rappeler que les diathèses reposent par-dessus tout sur une modification morbide du dynamisme vital ; qu'elles dominent les liquides, les solides, et qu'elles ont la propriété de pouvoir rester à *l'état latent*, de pouvoir revenir à l'état latent.

Parmi les altérants, il en est qui possèdent des propriétés excitantes à un haut degré, et qui, en raison de cette propriété, exigent une grande prudence dans leur administration. Nous signalerons, entre autres, les *préparations d'or*, qui ont eu une si grande vogue dans la première moitié de ce siècle.

Les préparations d'or ont été prescrites plus particulièrement dans les maladies scrofuleuses ; et on les a prescrites dans l'idée qu'en attaquant la diathèse on arriverait à la guérison de la maladie.

Les préparations d'or ont été souvent prescrites dans *l'ophthalmie chronique scrofuleuse.* On n'a pu le faire que dans l'idée d'agir tout à la fois et sur la diathèse et sur la maladie.

Se flatter d'avoir quelque action sur cette ophthalmie par la modification de la diathèse au moyen des préparations d'or, c'est sur quoi il n'est pas permis de compter.

L'action de ces médicaments se portera directement sur l'œil ; et comme cette action est excitante à un haut degré, l'ophthalmie persistera si elle ne passe pas même de l'état chronique à l'état sub-aigu, ainsi qu'on a pu l'observer dans maintes et maintes circonstances.

Qu'y a-t-il donc à faire pour guérir ces ophthamies ?

La réponse est facile.

On ne peut rien ou presque rien sur la diathèse, mais on peut beaucoup sur le mouvement fluxionnaire qu'elle met en jeu. On détourne le mouvement fluxionnaire par les dérivatifs cutanés (vésicatoire, cautère, etc.), et du moment où le mouvement fluxionnaire est détourné, la maladie devenue locale est attaquée par les collyres cathérétiques ou astringents qui, la modifiant dans sa vitalité morbide, en déterminent la guérison.

On a guéri la maladie, et la diathèse n'en subsiste pas moins : elle est passée à l'état latent. C'est alors le cas de l'attaquer par les moyens que l'on juge les plus convenables, afin d'en prévenir de nouvelles (vin de gentiane, régime alimentaire tonique).

On avait cru pouvoir arriver à la guérison de la *phthisie pulmonaire* au moyen des préparations d'or !

On a prescrit maintes fois, dans cette maladie, le muriate d'or et de soude, la plus excitante certainement de ces préparations.

Quel but se proposait-on? Comment expliquait-on l'effet de ce médicament dans la phthisie pulmonaire?

La phthisie, disait-on, est une des manifestations de la diathèse scrofuleuse, ce qu'il faut faire, c'est d'attaquer cette diathèse ; si l'on parvient à l'annihiler, la guérison de la phthisie en sera la conséquence.

Mais pouvait-on songer à se débarrasser assez promptement de cette diathèse lorsque l'on sait qu'elle semble se faire un jeu de la thérapeutique ?

C'est un espoir dont il était impossible de se flatter ; les préparations d'or étaient complétement inutiles à ce point de vue.

Elles étaient toutefois autre chose qu'inutiles, elles étaient nuisibles au plus haut degré. Leur action éminemment excitante se portait sur le parenchyme pulmonaire et imprimait une marche plus rapide à la maladie. L'aggravation de la toux, de l'insomnie, de la fièvre, des sueurs, des crachements de sang, en étaient les principaux symptômes.

Ce qui, dans de pareils cas, faisait méconnaître le danger de ce traitement, c'est que l'on croyait que, dans cette maladie, comme dans bien d'autres, le traitement de la maladie est soumis à celui de l'affection ; — ou en d'autres termes que les indications de l'état local sont soumises à celles de l'état général.

D'une manière générale, il est vrai que les indications fournies par l'affection dominent celles de la maladie ; mais il est loin d'en être toujours ainsi ; le siége de la maladie oblige maintes fois d'avoir plutôt égard à la maladie qu'à l'affection ; et c'est ici surtout le cas de ne pas oublier cette loi de la thérapeutique.

Les préparations d'or prescrites, nous le répétons, dans la phthisie pulmonaire sont dangereuses au plus haut degré par l'action immédiate, incendiaire, qu'elles exercent sur la poitrine.

L'*iodure de fer,* tant préconisé aujourd'hui par quelques auteurs dans la phthisie pulmonaire, est tout aussi dangereux que les préparations d'or.

Nous mettons presque au même rang l'*huile de foie de morue,* dont les propriétés excitantes sur la poitrine n'ont jamais fait pour nous le moindre doute.

Peut-il en être autrement lorsque l'on fait attention à sa composition chimique, ainsi que nous l'avons dit autre part.

Que faut-il donc faire dans la phthisie pulmonaire ?

Analysons en deux mots cette maladie, sur laquelle nous nous sommes déjà suffisamment étendu à l'article *Caustiques.*

Il y a diathèse scrofuleuse. Voilà le point de départ. On ne peut rien ou à peu près rien contre cette diathèse.

Mais pour que la phthisie s'établisse, il faut que la diathèse détermine sur le poumon un mouvement fluxionnaire qui, en raison de son évolution et de ses phénomèmes anatomo-pathologiques, peut être considéré comme spécifique.

C'est une inflammation presque spécifique, moléculaire, qui engendre le tubercule, inflammation qui dans son essence tient par-dessus tout à un défaut de forces radicales.

Et c'est l'inflammation du parenchyme pulmonaire autour du tubercule qui plus tard amène sa fonte.

C'est donc à ce mouvement fluxionnaire mis en jeu par la diathèse qu'est due la scène mordide qui se passe dans le poumon. A cela il ne saurait y avoir aucun doute.

On ne pouvait rien ou à peu près rien contre la diathèse ; mais on est en droit d'espérer dans l'emploi des moyens propres à détourner du poumon ce mouvement fluxionnaire dont les effets sont si désastreux.

Les moyens sur lesquels on peut fonder un certain espoir sont les dérivatifs cutanés associés à une bonne diététique.

Les dérivatifs cutanés sur lesquels on peut avoir quelque sujet de compter ne sont autres que les cautères *permanents* placés, soit au bras, soit à la jambe, et parfois sur ces deux points en même temps. Le mouvement fluxionnaire est détourné; l'organe principal de la respiration échappe à la menace que portait sur lui la diathèse.

Les cautères *temporaires* placés sur la poitrine n'ont point d'avantage. La suppuration qu'ils déterminent n'est pas suffisamment soutenue, et la douleur à laquelle ils donnent lieu a l'inconvénient d'entretenir, d'aggraver la fluxion qui se fait sur le poumon. Ils sont trop rapprochés de la partie malade.

Les émollients, le lait d'ânesse notamment, constituent un auxiliaire qui n'est pas à négliger. Ils contribuent à prévenir, à combattre la phlegmasie du poumon; ils calment la toux, l'agitation, l'hémoptysie, les sueurs, la fièvre.

Les cas de phthisie pulmonaire prévenue ou guérie au 1er et même au 2e degré par ce genre de traitement ne sont pas rares. On doit espérer surtout lorsqu'on l'emploie de bonne heure.

La thérapeutique prend aujourd'hui une autre voie. Son impuissance contre la diathèse ne pouvant être méconnue, elle ne veut pas s'en occuper; elle cherche dans la matière médicale tel médicament qu'elle suppose capable d'exercer une action tonique sur le poumon. Elle a cru reconnaître cette propriété dans l'arsenic, elle a préconisé l'arsenic dans l'espoir qu'il préviendrait les congestions du poumon, causes des tubercules, ou qu'il les ferait disparaître si elles existaient.

On s'est aussi adressé, dans la même intention, aux phosphates, aux hypophosphites, à la créosote, à l'acide phénique, au sulfite de soude, etc. La phthisie n'en a pas moins poursuivi sa marche, si même elle n'a pas été accélérée.

Les préparations d'or ont joué un certain rôle dans le traitement des *tumeurs blanches*. On pensait que du moment où cette maladie était sous la dépendance de la diathèse scrofuleuse, il n'y avait qu'à prescrire un médicament auquel on attribuait contre cette diathèse des propriétés si puissantes.

Mais ici encore, les préparations d'or, au lieu d'agir sur la diathèse, ne portaient maintes fois leur action, action excitante à un haut degré, que sur l'articulation malade.

S'il n'y avait pas de douleur dans la tumeur blanche, la douleur s'y développait; s'il n'y avait pas de fièvre, la fièvre se manifestait; et s'il y en avait, elle prenait un degré plus prononcé.

Le traitement par les cautères qui détournent la fluxion est encore celui qui donne les résultats les plus avantageux.

Le vin de gentiane, à la dose de 60 grammes par jour, n'est pas à dédaigner. C'est un tonique franc qui est généralement sans danger dans pareille circonstance.

Le régime alimentaire doit être tonique.

Les préparations d'or ont été bien souvent prescrites dans l'*engorgement scrofuleux des ganglions lymphatiques*. Qu'arrive-t-il par leur emploi ?

Les résultats sont les mêmes, soit que cet engorgement ait lieu aux ganglions internes, soit qu'il s'agisse de ganglions situés à l'extérieur, par rapport aux ganglions eux-mêmes ; mais ces résultats seront bien différents quand on tiendra compte du siége de la maladie.

Selon le siége de ces ganglions, le résultat sera ou bien avantageux, ou bien nuisible au plus haut degré. Nous avons déjà traité cette question quand nous nous sommes occupé des ferrugineux ; nous devons cependant y revenir.

Supposons qu'il s'agisse de l'engorgement scrofnleux des ganglions lymphatiques du cou?

Les préparations d'or, en raison de leur mode d'action, déterminent du côté de ces ganglions une action excitante qui en amène la résolution. Voilà ce qui peut arriver, et qui arrive dans un délai trop rapproché pour donner à croire que la résolution s'est opérée sous l'influence de la modification de la diathèse. Cette diathèse reste ce qu'elle était.

Dans d'autres cas, et ceux-ci sont plus nombreux, sous l'influence de ces préparations, les ganglions deviennent douloureux, s'enflamment, la suppuration s'y produit. La guérison peut encore en être le résultat.

Cette terminaison, désagréable au point de vue de certains inconvénients locaux, ne peut cependant pas être considérée comme fâcheuse du moment où elle met fin à une maladie qui durait parfois depuis des années, et qui en aurait duré bien davantage.

La guérison n'a encore été ici que le résultat de l'action tout à fait primitive, directe, du médicament sur la maladie locale ; la diathèse n'a pu en recevoir le moindre amendement ; elle est restée ce qu'elle était.

Mais cet engorgement n'est plus à l'extérieur ; il occupe les ganglions du mésentère ; il s'agit du *carreau*.

Ici, un résultat fâcheux est à craindre. Les ganglions peuvent s'enflammer, suppurer ; et, dans ce cas, une péritonite à peu près inévitablement mortelle en sera le résultat.

Nous ne signalons cet exemple que pour montrer l'influence des préparations d'or sur cette maladie, car vouloir chercher à la guérir par l'application préalable des dérivatifs cutanés serait peine perdue, et n'est du reste peut-être jamais entré dans l'esprit d'aucun médecin. Tout ce qu'on doit faire dans pareille circonstance, c'est de chercher à relever les forces, à attaquer la diathèse scrofuleuse par un ensemble de moyens qui agissent comme toniques, savoir : vin de gentiane à dose modérée, régime alimentaire approprié, bains de mer avec beaucoup de circonspection, etc. ; et ne jamais perdre de vue qu'une excitation tant soit peu prononcée peut être très-nuisible. La guérison peut être obtenue, et elle le sera, dans ce cas, bien moins par les altérants que par le secours des toniques.

L'*huile de foie de morue* a été souvent prescrite dans cette maladie. Peut-on se promettre qu'elle n'exercera pas une action excitante, nuisible, sur les ganglions du mésentère?... Nous serions bien loin de l'affirmer; on aurait toujours à le craindre.

Les préparations d'or possèdent-elles des propriétés *antisyphilitiques ?*

Certains les ont considérées comme supérieures au mercure. Elles en ont tous les avantages, ont-ils dit, sans en avoir les inconvénients.

Pour d'autres, ces préparations ne possèdent aucune propriété de ce genre.

La vérité n'est pas dans ces opinions extrêmes.

Les préparations d'or ne sont qu'un antisyphilitique très-faible, incapable de constituer la base d'un traitement de ce genre, c'est positif.

Elles peuvent toutefois être utiles pour achever ce traitement, lorsque la syphilis n'est pas complétement guérie, et que le sujet ne peut prendre une quantité plus considérable de mercure sans inconvénient. Ces préparations conviennent surtout lorsqu'il s'agit d'individus lymphatiques, scrofuleux.

L'oxyde d'or (deutoxyde d'or), moins excitant que le muriate d'or et de soude, est préférable dans cette circonstance.

C'est encore à l'oxyde d'or que nous donnons la préférence dans les maladies scrofuleuses qui sont susceptibles de l'emploi de ce genre de médicament.

La dose de l'oxyde d'or est de 12 milligrammes par jour, en friction sur la langue. Au bout d'une dizaine de jours, le remède est fait matin et soir. On peut l'incorporer à la même dose dans des pastilles de chocolat.

Le traitement par l'oxyde d'or ne peut guère être porté au-delà de deux mois et demi. Au-delà de ce terme, il en résulte souvent une surexcitation nerveuse fort incommode.

L'*iode*, l'*iodure de potassium*, sont placés au nombre des altérants.

Ce sont des médicaments prescrits maintes fois dans les maladies *scrofuleuses*.

Leur influence sur l'économie, lorsque leur

prescription dépasse deux mois et demi environ, porte toutefois à penser que ce genre de remède pourrait bien ne pas toujours convenir dans pareille circonstance.

Que faut-il dans la diathèse scrofuleuse considérée en elle-même ? Ce qu'il faut, c'est un ensemble de moyens qui exercent sur l'économie une action tonique ; il faut chercher à relever, à augmenter les forces radicales, parce que, en augmentant ces forces, la diathèse scrofuleuse tend à s'amoindrir.

Or, qu'arrive-t-il par l'emploi de l'iode et de l'iodure de potassium prescrits pendant deux mois et demi à trois mois ? Il en résulte souvent la cachexie iodique, par conséquent un état tout opposé à celui que l'on doit avoir en vue lorsque l'on s'attaque à la diathèse scrofuleuse.

L'iodure de potassium possède des propriétés antisyphilitiques. On l'a considéré, dans le principe, comme préférable au mercure dans les symptômes primitifs, secondaires et tertiaires. Aujourd'hui, quelques auteurs ne lui accordent ces propriétés que dans les symptômes tertiaires, — dans les maladies des os ; — c'est le spécifique de cette période.

Nous ne pouvons être de l'avis de ces auteurs.

L'iodure de potassium, jugé insuffisant dans les symptômes primitifs et secondaires, ne peut que l'être aussi dans les symptômes tertiaires. Ce qui ne peut pas le moins, ne peut pas le plus.

L'iodure de potassium ne peut être prescrit que comme complément d'un traitement antisyphilitique (1 à 3 grammes dans un demi-verre de véhicule aqueux).

Nous donnons la préférence, dans la syphilis, aux préparations mercurielles, quelle que soit la période, quelle que soit la forme de l'affection.

L'onguent napolitain (pilules de Sédillot, 3 à 4 par jour) ; le deutochlorure de mercure (liqueur de van Swieten, demi-cuillerée à une cuillerée à bouche, et jamais davantage, sans quoi l'estomac s'en trouve mal, dans un demi-verre tisane d'orge ou d'eau gommée), sont les préparations que nous préférons.

Nous préférons même la liqueur de van Swieten aux pilules de Sédillot, pourvu qu'il n'y ait pas de contre-indication, soit du côté de la tête, soit du côté de la poitrine ou du bas-ventre. L'action en est plus prompte, et le médicament n'expose pas à la salivation comme l'onguent napolitain.

L'iodure de potassium est encore un altérant fort en usage dans le *cancer*, dans la *goutte*.

Tout ce que l'on en espère, pour le cancer, c'est qu'il puisse enrayer, retarder, la marche de la maladie.

Quant à la goutte, on cherche à la rendre plus supportable ; les *desiderata* ne vont guère plus loin.

Est-il toutefois bien certain que ce genre de traitement ait ici quelque avantage ?

Ce que nous estimons surtout, et par-dessus tout, dans la goutte, c'est une bonne hygiène, une hygiène appropriée (1).

La dose de l'iodure de potassium, dans le cancer et dans la goutte, est de 50 centigrammes à 1 gramme par jour.

Les *sels arsénicaux* ont toujours joué, comme altérants, un certain rôle dans le traitement du cancer, des dartres invétérées, etc.

L'arsénite de potasse (liqueur arsénicale de Fowler, 6 à 12 gouttes dans un demi-verre de véhicule mucilagineux), l'arséniate de soude (liqueur de Pearson, 20 gouttes dans *idem*), sont les préparations les plus usitées.

Tout ce que l'on ose s'en promettre, c'est qu'elles puissent rendre la vie moins pénible.

(1) Voir notre ouvrage. — *La Goutte et les Eaux minérales*, 1 vol. in-8°, Paris, J.-B. Baillière et fils, rue Hautefeuille ; Montpellier, Coulet, Grand'Rue.

VOMITIFS.

—

Les vomitifs n'ont pas seulement pour effet de déterminer des évacuations par la bouche, ils modifient encore la vitalité de la muqueuse gastro-intestinale ; ils modifient la vitalité des glandes qui lui déversent leurs produits (foie, pancréas).

Les vomitifs exercent, en outre, sur l'ensemble de l'économie une action qu'il ne faut pas méconnaître.

Cette action peut être avantageuse ; elle peut faciliter ou provoquer tel acte qui imprime à la maladie une marche plus franche, plus favorable ; d'autres fois, au contraire, les forces éprouvent sous cette action une perturbation profonde qui enraie cette marche, et provoque l'apparition de symptômes d'une gravité qui peut être extrême.

Ce qu'il faut considérer, avant de prescrire un vomitif, c'est l'état des forces, c'est le caractère de l'affection que l'on a à traiter, c'est l'état des organes. Si les forces font trop défaut, la secousse que produit le vomitif est inopportune, elle peut être fâcheuse. Il est des affections qui, par leur nature, contre-indiquent d'une manière formelle ce genre de remède ; l'état de certains organes est encore bien souvent une contre-indication non moins positive à leur emploi.

Ne voir dans les vomitifs que des matières à évacuer, sans tenir compte des autres effets qu'ils peuvent produire, c'est s'exposer à des revers. S'il y a des indications à leur emploi, il y a aussi des contre-indications non moins certaines.

L'*âge* doit être pris en considération dans la prescription des vomitifs.

Les enfants doivent être ménagés dans la prescription de ce genre de remède ; ils vomissent facilement à la vérité, mais il y a, à cet âge, peu de forces radicales, d'où résulte pour eux une certaine fatigue quand on le leur administre. L'effet du vomitif peut se borner à cette fatigue, lorsqu'il s'agit d'une maladie légère, comme par exemple un embarras gastrique ; mais lorsque l'affection a une certaine gravité, qu'elle a porté quelque atteinte aux forces, comme le croup, le vomitif peut amener de tels symptômes de collapsus que la mort en sera la conséquence. Les faits de ce genre sont nombreux.

Il convient de s'abstenir généralement des vomitifs chez les vieillards ; leur action est mal supportée à cet âge. Tantôt ils déterminent chez eux une diarrhée qui devient incoercible, tantôt ils les jettent dans un état de prostration qui peut aller jusqu'à faire craindre la perte de la vie.

Le *tempérament* n'est pas sans obliger à une certaine circonspection dans la prescription des vomitifs. Les individus de tempérament nerveux supportent généralement fort mal ce genre de remède. Ils entrent, sous son action, tantôt dans une surexcitation pénible, tantôt dans un état d'affaissement qui a besoin de plusieurs jours pour disparaître. Il convient, en conséquence, d'être très-réservé dans l'administration des vomitifs, quand on a affaire à des individus de ce tempérament. Leur usage n'est permis que lorsque l'indication est, si l'on peut le dire ainsi, plus que formelle ; et nous n'avons pas besoin d'ajouter qu'il faut les ménager, soit pour le choix du vomitif, soit pour la dose.

Une *constitution* faible, détériorée, contre-indique les vomitifs ; ce n'est que dans des cas exceptionnels qu'il est permis de recourir à leur emploi. Si l'on oublie ce précepte de thérapeutique, des symptômes plus ou moins graves ne manquent pas d'en être le résultat. Il convient de les remplacer par des moyens plus doux ; ces moyens iront moins directement au but ; la route sera plus longue, mais elle sera plus sûre.

Il est des *constitutions médicales* dans lesquelles les vomitifs produisent des effets si fâcheux que leur contre-indication y devient formelle. Ainsi dans les constitutions médicales de l'automne de 1847 et de 1848, on ne pouvait pas prescrire de vomitif dans notre ville sans que l'élément ataxique (la fièvre typhoïde, auraient dit certains) ne parût sur le champ. Une fluxion de poitrine qui jusqu'à ce moment était bénigne, prenait le caractère ataxique du moment où ce remède avait été administré. On avait prescrit ce médicament, soit pour combattre un état gastrique, soit à titre de moyen perturbateur, et ce que l'on recueillait, c'était l'ataxie. Alors survenait une céphalalgie violente, ou le délire ; alors les narines se montraient pulvérulentes ; alors la langue devenait sèche et comme grillée ; le visage présentait une altération notable ; des soubresauts de tendons, des mouvements automatiques ne tardaient pas à paraître, etc. Les malades couraient le plus grand danger, ou même mouraient si l'on ne prescrivait pas le traitement propre à cet élément ataxique (potion avec 4 à 8 grammes résine de quinquina, vésicatoires aux jambes, etc).

Une épidémie de variole se déclara sous ces mêmes constitutions médicales, et comme l'affection exanthématique se montrait avec un état gastrique bilieux plus ou moins prononcé, on ne manquait guère de commencer le traitement par un vomitif, qu'on jugeait propre non-seulement à combattre cette coassociation, mais de plus à faciliter la sortie de l'exanthème. Ce qui arrivait, dans la plupart des cas, c'était l'apparition de l'ataxie, et l'arrêt subit de la marche de la variole. Les boutons qui commençaient à s'élever s'affaissaient et ne paraissaient plus que comme des plaques d'un rouge violacé dont il eût été difficile de déterminer le caractère, si on n'eût connu les circonstances qui avaient amené ce changement de forme et de couleur. L'apparition de l'ataxie dans cette affection variolique était bien plus grave que dans les fluxions de poitrine; la mort emporta plusieurs malades malgré les soins les mieux administrés.

Toute *irritation gastro-intestinale* contre-indique les vomitifs, alors même qu'il y a coassociation d'un état gastrique bilieux ou muqueux. Le tartre stibié, l'ipécacuanha, administrés dans cette circonstance ne peuvent qu'augmenter l'irritation gastro-intestinale. La première indication consiste à employer les moyens propres à calmer cette irritation ; on en vient ensuite à l'administration du vomitif. Dans bien des cas, sous l'influence des moyens qu'on a mis en usage pour combattre cette irritation, l'état gastrique s'est tellement amendé qu'il n'y aurait aucun avantage à prescrire un vomitif, qui pourrait même reproduire l'irritation que l'on vient de combattre.

Nous avons à peine besoin de signaler que l'existence d'une *hernie* est une contre-indication à l'emploi d'un vomitif, alors même que le viscère est contenu par un bandage. Les efforts du vomissement peuvent forcer cette barrière, et la hernie, si elle ne s'étrangle pas, est susceptible d'augmenter de volume. Ce n'est que dans des cas exceptionnels qu'il est permis de passer pardessus cette complication. Ainsi, dans un empoisonnement par des substances narcotiques ou narcotico-âcres, si l'on juge que le poison est encore dans l'estomac, ce n'est pas une hernie qui peut empêcher de remplir l'indication qui consiste à le faire vomir. Il y a seulement des précautions à prendre. Nous n'avons pas besoin de les signaler.

Nous considérons les vomitifs comme contre-indiqués dans les *fièvres dites de mauvais carac-*

tère : fièvre avec ataxie, fièvre avec adynamie, fièvre maligne. Dans ces diverses fièvres, il y a lésion profonde des forces, et un vomitif ne peut qu'augmenter cette perversion des forces. Si un vomitif est capable de déterminer l'apparition de l'ataxie, alors qu'elle n'existait pas, ainsi que nous l'avons déjà signalé ; comment pourra-t-il la faire disparaître dans les cas où elle existe ? N'est-il pas évident qu'il la portera à un degré plus élevé ?

Et lorsque le malade est dans un état adynamique, comment peut-on songer à lui faire subir la secousse d'un pareil remède ! les forces faisant chez lui défaut, sera-t-il capable de réagir ? Les forces tomberont évidemment à un degré encore plus infime.

On a parlé cependant de fièvres typhoïdes traitées avec succès par les vomitifs ; on a dit même avoir obtenu de très-bons résultats de ce remède dans divers cas de typhus. Nous avouons ne pas comprendre ces succès. Nous concevons bien qu'un vomitif administré au début d'une fièvre typhoïde, alors qu'il y a une complication gastrique bilieuse ou muqueuse, puisse, sous ce rapport, produire de bons effets : il enlèvera cette complication, mais voilà tout. Ce n'est pas cet état gastrique qui constitue la fièvre typhoïde, ce n'en est qu'une complication. Ce qui constitue la véritable fièvre typhoïde, et à plus forte raison le typhus, c'est une affection dépendant de l'infection miasmatique, affection amenant l'altération des humeurs, du sang notamment ; affection amenant des lésions dans diverses parties, et surtout dans l'intestin grêle. Or, nous voudrions bien qu'on nous dît ce que peut un vomitif dans pareille circonstance ? peut-il quelque chose contre l'affection ? peut-il quelque chose contre l'altération du sang, contre la lésion de l'intestin ? Il est évident que le vomitif ne peut rien sous ces divers rapports.

Et si les vomitifs sont pleins de danger dans les fièvres avec ataxie, avec adynamie, le danger qui les accompagne ne sera-t-il pas plus grand lorsqu'il s'agira de ces fièvres dites malignes, dans lesquelles la lésion des forces est portée à un degré encore plus élevé.

Les vomitifs ne sont pas seulement contre-indiqués dans les fièvres essentielles qui présentent, dans ce qu'elles ont de plus intime, le cachet ataxique, adynamique ou malin, ils le sont encore lorsque l'un ou l'autre de ces éléments vient compliquer, par telle ou telle cause, une fièvre qui avait d'abord un caractère tout différent, comme par exemple une fièvre catarrhale, ou bilieuse ou muqueuse.

Il y a contre-indication à l'emploi des vomitifs dans les *exanthèmes aigus*, tels que la variole, la rougeole, la scarlatine, etc ; lorsque la fièvre concomitante présente le caractère ataxique, ou adynamique ou malin. Les vomitifs sont dangereux sous ces conditions ; ils augmentent la perturbation des forces, et enraient encore plus le travail éruptif. Il n'est pas d'état gastrique qui puisse faire passer sur cette contre-indication. Par certaines constitutions médicales même, ainsi que nous l'avons dit, l'action des vomitifs est si fâcheuse, qu'elle détermine l'apparition de l'ataxie, alors que l'affection n'offrait, auparavant, rien de semblable.

Les vomitifs seraient tout aussi contre-indiqués dans l'*érysipèle*, le *rhumatisme*, la *goutte*, qui se présenteraient avec cette complication d'ataxie, d'adynamie ou de malignité.

Il y a contre-indication non moins formelle à l'emploi des vomitifs dans les *fièvres à élément périodique* lorsqu'elles présentent le caractère *pernicieux*. Ils font d'abord perdre un temps précieux, qui peut faire défaut pour l'administration de l'antipériodique, et de plus, par la secousse inopportune qu'ils déterminent, ils portent l'état pernicieux à un degré tel qu'il résistera à l'action du remède qui lui est propre.

Mais voyons quels sont les cas qui peuvent réclamer la prescription des vomitifs.

L'*embarras gastrique*, autrement dit état saburral, est de nature à exiger l'administration d'un vomitif lorsqu'il est porté à un certain degré. Non-seulement ce remède débarrasse l'estomac des matières qui l'incommodaient, mais il imprime à ce viscère, et probablement aussi aux autres parties de l'appareil digestif, une modification qui les remet dans leurs conditions normales. Toute l'économie se ressent, en outre, de l'action bienfaisante de ce moyen thérapeutique.

Mais si l'embarras gastrique n'existe qu'à un degré peu prononcé, il est évident qu'on peut épargner au malade la secousse peu agréable que détermine cette sorte de médicament. On peut, dans cette circonstance, arriver au même résultat par des moyens plus doux, tels que : l'infusion d'ipécacuanha concassé, associé avec l'écorce d'orange amère (ipéca concassé 1 gram., écorce d'orange amère 2 à 4 grammes, sur 200 grammes d'eau ; ajouter 30 grammes sirop de gomme à la colature, à prendre par cuillerée à bouche de 2 heures en 2 heures).

Il est assez rare qu'on n'en obtienne pas tout l'effet qu'on en attend.

La tisane de chicorée sauvage peut encore être utile.

Lorsque l'embarras gastrique se trouve compliqué d'une irritation de l'estomac, il y a, comme nous l'avons déjà dit, contre-indication à l'administration de tout vomitif tant que cette irritation existe; et, de plus, il y a contre-indication aux autres médicaments dont nous venons de parler. L'infusion d'ipéca et d'écorce d'orange amère ne manquerait pas alors de produire une augmentation de l'irritation gastrique.

Il n'est nullement rare, lorsque l'irritation gastrique a disparu, que le malade n'accuse de l'anorexie ; l'appareil digestif est dans un état de torpeur plus ou moins complète. C'est alors que l'on retire de bons effets des médicaments que nous venons de signaler ; ils sont bien préférables par leur action tonique et légèrement stimulante aux vomitifs qui, donnés dans ces circonstances, fatigueraient souvent sans réveiller les forces digestives ; ils sont préférables aussi aux purgatifs que les malades se font rarement défaut de réclamer.

L'*affection bilieuse*, lorsqu'elle présente un caractère prononcé, indique l'administration d'un vomitif, l'ipécacuanha de préférence (poudre 1 gramme 25 à 50 centigrammes dans un demi-verre d'eau tiède, en deux fois, à 10 minutes d'intervalle). Sous l'influence de ce médicament, l'affection s'amende et marche d'une manière plus régulière, plus franche, vers sa terminaison. Mais si l'état bilieux se complique d'irritation gastro-intestinale, il y a contre-indication à l'emploi de ce remède. La première indication consiste à calmer, par des moyens appropriés, cette irritation gastro-intestinale ; on en vient ensuite à l'état bilieux , qui toutefois s'est généralement tellement amendé, que le vomitif devient inutile. On peut alors remplacer ce dernier remède par l'infusion d'ipécacuanha (sans addition d'écorce d'orange amère), qui a le double avantage d'attaquer ce qui peut rester d'état bilieux et de relever les forces digestives.

L'*affection muqueuse* nous offre les mêmes indications et contre-indications. Est-elle portée à un degré prononcé ? elle réclame d'abord un vomitif : le tartre stibié, soit seul, soit associé à l'ipéca lorsque l'on craint des évacuations alvines intempestives (tartre stibié, 5 centigrammes ; ipécacuanha en poudre 75 centigrammes, dans 4 tasses d'eau tiède de quart d'heure en quart d'heure). Est-elle compliquée d'irritation gastro-intestinale, ce qui est assez commun ? il faut d'abord s'occuper de celle-ci, et l'on verra plus tard s'il y a encore nécessité d'administrer le vomitif, ou s'il ne serait pas préférable de prescrire l'infusion d'ipécacuanha concassé, généralement avantageuse dans cette circonstance.

Lorsque l'état muqueux est léger, l'infusion d'ipécacuanha associé avec l'écorce d'orange amère peut remplacer le vomitif. L'effet que produit ce remède donne des résultats dont on est ordinairement satisfait.

La *fièvre catarrhale*, si commune dans nos contrées, n'exige, lorsqu'elle est simple, que l'emploi de moyens qui ramènent le système cutané à ses fonctions normales ; et pour obtenir ce résultat, c'est une crise diaphorétique que l'on cherche à obtenir. Si les sueurs se manifestent, l'affection y trouve sa solution naturelle ; la guérison ne se fait guère attendre. Si les sueurs ne se montrent pas, le retour à la santé est moins prompt. Le séjour dans un lit chaud, des boissons diaphorétiques, tels sont les moyens qui suffisent dans ces circonstances. Un vomitif est, dans ces conditions, parfaitement inutile ; il pousse, à la vérité, aux sueurs, mais cet avantage est bien compensé par la fatigue qu'il détermine ; les autres moyens que nous avons signalés suffisent pour produire la diaphorèse.

L'affection catarrhale est souvent accompagnée dans nos pays d'un état gastrique bilieux. Si cet état n'est que peu prononcé, il n'offre pas d'indication particulière ; il s'amende et disparaît avec l'affection catarrhale. Dans le cas contraire, un vomitif est nécessaire ; il a le double avantage de faire disparaître cette complication et de pousser à la diaphorèse.

La complication d'un état muqueux avec l'affection catarrhale, complication moins commune chez nous que la précédente, nous offrirait les mêmes indications, si elle existait à un degré élevé. Dans le cas contraire, on devrait s'abstenir du vomitif.

La *fièvre intermittente ou rémittente bilieuse* nous offre, pour première indication, la prescription d'un vomitif; on prescrit ensuite un purgatif; et, dans l'intermission ou rémission qui suit, on administre l'antipériodique. En agissant ainsi, on vient plus facilement à bout de l'élément périodique, et, de plus, ce qui est très-important, on met bien mieux le malade à l'abri d'une rechute, qui est à peu près inévitable et très-rapprochée si la complication bilieuse existe encore après la guérison. Si l'on voulait alors prescrire, soit le vomitif, soit le purgatif, pour se débarrasser de cet état bilieux, ce vomitif, ce purgatif, qui auraient été si avantageux avant la prescription de l'antipériodique, deviendraient, dans ce moment, la cause à peu près inévitable d'une rechute. L'économie n'est nullement favorable alors à l'action de ce remède; elle n'en reçoit qu'une secousse tout à fait inopportune.

Si la fièvre intermittente ou rémittente bilieuse était compliquée d'irritation gastro-intestinale, la première des indications serait pour l'emploi des moyens propres à calmer cette irritation. C'est dans des cas pareils que le sulfate de quinine est ensuite administré en lavement.

Ce que nous venons de dire pour la fièvre intermittente ou rémittente-bilieuse s'applique en entier à la fièvre intermittente ou rémittente-muqueuse, il n'y a de différence que pour le choix du vomitif, qui n'est généralement pas le même et dans l'une et dans l'autre, ainsi que nous l'avons déjà dit (tartre stibié de préférence).

Le vomitif est quelquefois prescrit uniquement, et en dehors de toute autre indication, *comme antipériodique;* on compte sur la secousse qu'il produira pour prévenir l'accès. Son administration rentre ici dans la méthode empirique perturbatrice. Le remède doit être pris dès que le malade reconnaît que l'accès va se produire ; le plus léger symptôme indique le moment où il doit être administré, et il faut le faire sans aucun retard, sans quoi le vomitif est insuffisant.

Ce mode de traitement de la fièvre intermittente ne saurait toutefois convenir dans tous les cas. On ne peut l'employer que lorsque le malade est capable de réagir facilement contre la secousse qu'il détermine; aussi faut-il s'en abstenir chez les individus de constitution faible, détériorée ; aussi faut-il s'en abstenir chez les enfants, chez les vieillards. Si la fièvre intermittente présentait le caractère pernicieux, il faudrait encore plus se garder de son emploi.

Nous devons, du reste, faire observer que ce genre de traitement de la fièvre intermittente, s'il réussit maintes fois, donne lieu maintes fois aussi à des insuccès. C'est un mode de traitement qu'on peut employer lorsqu'on n'a pas de sulfate de quinine à sa disposition, ou bien que le malade en est saturé en raison de la fréquence des rechutes, ou bien, ainsi qu'on le voit quelquefois, qu'il répugne à l'usage de ce remède par tel ou tel accident qu'il détermine.

Le tartre stibié est le vomitif généralement prescrit dans cette circonstance (5 centigrammes dans quatre tasses d'eau tiède, de quart d'heure en quart d'heure).

Les *exanthèmes aigus*, tels que variole, rougeole, scarlatine, etc., lorsqu'ils sont simples, n'indiquent nullement l'emploi d'un vomitif; bien plus ils présentent, dans cette condition, une contre-indication à ce genre de remède.

On a cependant parfois prescrit un vomitif dans ces exanthèmes parfaitement simples, dans l'intention de favoriser l'éruption, attendu que l'effet ordinaire des vomitifs est de porter les mouvements au dehors. Dans des cas nombreux, les vomitifs ont réellement rendu l'éruption plus prompte; mais en est-il toujours ainsi ? Nous avons été témoin de cas dans lesquels le contraire s'est produit : une variole, une rougeole, qui commençaient à paraître, se sont arrêtées dans leur évolution, ont même rétrogradé, et se sont compliquées parfois de phénomènes ataxiques. Pourquoi cela est-il arrivé ? parce que la secousse déterminée par le vomitif avait dérangé l'affection exanthématique dans l'acte auquel elle se livrait. L'économie n'avait pas été assez forte pour soutenir et continuer le travail éruptif ; elle avait plié sous l'action du vomitif ; et, dans certains cas même, la perturbation avait été si profonde que l'apparition de l'ataxie en avait été la conséquence. Il convient donc de s'abstenir des vomitifs dans des conditions pareilles. Ce que l'on a à faire alors, c'est de la médecine expectante ; une tisane appropriée suffira pour aider la nature dans le travail qu'elle a à accomplir.

Mais si les exanthèmes dont nous venons de parler, au lieu de se présenter dans l'état de simplicité que nous avons supposé, s'offraient accompagnés d'une coassociation d'état saburral, bilieux ou muqueux, alors l'indication serait différente. Il est évident qu'il faudrait, dans ce cas, commencer le traitement par la prescription d'un vomitif qui, en enlevant la coassociation gastrique, simplifierait la maladie et rendrait sa marche plus régulière. Si cependant cet état gastrique n'existait qu'à un degré léger, on ne devrait pas en tenir compte ; l'affection n'en éprouverait aucun obstacle dans sa marche. On s'exposerait en prescrivant un vomitif, pour obtenir un résultat à peu près insignifiant, au danger que nous avons signalé.

Il est toutefois des circonstances où, malgré la présence d'un état gastrique bilieux compliquant un exanthème aigu, on est obligé de s'abstenir des vomitifs. Ainsi dans la constitution médicale de l'automne des années 1847 et 1848, les vomitifs que l'on prescrivait dans les varioles qui se présentaient sous ces conditions, étaient suivis, comme nous l'avons déjà signalé, d'un arrêt dans la marche de l'exanthème, qui, au lieu de boutons rouges naissants, ne montrait plus que des tâches d'un rouge violacé, tandis que, d'un autre côté, l'état général, qui jusque-là avait été satisfaisant, prenait les caractères de l'ataxie, bien reconnaissable à l'altération du visage, à l'état grillé de la langue, au délire, à des mouvements anatomiques, etc. Bien rares furent ceux chez qui on put vaincre cet état. Chez la plupart, à cet état ataxique succéda l'ataxo-adynamie, qui fut bientôt suivie de la mort. Nous n'avons pas besoin de dire que dès que ce mauvais effet des vomitifs fut constaté, on renonça à leur emploi.

Les vomitifs ont été fort recommandés par divers auteurs dans l'*érysipèle*. Ils les ont recommandés dans toutes les espèces de cette maladie, sans faire attention que les symptômes, soit généraux, soit locaux, qui accompagnent l'érysipèle pouvant varier du tout au tout, il était impossible de lui appliquer toujours le même remède.

Que les vomitifs conviennent dans l'érysipèle dit bilieux, cela se conçoit ; ils ont alors un avantage réel ; ils enlèvent la complication gastrique, et l'affection érysipélateuse est ramenée à un état de simplicité plus favorable.

Les vomitifs conviendraient encore dans l'érypèle compliqué d'un état muqueux, d'un état saburral prononcés ; on sait, en effet, que le mauvais état des voies digestives a une influence marquée sur ce genre d'affection ; mais quand l'érysipèle est parfaitement simple, sans complication gastrique prononcée, pourquoi donnerait-on un vomitif? Pourquoi? Le voici : c'est que l'on a prétendu qu'un vomitif modifiait l'économie de manière que l'érysipèle prenait moins d'intensité et avait une durée moins longue. Cela a pu être vrai dans certains cas, mais, dans certains autres, le vomitif a exercé sur l'économie une telle secousse que le mouvement fluxionnaire auquel elle se livrait, qui lui était nécessaire comme acte récorporatif, était arrêté, supprimé ; il y avait délitescence. Or, nous n'avons pas besoin de dire tout ce qu'il peut y avoir de grave dans une pareille terminaison pour une maladie de cette nature ; on doit s'attendre alors à une métastase sur quelque organe important, tel que le poumon, la plèvre, le foie, le cerveau, etc ; ou bien s'il n'y a pas de métastase, l'apparition de phénomènes ataxiques est à craindre. Voici un fait à l'appui de ce que nous avançons.

« Vers 1860, une dame âgée d'environ 30 ans,
» d'un tempérament lympathique sanguin, d'une
» bonne constitution, nous fait appeler auprès
» d'elle. Un érysipèle a envahi la moitié du vi-
» sage. La langue est à l'état tout à fait normal ;
» le pouls présente quelque fréquence, mais
» sans trop de développement et sans aucune
» dureté.

» La malade désirait être vite guérie. Nous
» prescrivîmes 5 centigrammes tartre stibié dans
» quatre tasses d'eau, à prendre de quart d'heure
» en quart d'heure. Quelques vomissements en
» furent le résultat.

» Le lendemain lorsque nous revîmes la malade,
» l'érysipèle avait complètement disparu ; mais
» en revanche, elle accusait du malaise, de l'ac-
» cablement. Trois jours plus tard, un ictère
» s'était développé. Il fut évident pour nous qu'il
» y avait eu métastase de l'érysipèle sur le foie.
» Six sangsues à l'anus, un vésicatoire à la jambe
» droite, la tisane de chiendent, tels furent les
» moyens que nous prescrivîmes d'abord. Plus
» tard, nous en vînmes à la magnésie (1 gramme
» 50 centigrammes) dans un verre d'eau sucrée
» tous les matins, et nous eûmes la satisfaction

» de voir, au bout de trois semaines environ, que » l'ictère avait complétement disparu. La santé « était redevenue parfaite. »

Le mauvais effet du vomitif est ici trop évident pour que nous ayons besoin d'insister davantage sur ce sujet.

Dans l'érysipèle phlegmoneux et dans l'érysipèle gangréneux, maladies bien distinctes, et qu'il ne faut pas confondre, il y a une indication bien autrement importante que celle d'un vomitif. Dans le premier, dans l'érysipèle phlegmoneux, il faut placer sur l'érysipèle un vésicatoire presque aussi grand que l'érysipèle a d'étendue, sans quoi la mortification du tissu cellulaire sous-cutané et intermusculaire fait des ravages effrayants, tandis que dans l'érysipèle gangréneux, connu aussi sous la dénomination d'érysipèle malin, il y a nécessité de donner à l'intérieur le quinquina, sa résine de préférence, à la dose de 8 à 10 grammes dans une potion. Un vomitif dans la première espèce serait au moins inutile; dans la seconde, il serait dangereux, il ajouterait à la perturbation des forces qui est portée déjà à un haut degré, ainsi que le montre la fièvre concomitante, qui a le caractère ataxique ou même malin.

Le *rhumatisme bilieux*, que l'on a l'occasion d'observer si souvent dans les pays chauds, et maintes fois dans la saison chaude du nôtre, se trouve bien de l'administration d'un vomitif que l'on prescrit dans les premiers temps de la maladie ; l'affection en est réduite à n'être que rhumatismale; on a enlevé une coassociation qui ne pouvait que la rendre plus incommode.

L'élément muqueux associé au rhumatisme est attaqué encore avec avantage au moyen du vomitif.

Mais il ne faut pas croire que les vomitifs puissent avoir sur l'affection rhumatismale elle-même une action tant soit peu prononcée ; cette affection se joue des vomitifs comme elle se joue de la plupart des autres médicaments que l'on emploie pour la combattre.

Et cependant, au commencement de ce siècle, les vomitifs fréquemment répétés dans cette maladie jouirent d'une certaine vogue. La mode les soutint pendant quelques années, comme elle a soutenu plus tard le sulfate de quinine, l'iodure de potassium, comme elle en soutiendra bien d'autres !

Nous avons entendu parler d'une dame qui fut traitée d'un rhumatisme articulaire aigu selon cette méthode. On lui donnait de deux jours l'un un vomitif (5 centigrammes tartre stibié, en 4 tasses, de quart d'heure en quart d'heure), ce qui n'empêcha pas la maladie d'avoir son *summum* de durée : 42 jours. La malade avait été par conséquent soumise vingt fois aux angoisses d'un vomitif, sans qu'il en fût résulté le moindre avantage.

Il est peu de maladies qui exigent autant de circonspection que la *goutte* dans l'emploi des vomitifs. Un seul vomitif, alors même qu'il semble parfaitement indiqué, est suivi maintes fois de la métastase de la fluxion goutteuse, soit sur l'estomac, les intestins, le foie, soit sur le cœur, les poumons, le cerveau. Aussi est-il bien démontré pour nous, que lors même que la goutte se présente accompagnée de l'état saburral, bilieux ou muqueux, il faut généralement laisser de côté ce genre de remède, et n'attaquer ces divers états que par des moyens plus doux, incapables de supprimer la fluxion. La goutte est d'une mobilité extrême; aussi, bien que les parties qu'elle préfère soient les articulations, et surtout les petites articulations des pieds et des mains, toutes les fois qu'elle sera sollicitée, agacée, par une médication intempestive, on ne devra pas être surpris si elle abandonne son siége pour se porter sur quelque organe des cavités splanchniques, et alors elle déterminera, soit une phlegmasie, soit un catarrhe, une hémorrhagie, une névrose, etc.

L'infusion d'ipécacuanha concassé et d'écorce d'orange amère, par cuillerée à bouche de 2 en 2 heures, convient dans cette circonstance; ce n'est que dans des cas exceptionnels, nous le redisons, qu'un vomitif peut être nécessaire.

On ne peut mettre en doute l'existence des *pneumonies bilieuses* et des *pleurésies bilieuses ;* ces maladies sont propres aux pays chauds et à la saison chaude du nôtre. Mais est-ce l'état bilieux qui détermine la pneumonie ou la pleurésie, comme l'ont cru quelques anciens auteurs ? c'est ce qu'on se garde bien d'admettre aujourd'hui. Ces pneumonies, ces pleurésies se développent comme dans toute autre circonstance, c'est-à-dire sous l'influence de la suppression de la sueur, dans la généralité des cas, du moins ; et si elles se trouvent compliquées d'un état bilieux, c'est qu'elles se montrent chez des individus prédisposés à l'affection bilieuse par l'influence d'une température depuis plus ou moins longtemps élevée, ou par leur tempérament.

Les vomitifs n'ont qu'un avantage bien limité dans ces affections. Ce qui est le plus évident, dans ces circonstances, c'est qu'il faut être très-sobre dans l'emploi des émissions sanguines générales, une trop grande perte de sang suffisant maintes fois pour amener l'ataxie d'une manière rapide.

Si, dans les conditions ordinaires, nous n'avons pas vu de mauvais effets de l'emploi des vomitifs dans la pneumonie et dans la pleurésie dites bilieuses, il n'en a pas toujours été ainsi. Nous avons déjà dit en commençant, que ce genre de remèdes avait de très-fâcheux résultats lorsqu'on le prescrivait dans les pneumonies bilieuses qui se montrèrent dans les constitutions médicales de l'automne de 1847 et 1848. L'apparition des phénomènes ataxiques en était la suite presque inévitable. Le même effet était encore plus souvent le résultat de l'ouverture de la veine. Les forces radicales étaient évidemment pendant cette constitution médicale dans un état d'infériorité évidente. Il fallait les ménager ; c'est ce qui bientôt ne fit pas l'ombre d'un doute, et servit de guide désormais dans les autres cas que l'on eut à traiter.

Stoll et quelques auteurs après lui ont parlé d'une *hémoptysie bilieuse* qui réclamerait l'emploi d'un vomitif, attendu que ce serait l'état bilieux qui aurait amené l'hémoptysie.

Peut-on croire réellement qu'un état bilieux puisse déterminer une hémoptysie ? Nous voulons bien admettre que chez un individu à poitrine délicate, sujet au crachement de sang ou prédisposé à ce crachement, il puisse y avoir coïncidence de cette hémorrhagie et de l'état bilieux, mais nous ne pouvons pas croire que ce soit l'état bilieux qui ait provoqué l'hémoptysie. Nous croirons encore bien moins qu'un état bilieux puisse déterminer une hémoptysie chez un individu à poitrine solide, n'ayant jamais eu d'affection de ce genre.

Nous n'admettons donc pas qu'un état bilieux puisse déterminer réellement une hémoptysie, même chez un individu à poitrine délicate ; il y a simple coïncidence et pas autre chose.

Mais si les vomitifs ont arrêté l'hémoptysie, n'est-ce pas une preuve que l'état bilieux était cause et l'hémoptysie effet ?

Les vomitifs ont pu arrêter l'hémoptysie, on ne saurait en douter ; mais leur mode d'action n'est pas celui qu'on invoque. Les vomitifs ont agi en déterminant une secousse qui a dérangé l'économie dans l'acte morbide auquel elle se livrait, acte morbide qui consistait dans un mouvement fluxionnaire hémorrhagique sur la muqueuse respiratoire; voilà l'explication à laquelle il faut s'arrêter.

Un vomitif donné dans de semblables circonstances est-il sans inconvénient ? Nous ne le pensons pas. Les individus atteints d'hémoptysie sont des sujets presque toujours délicats, qu'un rien fatigue, et pour qui les angoisses d'un vomitif sont un véritable supplice. Non, malgré la parole de Stoll, nous croyons que ce remède ne saurait ici convenir ; des moyens plus doux sont préférables.

Et d'ailleurs si l'hémoptysie s'arrête, ce n'est pas pour longtemps ; elle ne manque pas de reparaître dans un moment plus ou moins rapproché : parfois le lendemain ou quelques jours plus tard.

Dans certains cas l'hémoptysie ne reparaît pas; le mouvement fluxionnaire s'est dévié sur le poumon et y déterminera, soit l'apoplexie pulmonaire, soit le développement des tubercules.

Le traitement de l'hémoptysie dite bilieuse ne saurait guère s'éloigner de celui de l'hémoptysie en général.

On a encore admis des *apoplexies bilieuses*, c'est-à-dire des apoplexies qui seraient dues à un état bilieux. Nous croyons que ces apoplexies, si elles existent, ne peuvent être que fort rares; et nous sommes porté à n'admettre encore ici qu'une simple coïncidence. Mais supposons que réellement l'apoplexie soit due à l'état bilieux, peut-on en tirer la conséquence qu'un vomitif soit nécessaire ? n'y aura-t-il pas du danger dans l'administration de ce médicament ?

L'apoplexie que l'on appelle bilieuse peut consister en une hémorrhagie, soit par lésion anatomique des artères cérébrales, soit surtout par fluxion. Or, quel est le résultat de l'administration d'un vomitif dans cette circonstance? Le vomitif, en enrayant d'une manière notable la circulation pulmonaire par la gêne qu'il apporte aux mouvements de la respiration, déterminera la stase du sang dans le cœur droit, dans les veines jugulaires, et par suite dans le système vasculaire du cerveau, ce qui favorisera l'épanchement de sang dans cet organe. L'apoplexie dite bilieuse, si elle existe réellement, ne nous paraît pas mériter un autre traitement que l'apoplexie en général ; seulement il faut user avec plus de ménagement des émissions sanguines, et insister plus particulièrement sur les purgatifs.

Une autre question non moins délicate est celle-ci : doit-on faire vomir un individu atteint d'apoplexie cérébrale immédiatement après son repas ? Divers médecins d'une certaine autorité ont répondu par l'affirmative ; ils ont prescrit un vomitif dans ce moment, parce qu'ils ont cru que l'apoplexie était la conséquence d'une indigestion.

Tout en admettant que cette cause de l'apoplexie cérébrale ne saurait être absolument rejetée, nous pensons cependant que l'apoplexie qui se montre après le repas ne dépend pas ordinairement d'une indigestion. L'indigestion, si indigestion il y a, au lieu d'être la cause de l'apoplexie, n'en est que l'effet ; c'est le trouble survenu dans les fonctions du cerveau qui a porté atteinte à l'innervation de l'estomac et par suite à l'acte digestif. Et voici sur quoi nous basons notre manière de voir.

Quel est le repas à la suite duquel survient l'apoplexie cérébrale ? Est-ce le repas du matin ? non ; c'est à peu près constamment après le repas du soir, après le repas de l'entrée de la nuit. Or, quel rapport peut-il y avoir entre ce moment de la journée et l'apoplexie cérébrale ? Ce rapport, le voici. C'est à l'entrée de la nuit que presque toutes les affections morbides présentent une sorte de redoublement. Les fièvres continues offrent, dans ce moment, de l'exacerbation : la chaleur, l'agitation, la soif deviennent plus prononcées ; le pouls a plus de fréquence ; c'est à l'entrée de la nuit que la fièvre se montre chez certains malades qui n'en ont pas dans le jour ; c'est à l'entrée de la nuit que les douleurs du rhumatisme, de la syphilis, des dartres, etc., deviennent plus incommodes ; c'est à l'entrée de la nuit que les malades sont souvent attaqués d'une toux qui les laisse parfaitement tranquilles dans le jour, etc.; en un mot, c'est à l'entrée de la nuit que les forces semblent faiblir et laisser aux affections morbides plus d'énergie, soit en exagérant leurs symptômes, soit en se montrant pour la première fois. C'est donc parce que le repas du soir coïncide avec ce moment où les affections morbides ont plus de facilité pour se développer que l'apoplexie cérébrale éclate; l'indigestion en est la conséquence.

Mais admettons que l'apoplexie cérébrale est la suite d'une indigestion, est-ce une raison pour être autorisé à prescrire un vomitif? Le vomitif amènera, comme nous l'avons déjà dit, du trouble dans la respiration et, par suite, dans la circulation pulmonaire et dans les fonctions du cœur droit ; les veines jugulaires se gorgeront de sang et l'hémorrhagie cérébrale aura des chances pour s'aggraver. Nous avons eu connaissance de plusieurs faits malheureux survenus, dans ces circonstances, à la suite de l'administration d'un vomitif.

Le vomitif donné dans un pareil moment n'a pas seulement les inconvénients que nous venons de signaler ; il ne se borne pas à favoriser l'hémorrhagie cérébrale, il est encore dangereux par la secousse qu'il imprime à l'économie dans un moment où elle éprouve une perturbation si profonde par l'état dans lequel se trouve le cerveau. Atteinte par l'état du cerveau, atteinte par la secousse du vomitif, voilà ce que le dynamisme vital a à supporter : peut-on être surpris s'il succombe dans cette lutte ?

On nous demandera peut-être ce qu'il faut faire dans pareille circonstance. Nous répondrons qu'il n'y a rien d'absolu dans la conduite que doit tenir ici le médecin ; c'est surtout dans l'état général que présente le malade qu'il doit puiser ses indications. Il ne faut pas se dissimuler qu'on a devant soi un des cas les plus délicats, les plus incertains de la pratique médicale. Ce dont on doit s'abstenir, c'est de prescrire un vomitif.

Une application de sangsues à la partie interne

des cuisses, des cataplasmes de farine de lin saupoudrés de 2 ou 3 pincées de moutarde à la plante des pieds, des vésicatoires à la partie interne des jambes, voilà des moyens qui peuvent être fort utiles dans pareils cas, et qui ne seront jamais nuisibles.

Une infusion légère de thé peut être encore convenable.

Quelques médecins n'ont pas craint, dans cette circonstance, de pratiquer la saignée générale ; ils ont pensé que l'indication la plus urgente, celle qui dominait les autres, consistait à arrêter le mouvement fluxionnaire qui se fait alors vers le cerveau.

La saignée du bras est certainement le meilleur moyen de faire tomber d'une manière rapide le raptus sanguin qui se fait vers l'organe crânien ; mais peut-il y avoir toujours indication à son emploi ? N'y a-t-il pas souvent contre-indication à sa prescription par l'état des forces qui sont à un trop faible degré ; n'y a-t-il pas de plus ici contre-indication à ce moyen en raison de la réplétion de l'estomac par les aliments ?

Nous croyons que la saignée générale, malgré la présence des aliments dans l'estomac, peut être utile lorsque le mouvement fluxionnaire qui se fait vers le cerveau est accompagné d'un ensemble de symptômes qui annoncent une réaction prononcée, soutenue par une grande somme de forces radicales ; que la face est congestionnée, la chaleur vive, le pouls fréquent, développé, dur, résistant ; que le malade présente enfin tous les attributs d'une bonne constitution. La saignée générale aura, dans cette circonstance, non-seulement l'avantage de faire tomber le mouvement fluxionnaire, accompagné alors du danger le plus extrême, mais elle pourra de plus déterminer le vomissement des matières contenues dans l'estomac. On n'a guère à craindre ici des effets de la saignée, pourvu toutefois qu'elle ne dépasse pas certaines limites, qu'elle ne fasse pas tomber les forces à un degré où elles seront insuffisantes.

Nous nous sommes trouvé dans une circonstance de ce genre où nous n'avons pas hésité à ouvrir la veine. Le résultat fut aussi complet que nous pouvions le désirer. Voici le fait :

« Un homme de 40 ans environ, d'un tempé-
» rament sanguin, d'une forte constitution, est
» pris, immédiatement après son repas du soir,
» de perte de connaissance, de quelques mouve-
» ments convulsifs, etc. On vient nous chercher
» en toute hâte. Nous trouvons le malade dans
» l'état que voici : perte de connaissance, pau-
» pières fermées, visage congestionné, avec ses
» muscles dans un état de contraction égale des
» deux côtés, serrement des mâchoires ; exten-
» sion et raideur des membres supérieurs et in-
» férieurs, tant d'un côté que de l'autre ; chaleur

» prononcée de la peau ; pouls fréquent, déve-
» veloppé, résistant, dur.

» Nous diagnostiquons une apoplexie cérébrale
» sans épanchement, et nous pensons que le
» moyen le plus pressant, le plus convenable à
» lui opposer, c'est la saignée du bras ; elle seule
» nous semble pouvoir enrayer le mouvement
» fluxionnaire qui se fait avec violence vers le
» cerveau, et prévenir un épanchement de sang
» dans la cavité crânienne. La présence des ali-
» ments dans l'estomac ne nous semble pas devoir
» la contre-indiquer, alors que sa prescription se
» montre aussi formelle.

» A peine l'ouverture de la veine, qui avait
» fourni 200 grammes environ de sang, est-elle
» fermée, que la raideur des membres supérieurs
» et inférieurs tombe ; que les yeux du malade
» s'ouvrent, que le pouls a perdu de sa dureté,
» tandis que, en même temps, des nausées se
» manifestent, accompagnées bientôt du vomis-
» sement des matières que contenait l'estomac.

» Une heure s'était à peine écoulée depuis le
» moment où la saignée avait été pratiquée, que
» le malade était presque rentré dans l'état nor-
» mal ; les membres avaient repris leur souplesse,
» le visage son aspect ordinaire ; la connaissance
» était complète ; rien, en un mot, n'indiquait
» que le cerveau avait été sur le point d'éprouver
» la lésion la plus grave. Nul doute pour nous

» que si, au lieu de la saignée, nous eussions » prescrit un vomitif, les résultats les plus fâ» cheux n'en eussent été la conséquence. »

La saignée a donc ici arrêté le mouvement fluxionnaire vers l'organe cérébral, et de plus elle a déterminé le vomissement des matières contenues dans l'estomac ; elle l'a déterminé sans causer ces secousses violentes qu'amène un émétique.

Cette influence d'une perte de sang sur l'estomac, comme moyen propre à provoquer le vomissement, a, du reste, été démontrée par certains faits. Plusieurs fois, en effet, on a vu, à la suite de tel ou tel accident, une blessure occasionnant une hémorrhagie notable déterminer le vomissement d'un repas tout récent.

Nous ne pensons pas toutefois que la saignée du bras puisse être mise en usage dans d'autres conditions que celles que nous avons regardées comme indispensables, c'est-à-dire que le malade doit présenter un ensemble de symptômes qui indiquent qu'il pourra largement réagir ; nous la considérerions comme formellement contre-indiquée si les conditions étaient différentes. Elle doit toujours être peu copieuse, et par suite elle sera sans danger.

Il est un axiome en médecine d'après lequel *le vomissement guérit par le vomissement.* Cela est vrai quand les vomissements tiennent à un état saburral, bilieux, muqueux; l'estomac, s'étant débarrassé des matières qu'il contenait, revient à son état ordinaire; mais cet axiome ne saurait s'appliquer au vomissement lié à un état de spasme, au vomissement, par exemple, du choléra asiatique ou sporadique; l'indication est ici toute différente, le vomissement doit être combattu par des moyens propres à faire cesser ce phénomène pathologique.

Les vomissements liés à une *irritation gastrique* indiquent l'emploi des remèdes convenables pour faire cesser cette irritation. Les antiphlogistiques, les émollients, les narcotiques, le sirop diacode notamment, trouvent ici leur indication.

Les vomissements qui sont sympathiques de la migraine, de la néphrite, de la péritonite, etc., réclament par-dessus tout la prescription des moyens nécessaires pour attaquer ces divers états morbides. Les vomitifs sont toujours ici contre-indiqués.

Les vomitifs sont préconisés depuis longtemps dans le *croup*. Leur emploi est devenu même si commun dans cette maladie, qu'on peut dire qu'il est presque vulgaire. Pour que pareille renommée soit arrivée à ce moyen thérapeutique, il faut nécessairement qu'il ait eu des succès; il faudrait même qu'il en ait eu de notables. Cependant, à ces succès qu'on a probablement exagérés, qu'on n'a pas toujours obtenus, quoi qu'on en ait dit, dans le véritable croup, on peut opposer des revers que nous avons toute raison de croire bien plus nombreux.

Pourquoi ces succès, pourquoi ces revers? Quelle est l'idée qu'on doit se faire de la valeur des vomitifs dans le croup? Telle est la question sur laquelle nous allons jeter un coup d'œil; nous n'avons pas besoin de signaler son importance.

Nous devons, avant tout, bien examiner l'acte du vomissement en lui-même, afin de reconnaître quels sont les organes qui y participent, et déterminer la part que chacun d'eux a dans cette fonction. Nous verrons ensuite si l'administration des vomitifs est susceptible de faire vomir des fausses membranes développées dans les voies respiratoires, ainsi qu'on l'a si souvent écrit.

Que se passe-t-il dans le vomissement? Comment s'accomplit cet acte?

Après des discussions sur ce sujet tout aussi nombreuses qu'ardentes, qui ont eu presque un siècle de durée; après avoir regardé tantôt l'estomac, tantôt le diaphragme comme l'agent exclusif du vomissement, on est, enfin, généralement d'accord aujourd'hui pour considérer cet acte comme produit par la contraction antipéristaltique de l'estomac, de l'œsophage, du pharynx, et par la contraction synergique du diaphragme et des muscles abdominaux.

La contraction de ces organes : estomac, diaphragme et muscles de l'abdomen, surmonte le resserrement du cardia qui, peut-être aussi par une sorte de *consensus*, s'ouvre et laisse les matières s'engager dans l'œsophage où elles continuent leur mouvement ascensionnel par la contraction antipéristaltique de ce conduit et du pharynx.

Le rôle du diaphragme dans cet acte du vomissement est fort important à noter. Ce muscle se contracte pour comprimer l'estomac par le haut, tandis que la paroi abdominale le comprime en sens contraire. Son mode d'agir dans cette fonction est le même que celui qui a lieu dans l'inspiration ; il y a seulement cette différence que, dans le premier cas, elle est convulsive.

Il y a, par conséquent, dans le vomissement, comme dans l'inspiration, contraction du diaphragme, et, par suite, pénétration de l'air dans le larynx, la trachée et les bronches. Il ne se fait donc pas, dans cet acte, d'effort d'expulsion ni sur les bronches, ni sur la trachée, ni sur le larynx ; le mouvement ne s'opère pas dans ce sens, mais bien en sens contraire, c'est-à-dire de dehors en dedans.

Et cependant certains auteurs modernes ne voient, dans l'emploi des vomitifs dans le croup, que cet effort centrifuge, *cet effet mécanique*, qu'ils se sont imaginé exister dans les voies respiratoires pendant l'acte du vomissement.

On nous opposera peut-être que l'administration des vomitifs a été quelquefois suivie de l'expulsion de fausses membranes. Nous répondrons à cette objection que ces fausses membranes ne pouvaient pas provenir de l'intérieur des voies respiratoires, car, pour qu'il en fût ainsi, il faudrait admettre qu'elles ont été détachées dans le mouvement d'inspiration qui fait partie de l'acte du vomissement, ce qui n'est pas à supposer.

Quand l'expulsion des fausses membranes a été le résultat *immédiat* d'un vomitif, qu'elle s'est produite pendant le vomissement, il ne nous paraît pas douteux que ces fausses membranes provenaient de l'arrière-bouche ou du pharynx; elles ne sauraient venir alors du larynx ou de la trachée. On a bien dit que, dans certains de ces faits, l'expulsion des produits pseudo-membraneux avait été suivie d'une respiration plus facile, mais cela ne suffit pas pour faire croire qu'ils venaient de l'intérieur des voies respiratoires. Il est probable que, dans ces cas, les pseudo-membranes, bien qu'extérieures au larynx, s'avançaient sur son ouverture et déterminaient, en raison de cette situation, les symptômes qu'on observait.

Les vomitifs ont sur l'économie un autre mode d'action qui n'est pas toujours suffisamment apprécié ; et c'est cet autre mode d'action qui, dans le croup, favorise le détachement des fausses membranes des voies respiratoires, d'où elles sont expulsées par les efforts de la toux, bien plus puissants pour remplir cet office que ne l'est le vomissement.

Les vomitifs ont pour propriété d'exercer sur l'économie une secousse plus ou moins violente ; et c'est cette secousse qui tend à modifier sa manière d'être, qu'on cherche à utiliser dans certaines affections, pour enrayer un acte morbide qui se fait sur tel ou tel point, et pour favoriser des mouvements salutaires.

Mais pour que les vomitifs amènent cette action perturbatrice avantageuse, il faut, chez les sujets auxquels on les prescrit, une certaine somme de forces radicales. Or, cette somme de forces ne peut être que très minime chez les enfants, soit en raison de leur âge, soit en raison de la constitution plus ou moins délicate de ceux qui sont atteints de cette maladie, soit en raison de l'influence des lieux où elle se manifeste de préférence, soit en raison même de la maladie. Dans le cas où les forces font trop défaut, où la faiblesse est trop prononcée, les effets produits par un vomitif sont bien différents. Alors, non-seulement il n'y a pas de réaction, de mouvement salutaire à la peau, mais il devient manifeste que le principe de la vie a reçu une atteinte fâcheuse par l'administration de ce médicament. C'est dans ces circonstances que l'on voit survenir le refroidissement des extrémités, la pâleur, l'altération plus marquée du visage, la gêne plus grande de la respiration ; c'est alors qu'arrive la mort.

Il est par conséquent de toute nécessité, avant de prescrire un vomitif dans le croup, d'être assuré qu'il y a chez l'enfant assez de force pour supporter son action, pour pouvoir réagir d'une manière favorable. Dans le cas contraire, le medecin doit s'abstenir ; quelques exceptions heureuses ne doivent pas faire écarter de ce principe de thérapeutique.

Quand on voit les vomitifs contre-indiqués d'une manière générale chez tous les sujets, quel que soit leur âge, lorsqu'ils sont trop faibles, qu'ils n'ont pas assez de force pour réagir, pourquoi les prescrire si facilement chez de jeunes enfants dont la débilité est le caractère essentiel ?

La question ne se borne pas toutefois à savoir si l'on peut donner un vomitif ; il en est une autre qui n'a pas une moindre importance : c'est le choix du médicament. Le mode d'action des vomitifs est loin, en effet, d'être le même pour tous. De même que les purgatifs sont distingués en drastiques ou purgatifs violents, cathartiques ou purgatifs modérés, et laxatifs ou purgatifs doux, de même aussi on peut établir des degrés divers dans l'action des vomitifs. On ne saurait, en effet, soutenir que l'ipécacuanha, que l'émétique, que le sulfate de cuivre aient une action semblable.

Le sulfate de cuivre doit être considéré comme le vomitif qui exerce sur l'économie l'action la plus profonde. Il fait toutefois plus que déterminer des vomissements fréquents, violents; il amène aussi parfois des coliques intenses, des selles sanguinolentes; il exerce, en outre, sur le principe de la vie, une action toxique qui peut, à la vérité, n'être que perturbatrice et avantageuse dans certains cas, mais qui, dans d'autres, peut aller jusqu'à produire la mort. C'est un médicament qui offre tant de dangers dans son administration, qu'on ne saurait être trop réservé dans son emploi; il vaut mieux s'en abstenir.

Le tartre stibié est encore un vomitif énergique, mais moins violent que le précédent, et qui n'a pas d'ailleurs, à dose vomitive, d'action toxique appréciable. Il a été fort vanté par divers médecins dans le croup. Cependant on a constaté de sa part de très nombreux revers, à dose même fort minime. Et quel n'a pas dû en être l'effet lorsqu'on l'a prescrit à celle de 30 centigrammes chez *des enfants !!!*

L'ipécacuanha est le plus doux des vomitifs; aussi est-ce celui auquel on donne généralement la préférence, lorsqu'on ne juge pas convenable de s'abstenir de cette sorte de médication.

Nous sommes convaincu, — nous l'avons déjà

dit autre part, — que ce qui fait surtout le danger dans le croup, c'est le traitement qui consiste à peu près uniquement dans les vomitifs; c'est l'éloignement que l'on éprouve pour les vésicatoires, qui sont cependant le *seul moyen sur lequel on puisse compter* pour combattre, détourner la fluxion.

Cet éloignement pour les vésicatoires est la conséquence de la doctrine de Bretonneau et de Trousseau, qui ont attribué aux pseudo-membranes de la diphtérie la propriété de sécréter une humeur virulente, un véritable poison analogue à celui de la pustule maligne.

Et cependant on place maintes fois, soit dans la pneumonie, la pleurésie, soit dans le rhumatisme, l'érysipèle, des vésicatoires qui se couvrent de pseudo-membranes, et qui, au lieu de rendre la maladie plus grave, en déterminent la guérison. Qu'est donc devenue cette prétendue humeur maligne?

Il serait bien heureux que les médecins qui se sont laissé influencer par l'opinion de ces auteurs pussent apprécier d'une manière plus convenable l'action salutaire de ces épispastiques. Les cas de croup deviendraient certainement moins graves; on guérirait plus souvent, et l'on serait rarement obligé d'en venir à l'opération de la trachéotomie dont les résultats sont si déplorables, d'après les journaux même de la capitale.

Nous avons déjà rappelé dans un autre article que, dans le journal l'*Union médicale* du 7 mai 1878, il est dit : qu'à l'hôpital des enfants, sur 25 opérés du croup, 23 sont morts!!!

A l'hôpital Sainte-Eugénie, sur 22 opérés 21 morts!!!

Les vésicatoires devraient être placés aux bras, aux jambes, et non point au-devant du cou, pour ne pas attirer davantage la fluxion sur le larynx.

Les vomitifs sont le premier remède auquel il faut avoir recours dans *l'empoisonnement* par les substances narcotiques ou narcotico-âcres, lorsqu'on est appelé alors que le poison vient d'être introduit dans l'estomac (tartre stibié 10 à 20 centig., dans 4 tasses d'eau, de 5 minutes en 5 minutes).

S'il s'est déjà écoulé assez de temps pour donner à penser que le poison est passé en partie dans l'intestin grêle, on prescrit un éméto-cathartique, qui chasse par le haut et par le bas les matières toxiques que contient le tube intestinal (tartre stibié 10 centigr.; sulfate de soude 60 grammes dans 4 verres d'eau, de 15 à 20 minutes d'intervalle).

Le tartre stibié n'est pas seulement prescrit comme vomitif, il est aussi administré à titre de *contro-stimulant* dans des maladies diverses.

La dose à laquelle on le prescrit est de 40 centigrammes dans une potion gommeuse de 150 grammes, le premier jour; 60 centigrammes, le second et le troisième jour. Il est formellement interdit de dépasser ce terme de trois jours, à moins de vouloir s'exposer à des désordres graves dans le tube digestif.

La potion est administrée en quatre fois, de 3 en 3 heures. Pendant cette administration, il est expressément défendu au malade de prendre ni bouillon ni tisane d'aucune espèce.

Cette potion donne lieu à des vomissements violents, d'autant plus pénibles qu'ils sont sans matière.

L'ensemble de l'économie présente bientôt l'aspect d'une stupeur profonde : visage pâle, bleuâtre; joues excavées, yeux enfoncés dans l'orbite, nez étiré, etc.; pouls petit, sans consistance; diminution de la chaleur des extrémités, etc.

Quelques médecins, pour diminuer la violence des vomissements, ont conseillé de faire entrer dans cette potion le sirop diacode (30 grammes).

Cette addition du sirop diacode rend les vomissements moins fréquents, moins violents : cela est vrai. Mais à cet avantage il faut opposer l'inconvénient qu'une partie du tartre stibié qui était rejetée par le vomissement reste dans les voies digestives et peut y déterminer des désordres fâcheux. Cette addition est donc plus nuisible qu'utile.

Le tartre stibié à haute dose a été souvent prescrit dans les *fluxions de poitrine,* — et il l'a été dans les cas où on aurait craint de pratiquer la saignée du bras.

Mais lorsque, dans cette maladie, il y a contre-indication à la saignée, la contre-indication est bien plus formelle pour l'émétique à haute dose. La saignée, toute contre-indiquée qu'elle était, aurait certainement été moins dangereuse que l'émétique. Cela ne peut pas faire le moindre doute.

L'émétique à haute dose, dans les fluxions de poitrine, ne peut convenir que pour les individus qui présentent une telle somme de forces radicales qu'on les juge capables de résister à la violence de cette médication.

Ce genre de traitement ne peut convenir que pour des jeunes gens ou des adultes, d'un tempérament sanguin ou de ses composés, d'une bonne constitution qui n'a pas été affaiblie par les six choses dites non-naturelles;

Il ne peut convenir que lorsque la fluxion, malgré des saignées suffisantes, ne présente aucun amendement et fait craindre un fatal dénouement, alors toutefois que les forces ne font pas encore défaut.

Nous avons vu réussir ce genre de traitement chez de jeunes soldats qui se trouvaient dans les conditions que nous venons de signaler,—et bien que les suites en aient été heureuses, nous avouons que nous craindrions de le mettre en usage.

Nous préfèrerons toujours, dans des cas semblables : — 1° la saignée générale, répétée s'il le faut, suivie aussi de la saignée locale ; et 2° lorsque la réaction aura été amoindrie, de l'application des vésicatoires aux jambes, et plus tard aux bras.

L'émétique à haute dose est susceptible de rendre des services plus positifs dans certaines *lésions traumatiqnes.*

Il est des lésions traumatiques qui, par leur gravité, exigent l'amputation immédiate pour prévenir une inflammation qui tôt ou tard emportera les maladies. Au moyen de l'émétique à haute dose, l'inflammation peut être maîtrisée, peut être maintenue dans des limites convenables.

Les plaies par armes à feu, de la main, du pied, avec brisure des os ; les plaies de même nature des diverses articulations rendent à peu près inévitable l'amputation du membre, ou bien la résection.

Au moyen de l'émétique à haute dose que l'on prescrit dès que le blessé se trouve dans des conditions telles qu'il peut supporter le remède, on prévient maintes fois une inflammation étendue, telle qu'on la redoute dans pareille circonstance.

La phlegmasie se localise, ne s'écarte pas de la blessure, devient ce qu'elle doit être pour la guérison.

L'émétique à haute dose a été bien souvent prescrit dans le *rhumatisme articulaire aigu.*

Ce traitement a pour résultat de modérer l'intensité de la fièvre, de diminuer les douleurs articulaires, cela est vrai; mais la maladie s'est prolongée d'une manière anormale, et, dans bien des cas même, est devenue chronique; l'appareil digestif s'en est aussi mal trouvé. Le remède a été pire que le mal.

L'ipécacuanha est le plus doux des vomitifs. On le prescrit en poudre, à la dose de 1 gramme 25 à 50 centigr., dans un demi-verre d'eau tiède que le malade prend en deux fois, à dix minutes d'intervalle.

Dans la *dyssenterie* qui va devenir ou qui même est chronique, l'ipécacuanha est prescrit parfois avec succès, à la même dose. Mais au lieu de l'administrer en deux fois, à dix minutes d'intervalle, on le donne en quatre fois, de quart d'heure en quart d'heure.

On attribue, dans pareille circonstance, la guérison de la dyssenterie à l'action antipéristaltique déterminée par le remède? Il y aurait, dans ce cas, une certaine analogie avec ces guérisons qui ont lieu par les vomissements qui surviennent pendant une traversée sur mer chez les sujets atteints de la même maladie, à l'état chronique.

Les vomitifs sont prescrits ordinairement au commencement des maladies ; c'est le moment où leur administration présente le plus d'avantage. Il faut toutefois se garder de les donner dans la période de spasme qui se montre dans leur invasion ; le malade pourrait se trouver alors dans de mauvaises conditions pour réagir ; les forces seraient susceptibles d'en éprouver une perturbation grave. Il est nécessaire d'attendre que cette période soit passée et qu'une réaction suffisante se soit opérée. Leur administration dans le cours et surtout à la fin des maladies est rarement avantageuse, souvent même elle est nuisible. Il n'y a déjà plus assez de forces pour que la réaction soit toujours possible ; il n'y a plus de crise à attendre.

PURGATIFS.

—

Purger, c'est saigner.

C'est presque un axiome, que le médecin doit connaître et qu'il ne doit jamais perdre de vue.

Purger, c'est enlever au sang une partie de sa substance, de sa vie.

C'est porter le trouble dans la plupart des fonctions.

C'est amener à l'intérieur des mouvements physiologiques ou pathologiques qui deviendront la cause de maladies plus ou moins graves.

La prescription des purgatifs exige que l'on tienne compte, soit de l'état des organes, soit de la somme des forces; car c'est dans le degré qu'elles présentent que réside principalement le bon ou le mauvais effet de cette sorte de remèdes. Si les forces font trop défaut, le résultat peut être nuisible au plus haut degré.

Le genre de l'affection qui donne par elle-même la mesure de la somme des forces, exige surtout la plus grande attention dans la prescription des purgatifs. Certaines de ces affections les contre-indiquent de la manière la plus formelle.

Rien de plus commun que l'abus des purgatifs chez les *enfants*. Il en résulte parfois chez eux une irritation gastro-intestinale à laquelle ils sont si disposés; il en résulte d'autres fois une diminution du peu de forces qu'ils possèdent : condition favorable au développement de certaines diathèses et surtout de la diathèse scrofuleuse.

Il ne faut pas se dissimuler, en effet, que moins il y a de forces, plus la diathèse scrofuleuse a des chances de se développer ou de grandir. Et voilà pourquoi, chez l'enfant scrofuleux, on doit être si sobre, dans les phlegmasies qui les atteignent, et des purgatifs et des émissions sanguines. C'est surtout aux dérivatifs cutanés, aux vésicatoires, qui n'ont rien de débilitant, bien qu'on ait prétendu le contraire, qu'il convient d'avoir recours.

L'*âge avancé* exige encore une grande modération dans l'emploi des purgatifs. Il y a peu de forces radicales chez les vieillards; il convient de les ménager. Et d'ailleurs, il faut faire attention que, chez eux, les fonctions si importantes du système cutané sont dans un état de langueur notable; la transpiration insensible, d'un intérêt si grand pour l'économie, a moins d'énergie à cet âge; aussi est-ce dans ce qu'a d'incomplet cette fonction qu'il faut trouver la raison de bien des maladies qui les atteignent, et principalement de celles de l'appareil respiratoire. Les purgatifs, qui agissent, et comme débilitants, et comme amenant les mouvements de l'extérieur à l'intérieur, ne peuvent donc que leur être généralement contraires.

Il y a, en outre, chez le vieillard peu de force dans l'appareil digestif, les purgatifs ne feront que l'affaiblir davantage. Il n'est pas rare de voir un purgatif amener chez lui une diarrhée difficile à réprimer.

Il convient donc de ne prescrire, à cet âge, les purgatifs qu'avec précaution ; il faut être certain que les inconvénients qu'ils peuvent entraîner ne dépasseront pas leurs avantages. Le choix et la dose du purgatif doivent être mis en rapport avec les conditions physiologiques et pathologiques que présentent les individus.

C'est surtout dans la tendance qu'ont les mouvements fluxionnaires à se porter vers la tête qu'on trouve l'indication des purgatifs chez les vieillards. Or, pour contrebalancer, pour détourner ce mouvement fluxionnaire, il n'est pas indifférent de prescrire tel ou tel purgatif; l'aloès à dose modérée doit avoir ici la préférence ; il a, en effet, non-seulement comme tout autre purgatif la propriété de déterminer une révulsion sur le tube digestif, mais il a de plus l'avantage de pouvoir amener le mouvement fluxionnaire sur la région hémorroïdale. Ce médicament ne saurait toutefois convenir lorsqu'il y a indication de déterminer une révulsion prompte, comme, par exemple, dans une apoplexie cérébrale, à marche rapide; les évacuations alvines qu'il détermine se font trop attendre ; un autre choix est alors nécessaire. On y vient avec avantage lorsqu'il y a moins d'urgence dans les symptômes, lorsque l'on peut espérer non-seulement d'amener le mouvement fluxionnaire sur le gros intestin, mais surtout de l'y fixer.

Le *tempérament* apporte quelque différence dans l'emploi des purgatifs, soit en raison de la différence de la somme des forces, soit en raison des aptitudes morbides diverses qu'ils présentent.

Ainsi, d'une manière générale, les purgatifs, à moins de contre-indication formelle, sont fort bien supportés par les individus de tempérament sanguin ; la fatigue qu'ils déterminent presque inévitablement chez les autres est à peine sensible pour eux.

Une somme faible de forces radicales chez les individus de tempérament lymphatique et de tempérament nerveux exige de la modération dans la prescription de cette sorte de médicaments. L'affaiblissement qu'ils déterminent chez les premiers est souvent nuisible. Chez les seconds, ce n'est pas seulement de la fatigue qu'ils amènent, ils exagèrent, en outre, la susceptibilité nerveuse et la portent quelquefois à un degré fâcheux.

Le tempérament bilieux est généralement sympathique aux purgatifs ; il les réclame toutefois trop souvent ; ce qui finit par amener dans les fonctions digestives une faiblesse qui n'est pas sans inconvénient.

Une *constitution* forte se joue pour ainsi dire de l'action des purgatifs ; la réaction qu'elle leur présente annihile plus ou moins complétement leurs effets débilitants. Une constitution faible, au contraire, est souvent accablée par leur prescription.

Le *sexe* n'est pas sans apporter quelque différence dans l'usage des purgatifs. La femme, ayant généralement moins de forces radicales que l'homme, doit être plus que lui ménagée sous ce rapport. C'est aux laxatifs surtout que l'on a recours chez elle.

Les approches de la menstruation et la durée

de cette période constituent d'une manière formelle une contre-indication à leur emploi. Il est à peine besoin de le signaler.

Les *pays* apportent une différence sensible dans l'usage des purgatifs. Bien supportés généralement dans les pays froids et secs, ils le sont moins bien dans ceux qui sont froids et humides. Ils conviennent peu dans les pays chauds, surtout s'ils sont humides. Il y a dans ceux-ci, d'un côté, diminution des forces radicales; d'un autre, tendance aux mouvements fluxionnaires vers l'appareil digestif. Les purgatifs ne peuvent qu'exagérer ces conditions; ils diminueront encore davantage les forces, ils amèneront d'autant plus les mouvements sur l'appareil de la digestion.

Ce que nous disons des pays s'applique entièrement aux *saisons*. Les purgatifs seront généralement moins bien supportés lorsque la température sera élevée que lorsqu'elle sera dans des degrés inférieurs.

Et lorsqu'on aura à prescrire un purgatif dans ces conditions de température élevée, il y aura de l'avantage à faire choix de ceux qui possèdent quelque propriété tonique (médecine noire, — rhubarbe, follicules de séné, de chaque 4 grammes; manne en larmes, 60 grammes; graine d'anis, 1 pincée, eau, s. q. pour un verre de purgation). L'appareil digestif ne sera pas insensible à cette attention.

La *constitution médicale* régnante ne saurait être sans importance dans la prescription des purgatifs. Elle obligera à s'abstenir autant que possible de ce genre de remèdes lorsqu'elle sera marquée par une tendance aux mouvements fluxionnaires vers le tube digestif (diarrhée, dyssenterie), ou bien qu'elle aura imprimé aux forces une modification fâcheuse caractérisée par l'ataxie, l'adynamie, la malignité. Les purgatifs ne pourraient qu'exagérer ces conditions fâcheuses.

Les *épidémies* qui portent ordinairement avec elles une atteinte plus ou moins prononcée aux forces, constituent presque inévitablement une contre-indication à l'usage des purgatifs. Seraient-ils convenables ces médicaments pendant une épidémie de choléra, de suette, etc. ? N'est-il pas évident qu'ils auraient par-dessus tout pour effet de diminuer la résistance vitale au génie épidémique ?

L'état *du moral* doit être pris en considération dans la prescription des purgatifs. Ce n'est pas lorsque le dynamisme vital est fortement déprimé par des passions tristes qu'on peut trouver indication à leur emploi ; des résultats fâcheux seraient alors à craindre.

Le genre de l'*alimentation* n'est pas non plus sans importance quand il s'agit de prescrire un purgatif. Serait-il toujours bien supporté ce purgatif lorsque l'on aura affaire à des individus qui n'usent que d'aliments non réparateurs ou insuffisants ?

Ne faut-il pas encore avoir égard, dans la prescription des purgatifs, à l'influence qu'ont pu avoir sur l'économie des *excès* de travail physique, des excès vénériens ? N'est-il pas plus que probable que les forces ont dû en recevoir une atteinte profonde qui les mettra moins à même de soutenir convenablement les effets du remède ?

Ce qui peut survenir dans les conditions que nous venons de signaler, c'est l'ataxie, c'est la malignité, comme complication des maladies dans lesquelles on l'a prescrit.

Nous allons à présent jeter un coup d'œil sur les maladies principales du cadre nosologique, et nous verrons quelles sont les indications ou les contre-indications qu'elles peuvent présenter à l'emploi des purgatifs.

La *fièvre inflammatoire* n'indique pas par elle-même l'emploi des purgatifs. Dans cette fièvre qui a pour base une grande somme de forces radicales et qui est caractérisée par une vive réaction, l'indication est pour les émissions sanguines générales, les boissons émollientes, la diète sévère. Cette médication suffit lorsque la fièvre est dans son état parfait d'essentialité. Mais lorsque la fièvre inflammatoire sert d'escorte à la congestion, à la phlegmasie d'un organe qui, par son siége, nécessite l'administration d'un purgatif, ce purgatif n'est nullement contre-indiqué. Il y a toujours assez de forces, dans ce cas, pour que le remède soit tout au moins sans inconvénient, s'il n'est pas sans avantage.

Le purgatif serait toutefois contre-indiqué d'une manière formelle dans la pneumonie, comme pouvant s'opposer non-seulement à l'expectoration si nécessaire dans cette maladie, mais comme pouvant s'opposer aussi à tout autre acte de crise, de métasyncrise. L'ataxie pourrait être la conséquence de son administration.

La *fièvre catarrhale* contre-indique par elle-même l'usage des purgatifs. Ils ne pourraient que contrarier les effets curateurs de la nature.

L'indication que présente cette fièvre consiste évidemment dans la prescription des moyens propres à provoquer, à favoriser la nature dans ses tendances curatrices ; et c'est pour cela qu'on fait mettre le malade dans un lit bien chaud, et qu'on lui prescrit des boissons diaphorétiques.

Qu'arriverait-il si l'on prescrivait un purgatif dans cette circonstance? Il arriverait qu'en raison de l'action de ce genre de remèdes qui tend à porter les mouvements à l'intérieur, on contrarierait la nature, on l'enrayerait dans l'acte curateur auquel elle est si évidemment portée : des mouvements fluxionnaires vers les organes internes pourraient en être la conséquence.

Si la fièvre catarrhale, au lieu d'être dans son état d'essentialité parfaite, avait déterminé un mouvement fluxionnaire sur le cerveau ; ce médicament pourrait être mis au nombre des moyens employés pour le combattre. Cette indication dominerait celle des diaphorétiques.

Lorsque la fièvre catarrhale est compliquée de l'élément bilieux, un purgatif est généralement nécessaire lorsque cet élément se montre à un degré élevé. Mais il faudrait se garder de le prescrire autrement qu'à la fin de la maladie. Prescrit dans les premières périodes, il entraverait les mouvements propres à amener la résolution de l'élément catarrhal ; ce n'est donc que lorsque cet élément catarrhal est dissipé qu'existe le moment où l'on peut attaquer l'élément bilieux par un purgatif.

Si l'élément bilieux est peu prononcé, on remplace avec avantage le purgatif par l'infusion d'ipécacuanha concassé associée avec l'écorce d'orange amère. Les forces digestives et les forces générales se trouvent bien de l'emploi de ce médicament. (Ipécacuanha concassé, 1 gramme; écorce d'orange amère, 2 à 4 grammes; en infusion dans 200 grammes d'eau; ajouter à la colature 30 grammes manne en larmes, à prendre par cuillerée à bouche, de 2 en 2 heures.)

La fièvre catarrhale muqueuse, bien moins fréquente dans nos contrées que la précédente, nous offre des indications analogues.

Nous serons toujours surpris que la fièvre catarrhale, si commune non-seulement dans notre pays, mais encore bien plus dans ceux qui sont froids et humides, n'ait pas pu trouver place dans les traités modernes de pathologie médicale. Certains la font rentrer dans la fièvre inflammatoire, tandis que d'autres n'en font qu'une fièvre symptomatique de la phlegmasie de la muqueuse — des bronches, des fosses nasales, etc.!... La thérapeutique ne peut que se ressentir d'une manière fâcheuse d'une pareille appréciation.

Les purgatifs sont généralement indispensables dans la *fièvre bilieuse*. Il faut toutefois se garder de les prescrire au commencement de la maladie; ils ne pourraient, dans ce moment, que lui imprimer une direction fâcheuse. Dans la première période, c'est aux vomitifs qu'on a recours; on administre ensuite quelque médicament métasyncritique, l'infusion d'ipécacuanha concassé notamment, et ce n'est que plus tard, lorsqu'il y a tendance aux évacuations alvines, que l'on en vient à la prescription d'un purgatif (médecine noire de préférence).

Si la fièvre bilieuse était compliquée d'irritation gastro-intestinale, ce qui arrive quelquefois, il faudrait avant tout combattre cette irritation par des moyens appropriés (boissons, lavements, cataplasmes émollients, sangsues dans certains cas), et ce ne serait que lorsque l'on se serait débarrassé de cette complication qu'il pourrait y avoir indication à l'emploi des moyens nécessités par l'affection bilieuse, qui s'est toutefois, dans bien des cas, tellement amendée que le vomitif ou le purgatif seraient plutôt nuisibles qu'utiles.

L'existence de la fièvre bilieuse, comme fièvre essentielle, est encore niée par les auteurs modernes. Ils ne veulent y voir qu'un embarras gastrique porté à un degré élevé!

Les purgatifs sont maintes fois nécessaires dans la *fièvre muqueuse*. Cependant comme l'état général des individus atteints de cette fièvre est ordinairement caractérisé par un défaut de forces radicales, il convient de ne pas se presser dans cette prescription. Il ne faut recourir à ce remède que lorsqu'il est bien évident que l'on ne saurait s'en passer.

La complication d'irritation gastro-intestinale,

assez ordinaire dans cette fièvre, réclame tout d'abord les moyens propres à la combattre (tisane émolliente ; cataplasmes, lavements émollients). On voit ensuite si l'élément muqueux est de nature à nécessiter le traitement qui lui est propre. Cet élément s'est quelquefois tellement amendé que le purgatif, tout comme le vomitif, deviennent inutiles.

L'infusion d'ipécacuanha concassé et d'écorce d'orange amère n'est pas encore ici sans avantage.

Pour certains auteurs modernes, la fièvre muqueuse n'est pas autre chose qu'une phlegmasie de la muqueuse gastro-intestinale. Cette phlegmasie peut bien exister dans cette fièvre, mais elle n'en est qu'une complication ; elle ne constitue pas l'essence de la maladie.

Pour d'autres, la fièvre muqueuse est une fièvre typhoïde !....

Toute fièvre qui se présente avec le *caractère ataxique* ou *ataxo-adynamique* contre-indique d'une manière formelle, et sans exception aucune, l'emploi d'un purgatif.

Dans l'ataxie, il y a lésion profonde des forces signalée par l'altération du visage, la pulvérulence des narines, l'état grillé de la langue, les soubresauts des tendons, les mouvements automatiques, le peu de consistance du pouls, etc. ;

un purgatif donné dans ces conditions ne peut que porter une atteinte plus grave aux forces, et rendre la guérison le plus souvent impossible.

Ce qu'il faut prescrire dans ces fièvres, c'est la potion avec 4 à 8 grammes résine de quinquina, etc., par cuillerée à bouche d'heure en heure, appuyée par les bols camphrés et nitrés, et par les vésicatoires aux jambes, les sinapismes.

Dans la *fièvre avec adynamie* peut-on encore songer aux purgatifs lorsqu'on voit les malades dans un état de prostration plus ou moins complète, avec des hémorrhagies passives, des évacuations alvines et urinaires involontaires, un pouls misérable, etc.? N'est-il pas évident que les purgatifs, avec leur action dépressive des forces, imprimeront un caractère encore plus fâcheux à la maladie?

Et cependant les purgatifs administrés tous les deux jours, tous les jours, ont constitué, pour quelques médecins, un mode de traitement de la *fièvre typhoïde*, qui rentre par sa nature dans l'élément adynamique. On a même annoncé des succès plus ou moins nombreux. Mais, avec la confusion qu'on a jetée depuis quelque temps sur cette dénomination de fièvre typhoïde, tout nous porte à croire qu'on n'avait pas eu affaire à de véritables fièvres typhoïdes, qu'il y avait eu erreur de diagnostic.

Ainsi, si nous prenons une véritable fièvre typhoïde, qu'observons-nous dans la première période? Dans cette première période, il y a douleur au ventre, augmentant par la pression; diarrhée, etc. Il est évident qu'il y a là une irritation intestinale qui précède ou accompagne la formation des ulcères de l'intestin. Peut-on, dans cette période, songer aux purgatifs? dans quel but les emploierait-on? n'est-il pas certain qu'ils ne peuvent alors qu'augmenter l'irritation intestinale, et qu'en outre, ils porteront encore plus atteinte aux forces qui vont faire défaut, et qui seraient cependant si nécessaires pour soutenir l'économie dans les autres périodes qu'elle a à traverser.

Dans la deuxième période, il y a de l'ataxie, c'est-à-dire un ensemble de symptômes annonçant que les forces ont éprouvé une lésion profonde. Serait-ce encore le moment de donner un purgatif? la lésion des forces n'en deviendrait-elle pas plus grande?

La troisième période caractérisée par l'ataxo-adynamie ne contre-indique-t-elle pas encore plus fortement l'usage des purgatifs?

Est-il, enfin, possible de songer à la prescription de ce remède lorsque l'adynamie est complète?

Nous ne voyons donc, dans la fièvre typhoïde véritable, aucun moment dans lequel on puisse prescrire les purgatifs; nous les trouvons toujours, au contraire, contre-indiqués de la manière la plus formelle.

Et si la véritable fièvre typhoïde, qui n'est généralement qu'un typhus modéré, se montre si opposée à l'usage des purgatifs, la contre-indication ne deviendra-t-elle pas plus formelle quand il s'agira du véritable typhus ? Dans quel état sont les forces dans le typhus ? La résolution complète des membres, l'appauvrissement du sang, les hémorrhagies passives, l'évacuation involontaire des urines et des matières fécales, l'état misérable du pouls, le montrent d'une manière bien évidente. Et c'est lorsque les forces sont dans un état pareil qu'on peut songer à l'emploi des purgatifs, qui ne peuvent qu'augmenter cette débilitation par les selles qu'ils déterminent, ainsi que par leur influence sur le système nerveux ! !.... C'est encore le quinquina qui fait ici notre principale ressource.

La *fièvre maligne* contre-indique, d'une manière encore plus formelle, l'emploi des purgatifs. La lésion des forces est, en effet, portée au degré le plus intense dans cette maladie, puisque avec des symptômes de la plus haute gravité la peau a quelquefois sa température normale, et le pouls est naturel, ou même moins fréquent que de coutume.

Et c'est aussi non-seulement en raison de la

gravité de cette fièvre, mais encore en raison de la presque nullité des symptômes fébriles ordinaires, qu'on a donné à cette fièvre la dénomination de *maligne*. Elle semble se jouer du médecin, se complaire à le tromper ! A quoi servent ici le microscope, le thermomètre, le sphygmographe, les réactifs chimiques !!!.....

Le traitement de cette fièvre consacré par l'expérience la plus complète consiste dans l'emploi des toniques les plus puissants associés avec les antispasmodiques, et soutenus par les dérivatifs cutanés. On en obtient généralement des résultats qu'on peut qualifier de merveilleux. (Résine de quinquina 8 à 10 grammes ; sulfate de quinine 25 à 50 centigrammes, éther sulfurique 20 à 40 gouttes, laudanum de Sydenham 6 à 12 gouttes, sirop de gomme et eau de fleur d'oranger de chaque 30 grammes, eau de tilleul 80 grammes, à prendre par cuillerée à bouche d'heure en heure, sinapismes aux membres inférieurs et même supérieurs ; vésicatoires aux jambes, et quelquefois aussi aux bras).

Si, au lieu de ce traitement qui tend à ranimer les forces vitales, à les mettre à même de réagir contre l'affection maligne, on vient à prescrire un purgatif, les forces en éprouvent une atteinte encore plus profonde, l'élément malin domine davantage et la vie devient tout à fait impossible, rapidement impossible.

La *fièvre à élément périodique*, intermittent ou rémittent, lorsqu'elle est parfaitement simple, n'indique que la prescription de l'antipériodique.

Cependant cette fièvre, lorsqu'elle a été contractée dans un pays marécageux, alors même qu'elle paraît simple, se trouve généralement bien de l'administration d'un purgatif qui doit précéder l'antipériodique. Ce purgatif est un des meilleurs moyens prophylactiques de l'engorgement du foie et de la rate. Nous nous expliquons.

Dans le printemps, les fièvres à élément périodique des pays marécageux s'accompagnent maintes fois d'un mouvement fluxionnaire sur la poitrine qui détermine une pleurésie, une pneumonie. On a alors des fièvres intermittentes ou plutôt rémittentes pleurétiques, pneumoniques. Dans l'été, dans l'automne, le mouvement fluxionnaire qui accompagne parfois ces fièvres, ne se fait plus sur les organes respiratoires, il s'opère sur les viscères de la cavité abdominale ; et alors on a des rémittentes-diarrhéiques, des rémittentes-dyssentériques, qui ne peuvent guérir qu'avec l'antipériodique.

Dans bien des cas, le mouvement fluxionnaire ne se fait pas sur l'intestin, il s'opère sur le foie, sur la rate, où il ne détermine généralement, en raison du peu de sensibilité de ces organes, qu'une douleur obtuse presque nulle. Et cependant c'est ce mouvement fluxionnaire qui, par sa persistance sur ces organes amène parfois leur inflammation, bien plus souvent leur engorgement. Des rechutes presque inévitables ne peuvent que rendre cet engorgement de plus en plus considérable, car là où il y a eu déjà fluxion, des fluxions ultérieures ont la plus grande tendance à se faire.

Les purgatifs peuvent être considérés comme le moyen le plus propre à combattre cette fluxion qui s'opère sur le foie ou sur la rate, en raison de la dérivation qu'ils déterminent sur la muqueuse digestive. S'il y avait toutefois une douleur tant soit peu prononcée du côté de ces organes, une application de sangsues sur la région malade, ou bien à l'anus, devrait précéder le purgatif. La prescription du sulfate de quinine doit suivre *immédiatement*, sans aucun retard, le purgatif.

La fièvre *intermittente* ou *rémittente bilieuse* exige l'emploi d'un purgatif avant la prescription de l'antipériodique. On commence le traitement par un vomitif ; on donne dans l'intermission suivante le purgatif, et puis enfin l'antipériodique.

Si, au lieu de suivre ce traitement, on prescrit le sulfate de quinine lorsque l'état bilieux existe encore, la fièvre résiste davantage à l'action de l'antipériodique; et ce qui est plus fâcheux, la persistance de l'état bilieux rend une rechute à peu près inévitable

Et si, pour se débarrasser de cet état bilieux, après la guérison de la fièvre, on prescrivait, soit le vomitif, soit le purgatif, ces remèdes qui auraient été si avantageux avant l'administration de l'antipériodique, deviendraient alors la cause presque certaine et prompte d'une rechute, en raison de l'ébranlement qui en résulterait pour le système nerveux.

La *fièvre intermittente ou rémittente muqueuse* exige un traitement tout à fait semblable.

Il faut commencer par prescrire un vomitif, donner ensuite un purgatif, et en venir enfin à l'antipériodique.

Nous devons faire observer que si la fièvre intermittente ou rémittente muqueuse est compliquée d'irritation gastro-intestinale, ce qui n'est pas rare, la première indication est pour l'emploi des moyens propres à combattre cette irritation. On administre ensuite le sulfate de quinine en lavement.

Nous devons encore faire observer que la fièvre rémittente muqueuse est parfois compliquée de l'exanthème ortié, et lorsqu'il en est ainsi, elle est à coup sûr pernicieuse. Il n'y a, dans ce cas, d'indication que pour l'antipériodique, qu'il faut donner tout aussitôt et à dose convenable. L'état gastrique doit être ici complètement négligé, car ce qui presse le plus, c'est de prévenir un accès mortel.

La fièvre intermittente ou rémittente, quelle que soit la complication qui l'accompagne, réclame avant tout, et sans exception aucune, la prescription de l'antipériodique, lorsqu'elle présente le caractère *pernicieux*. La vie du malade est liée à son administration immédiate. On ne saurait jamais trouver l'indication d'un purgatif préalable, pour quelque motif que ce soit. Ce que l'on prescrit tout aussitôt, c'est le sulfate de quinine, en potion, à la dose de 1 gramme 50 centigrammes, — ou mieux la résine de quinquina, 8 à 10 grammes, 25 à 50 centigrammes sulfate de quinine, etc., une ou deux cuillerées à bouche, toutes les heures, selon le temps que l'on a pour agir.

Les *maladies nerveuses* contre-indiquent d'une manière générale l'emploi des purgatifs, soit parce que les individus atteints de ces maladies ont généralement fort peu de forces radicales, et que les purgatifs ne peuvent que diminuer cette somme de forces, soit parce que ce genre de médicaments produit un effet opposé à celui que déterminent les moyens reconnus comme les plus convenables dans cette circonstance. Rompre l'état spasmodique, porter les mouvements à la périphérie, soutenir, relever les forces, voilà la principale indication des maladies nerveuses parfaitement essentielles ; les purgatifs ne peuvent qu'avoir un effet tout contraire.

Les *douleurs nerveuses de la tête*, la *migraine* notamment, ont été bien souvent traitées par les purgatifs. Il semblait en effet tout rationnel, puisque ces médicaments sont avantageux dans la congestion cérébrale, l'encéphalite, l'apoplexie, qu'ils le fussent encore dans des douleurs, même nerveuses, occupant cette région ; et cependant l'expérience n'a que trop fréquemment démontré que non-seulement ils n'étaient pas utiles, mais que souvent ils avaient déterminé une exaspération de la maladie.

Que pouvons-nous prescrire dans la migraine ? L'infusion de feuilles d'oranger, et malheureusement guère autre chose de la matière médicale.

Les injections hypodermiques de tel ou tel médicament narcotique sont aujourd'hui fort en vogue dans cette maladie. Dès que la migraine se montre, vite une injection ; le calme survient jusqu'à nouvel ordre !

L'abus de ces injections affaiblit l'intelligence, porte le trouble dans les fonctions de la digestion, etc., etc.

Combien de fois n'a-t-on pas eu recours aux purgatifs dans la *névralgie faciale ?* On espérait obtenir sur le tube digestif une révulsion qui ferait disparaître la névralgie. Le but qu'on se promettait a-t-il été obtenu ? On est trop certain du contraire.

Ce que nous venons de dire pour la migraine s'applique aux névralgies.

Combien d'individus dont le corps est presque tatoué par les piqûres de la seringue sans autre avantage que le soulagement d'un moment. N'est-il pas vrai que l'économie en éprouve une modification fâcheuse ?

L'*épilepsie* a été bien souvent attaquée par les purgatifs. On pensait que puisque le système nerveux cérébral joue un si grand rôle dans cette maladie, cette sorte de remède devait, à son titre de révulsif, avoir de l'avantage sur elle. L'expérience n'a pas justifié ces tentatives.

Les purgatifs prescrits par quelques médecins dans l'*hystérie*, dans la *chorée*, n'ont abouti qu'à rendre ces affections plus incommodes. Les forces diminuées par ce médicament ont laissé monter l'état spasmodique à un degré plus élevé.

L'*hypocondrie* est une des affections qui portent le plus les malades à demander des purgatifs, et cependant ce n'est que dans des cas presque exceptionnels qu'ils en retirent quelque avantage. Chez les hypocondriaques hémorroïdaires, alors que les hémorroïdes sont supprimées, les pilules, les suppositoires aloétiques, quelques sangsues en petit nombre à l'anus, peuvent avoir un avantage réel.

Il est des *phlegmasies*, ou même de simples *fluxions*, qui se trouvent bien de l'emploi des purgatifs ; d'autres, au contraire, contre-indiquent leur usage de la manière la plus formelle.

Ainsi les bons effets des purgatifs dans la *congestion cérébrale*, dans l'*encéphalite*, sont démontrés par une longue expérience. Ils sont encore avantageux dans l'*ophthalmie* aiguë. Une révulsion sur la muqueuse intestinale de la fluxion qui se faisait sur le cerveau, sur les yeux, tel est le résultat qu'on obtient. (30 à 60 grammes sulfate de soude dans 3 verres d'eau, d'heure en heure, — ou bien eau de sedlitz (sulfate de magnésie, 30 à 45 grammes).

Les purgatifs sont moins efficaces dans la *méningite*, peut-être à cause de l'acuité de la douleur qui rend la révulsion plus difficile. Les vésicatoires sur les membres inférieurs d'abord, sur les membres supérieurs ensuite, ont une action plus prononcée.

Bien que les purgatifs conviennent dans les maladies que nous venons de citer, il faudrait cependant s'en abstenir si on avait affaire à des sujets trop faibles, et notamment s'il s'agissait des enfants. Une certaine somme de forces est, en effet, nécessaire pour que la résolution des maladies puisse se faire, et si ces forces sont trop abaissées, la guérison devient impossible. C'est à un autre ordre de moyens qu'il faut alors avoir recours ; nous voulons parler surtout des épispastiques.

Les purgatifs ne sauraient convenir dans la *pneumonie*, ils sont dangereux dans cette maladie. Ils contrarient les mouvements à la peau ; ils empêchent, ils arrêtent l'expectoration, qui est son mode de solution le plus ordinaire. Ils sont, du reste, insuffisants pour révulser sur le tube intestinal la fluxion qui s'est portée sur le poumon. Ils ne conviendraient même pas dans la pneumonie bilieuse ; car le mauvais effet qu'ils déterminent, ainsi que nous venons de le signaler, dépasse de beaucoup l'avantage qu'ils pourraient avoir par rapport à l'état bilieux.

Un purgatif dans la pneumonie est fort susceptible de déterminer l'apparition de l'ataxie.

Les purgatifs ont fait parfois partie du traitement de la phthisie pulmonaire. Ils sont sans aucun avantage dans cette maladie; ils ne font que porter à un degré plus élevé la faiblesse des malades. Leur contre-indication est ici formelle.

Les purgatifs sont, du reste, contre-indiqués dans quelque maladie que ce soit des organes respiratoires. Nous n'en exceptons pas le croup, dans lequel ils sont si souvent prescrits.

On a, maintes fois, recours aux purgatifs dans *l'engorgement du foie*, maladie si commune dans les pays chauds, et qui est quelquefois aussi le résultat des fièvres intermittentes dans le nôtre. On les prescrit, soit dans l'intention de déterminer du côté de l'intestin un mouvement de dérivation, soit aussi pour provoquer une sécrétion plus abondante de bile. Nous n'avons pas besoin de rappeler, en effet, de quelle importance est la sécrétion des organes glanduleux lorsqu'ils sont frappés d'engorgement; c'est un fait d'observation bien reconnu; il n'est pas de moyen plus propre à faciliter la résolution de cette maladie.

Nous devons toutefois faire observer que, dans l'engorgement du foie, on ne doit prescrire que des purgatifs doux et à dose très-modérée, non-seulement parce qu'il est nécessaire d'insister pendant un temps plus ou moins long sur cet ordre de moyens, mais aussi en raison de l'état de la constitution, qui est généralement détériorée dans cette maladie. Le traitement conçu d'une autre manière ne pourrait être que nuisible.

Le calomel, si employé par les médecins anglais de l'Inde, a un grand inconvénient dans l'influence fâcheuse qu'il exerce sur les dents et sur les gencives.

Les purgatifs conviennent surtout dans l'engorgement du foie, accompagné d'ascite; ils contribuent à la résorption de l'épanchement séreux.

La crème de tartre (1), le sulfate de soude (2), sont des médicaments utilisés dans ce cas. Les pilules hydragogues de Bontius ne sont pas encore sans avantage (3).

L'*hépatite* marchant vers l'état chronique ou passée même à l'état chronique a été traitée par les purgatifs. On ne saurait cependant être trop circonspect par rapport à leur emploi dans cette maladie, attendu que l'irritation qu'ils sont susceptibles de déterminer sur la muqueuse intestinale peut s'irradier vers le foie. La détérioration de l'économie contre-indique aussi souvent ce genre de remède.

Les purgatifs sont généralement usités dans l'*ictère;* ils sollicitent une sécrétion de bile, avantageuse pour la guérison de cette maladie. Mais on ne saurait employer indifféremmnent tel ou tel purgatif; il en est dont l'efficacité est consacrée par l'expérience, et ces purgatifs, on ne les donne qu'à dose fort légère, dans l'intention de provoquer cette sécrétion de bile plutôt que

(1) 15 grammes dans un verre véhicule aqueux.

(2) 15 à 30 grammes dans 2 ou 3 verres d'eau.

(3) N° 2 à 4.

pour avoir un effet évacuant (magnésie calcinée, 1 gramme 50 centigrammes dans un verre d'eau sucrée tous les matins).

Les purgatifs ne peuvent cependant convenir dans l'ictère que tout autant qu'il n'y a pas d'irritation gastro-intestinale, car, lorsqu'il en est ainsi, il faut s'en abstenir et faire usage des émollients.

Bien que toute irritation gastro-intestinale contre-indique les purgatifs, attendu que l'irritation ne peut que s'accroître sous leur influence, il est cependant une maladie dans laquelle leur avantage a été plusieurs fois constaté ; nous voulons parler de la *dyssenterie bilieuse*. Le traitement de cette affection doit commencer par l'emploi des moyens que l'on prescrit ordinairement pour calmer l'irritation intestinale, et ce n'est que lorsque cette indication a été remplie, et que cependant la dyssenterie tend à se prolonger, qu'il peut être permis d'avoir recours aux purgatifs. Ici encore l'expérience a montré que tous les purgatifs ne sauraient être prescrits indifféremment ; c'est un purgatif tonique qui est utile (médecine noire).

Les purgatifs ont été placés au nombre des moyens auxquels on peut s'adresser dans la *péritonite puerpérale*. On les juge susceptibles de déterminer sur l'intestin une dérivation avantageuse. Des succès en ont été obtenus. Il convient toutefois d'être prudent dans leur administration, car si on les donnait trop actifs ou à dose trop élevée, ils pourraient dépasser le but que l'on veut obtenir. Les femmes atteintes de cette maladie présentent généralement peu de forces radicales, il convient donc de les ménager (huile de ricin de préférence, 30 à 45 grammes dans une émulsion, à dose fractionnée).

L'*apoplexie cérébrale* est une maladie dans laquelle on a généralement recours aux purgatifs. Cependant ce n'est pas le premier moyen que l'on emploie. On doit commencer, à moins de contre-indication, par les émissions sanguines, et c'est après cette émission que l'on donne les purgatifs, par le rectum d'abord, par la bouche ensuite. La saignée n'a fait qu'enrayer le mouvement fluxionnaire qui se faisait sur le cerveau. Les purgatifs, soutenus par les vésicatoires aux jambes, doivent contribuer à l'en détourner.

Il faut se guider pour le choix du purgatif sur diverses circonstances, qui obligeront de prendre tel purgatif plutôt que tel autre ; mais il convient de ne pas perdre de vue que, s'il importe de déterminer une révulsion sur l'intestin, il importe aussi que cette révulsion ne dépasse pas la somme des forces que présente le malade (1). Il ne faut

(1) Le sulfate de soude est généralement employé : — 30 à 45 grammes dans 3 verres d'eau, d'heure en heure.

pas ignorer qu'en raison même de l'organe frappé, le dynamisme vital a reçu une atteinte profonde ; et qu'il importe de ménager ce dynamisme dans les moyens que l'on emploie pour arrêter la scène morbide qui s'opère dans l'organe cérébral. Les drastiques sont généralement contre-indiqués dans ces circonstances.

Nous ne faisons d'exception que pour l'aloès que l'on prescrit à dose fractionnée, pour assurer la révulsion sur l'intestin, lorsque les premières indications ont été remplies (une pilule de 15 centigrammes de 3 en 3 heures jusqu'aux premières selles). On s'arrête alors pour éviter des superpurgations nuisibles, surtout quand il s'agit d'individus avancés en âge, ou bien de sujets de constitution présentant peu de résistance vitale.

Les purgatifs ne sont pas le médicament que l'on prescrit dans l'*hémoptysie;* ce genre de remède a généralement ici peu d'avantage. Ils peuvent bien, dans certains cas, concourir à arrêter le crachement de sang ; mais cela ne suffit pas. Il faudrait que le mouvement fluxionnaire, qui produit l'hémoptysie, fût complétement détourné du poumon, et c'est ce qui n'est pas. Le mouvement fluxionnaire, contrarié dans sa manifestation hémorrhagique sur la muqueuse, peut se dévier sur le parenchyme pulmonaire, et y déterminer, soit une apoplexie, soit la formation de tubercules. La fluxion n'a fait que changer de siége sous l'influence du purgatif; sur la muqueuse, elle s'épuisait par l'hémorrhagie ; dans le parenchyme, elle déterminera des désordres plus ou moins graves.

Les femmes sujettes aux *métrorrhagies* doivent être très-ménagées par rapport aux purgatifs ; la métrorrhagie reparaît quelquefois sous leur influence. Les purgatifs aloétiques sont surtout dangereux sous ce rapport. Les laxatifs seuls peuvent leur être prescrits.

L'*hydropisie* est une maladie pour laquelle on a maintes fois recours aux purgatifs dans le but de déterminer une dérivation ou révulsion avantageuse.

Mais les purgatifs ne conviennent pas dans toutes les hydropisies ; ils peuvent être contre-indiqués par l'état des forces, ils peuvent l'être par le siége de la maladie. Si les forces font trop défaut, les purgatifs sont nuisibles ; ils sont encore nuisibles ou sans avantage dans l'hydropisie de certaines cavités séreuses.

Pour bien déterminer les indications des purgatifs dans l'hydropisie, il ne faut pas perdre de vue que cette maladie est susceptible de présenter des différences très-grandes selon qu'elle est idiopathique, active ou passive, ou bien qu'elle est symptomatique ; et qu'elle est susceptible, enfin, de présenter des différences très-grandes selon son siége.

Lorsque l'hydropisie idiopathique est *active*, les purgatifs peuvent être employés, à moins qu'il n'y ait contre-indication à leur emploi par le siége de la maladie. Il convient toutefois de ne pas perdre de vue que, dans l'hydropisie dite active, les forces peuvent se présenter à des degrés divers ; et que si, dans certains cas, la somme en est assez élevée, dans bien d'autres, elle n'existe qu'en de faibles proportions : d'où résulte cette conséquence qu'il est nécessaire de mettre les purgatifs, soit pour l'espèce, soit pour la dose, en rapport avec la somme des forces.

Dans l'hydropisie *passive*, caractérisée par un défaut de vie, de plasticité du sang, par un défaut d'énergie des solides, les purgatifs ne pourraient qu'être dangereux. Ils aggraveraient l'affection par la débilitation plus grande qu'ils imprimeraient à l'économie. C'est aux toniques ferrugineux, soutenus par les diurétiques, qu'il faut s'adresser et non point aux purgatifs.

Dans l'hydropisie *symptomatique*, les purgatifs ont un double but : d'attaquer la maladie de l'organe qui a amené l'hydropisie, et de plus de provoquer, de rendre plus active l'absoption de la sérosité épanchée. Ils doivent être associés avec les diurétiques.

Le siége de la maladie peut, toutefois, contre-indiquer les purgatifs, c'est ce qui ne doit pas être perdu de vue.

Jetons à présent un coup d'œil sur les hydropisies en particulier.

L'*ascite* est certainement une des hydropisies les plus communes. Elle peut être idiopathique, active ou passive ; elle est plus souvent symptomatique.

L'ascite idiopathique active réclame généralement, entre autres moyens, l'emploi des purgatifs, et ces purgatifs, on ne craint pas bien souvent de leur donner une certaine énergie. Ils déplacent le mouvement fluxionnaire, l'attirent sur la muqueuse intestinale, et donnent lieu à des selles qui ont une grande influence sur la résorption de l'épanchement.

Mais l'ascite idiopathique passive ne saurait s'accommoder d'un semblable traitement; les purgatifs ne pourraient que l'aggraver en portant une atteinte plus prononcée aux forces, à la vie, à la plasticité du sang, à l'énergie des solides.

C'est sur les ferrugineux, les diurétiques (sel de nitre), et sur une diététique appropriée qu'il faut s'appuyer.

Quant à l'ascite symptomatique de l'engorgement du foie ou de la rate, les purgatifs sont au nombre des moyens mis en usage pour la combattre. Ils facilitent l'absorption par les selles qu'ils provoquent. Il ne faut pas toutefois se dissimuler qu'à cela près leur effet est assez borné ; il reste toujours quelque chose de l'engorgement de ces organes, alors même que l'ascite a disparu ; aussi les récidives sont-elles communes. Dans cette espèce d'ascite, il convient d'associer les purgatifs avec certains médicaments jouissant de propriétés résolutives. Les pilules hydragogues de Bontius peuvent convenir dans ces conditions.

L'*hydrothorax* est une maladie dans laquelle les purgatifs sont non-seulement sans avantage, mais sont encore pleins d'inconvénients, quelle que soit sa nature, qu'il soit idiopathique ou symptomatique. D'un côté, ils porteront atteinte aux forces, qui sont généralement très-éprouvées dans cette maladie ; d'un autre, ils entraveront l'expectoration, si utile dans pareille circonstance, expectoration que l'on cherche à provoquer par divers médicaments : par la scille notamment, qui, outre sa propriété expectorante, est aussi diurétique.

Les purgatifs ne seraient pas plus avantageux dans l'*hydropéricarde ;* il n'y a nulle sympathie tant soit peu prononcée entre la séreuse de cette enveloppe du cœur et la muqueuse digestive. Le résultat n'en serait probablement qu'une débilitation fâcheuse.

L'*hydrocéphalie aiguë* exige de la modération dans l'emploi des purgatifs, en raison de la constitution généralement affaiblie des individus qui en sont atteints et du peu de réaction qu'ils présentent.

A l'état *chronique,* les forces sont généralement dans un tel état d'appauvrissement que les purgatifs ne peuvent guère être employés que d'une manière presque exceptionnelle, et, quand on les prescrit, faut-il les maintenir dans d'étroites limites et choisir les plus doux.

C'est aux dérivatifs cutanés : aux vésicatoires, sur les membres inférieurs d'abord, supérieurs ensuite, qu'il faut surtout avoir recours dans les maladies que nous venons de signaler — hydrothorax, hydropéricarde, hydrocéphalie. C'est au moyen de ces épispastiques qu'on peut espérer de détourner la fluxion ; qu'on préviendra les épanchements dans ces cavités séreuses. C'est par un bon traitement médical qu'on rendra le traitement chirurgical inutile dans l'hydrothorax.

L'*anasarque* idiopathique, lorsqu'elle est *active,* comme par exemple celle qui succède à la scarlatine, réclame, au nombre des premiers moyens, l'usage des purgatifs, et l'on peut ici agir avec une certaine énergie.

Si la maladie est sous l'influence de la suppression de la sueur, ainsi que cela arrive quelquefois, la contre-indication à l'emploi des purgatifs est formelle. L'indication est aux diaphorétiques; ils peuvent enlever la maladie d'une manière rapide par la diaphorèse.

Lorsque l'anasarque est *passive*, comme on le voit à la suite de pertes de sang abondantes, à la suite d'une mauvaise alimentation, etc., les purgatifs seraient du plus grand danger, ils enlèveraient ce qui peut rester encore des forces, ils rendraient la guérison bien plus difficile ; ils la feraient même impossible ; c'est aux diurétiques (nitre surtout) associés aux ferrugineux (limaille de fer porphyrisée, ou bien sous-carbonate de fer, 50 centigrammes à 1 gramme) et à une bonne diététique, qu'il faut avoir recours.

L'anasarque *symptomatique*, soit d'une maladie du cœur, soit d'une maladie des reins, ne trouve pas une grande ressource dans l'usage des purgatifs, cependant c'est un moyen qu'il ne faut pas tout à fait négliger ; il peut avoir son utilité, mais il exige de la modération dans sa prescription. On doit éviter d'affaiblir les malades par des selles, lorsque ces selles ne peuvent avoir un avantage assuré. Les diurétiques constituent toujours un remède palliatif qui n'est pas sans importance. C'est ici surtout que l'on doit avoir recours à la digitale et au sel de nitre.

Le sel de nitre, la digitale même, peuvent toutefois n'être pas sans inconvénient lorsqu'il s'agit d'anasarque par phlegmasie chronique des reins. C'est alors le cas d'avoir recours à la diète lactée.

L'*œdème des membres inférieurs*, idiopathique et actif, a été parfois traité par les purgatifs. Cependant, avant de prescrire cette sorte de médicaments, il importe au plus haut degré d'examiner les circonstances qui ont présidé à son développement. Si cet œdème se montre comme symptôme, ou comme phénomène critique dans telle ou telle maladie, on doit être très-prudent dans l'emploi des moyens propres à le faire disparaître ; une guérison trop prompte pourrait bien ne pas être sans danger. C'est ici le cas de surveiller les mouvements curateurs de la nature et de se méfier des purgatifs, que nous considérons même comme formellement contre-indiqués dans de semblables conditions.

Les purgatifs seraient fâcheux dans l'œdème idiopathique passif des membres inférieurs, qui n'est du reste maintes fois qu'un commencement d'anasarque. Ils seraient inutiles, si cet œdème était symptomatique de la compression ou de l'oblitération de la veine principale d'un membre.

On a, maintes fois, prescrit la *diète lactée* dans l'ascite, dans l'anasarque, et on l'a prescrite en désespoir de cause, lorsque les autres moyens (purgatifs, diurétiques) avaient échoué; on l'a prescrite souvent par un pur empirisme.

Mais la diète lactée n'a-t-elle aucune indication précise ?

L'ascite, comme l'anasarque, peuvent présenter telles conditions qui indiqueront ce régime lacté. Ces maladies ne guérissaient pas, ou même étaient aggravées par les purgatifs, par les diurétiques, on prescrivit le lait, et la maladie s'amenda, finit même par guérir.

Quels sont donc ces cas où le lait a été si utile ?

Ces cas sont ceux dans lesquels il y a complication d'une irritation gastro-intestinale. Les diurétiques, les purgatifs augmentaient cette irritation et rendaient par suite le travail curateur impossible, soit pour l'ascite, soit pour l'anasarque; le lait, en enlevant cette complication, a rendu la guérison possible : il est devenu diurétique indirect.

Dans l'anasarque symptomatique de la néphrite chronique, les diurétiques rendaient non-seulement la guérison impossible, mais ils en aggravaient les symptômes. Le lait exerçait, au contraire, sur les reins une action émolliente qui, dans ces cas, ne se bornait pas à l'amendement de la maladie, mais qui parfois aussi en amenait la guérison.

En dehors de ces complications ou cause de l'hydropisie, le lait ne saurait avoir que bien peu d'avantage.

Nous avons à peine besoin de dire que les purgatifs sont contre-indiqués pendant toute la durée des *exanthèmes aigus,* tels que variole, rougeole, scarlatine, miliaire, urticaire, etc. Un purgatif, administré pendant que l'une ou l'autre de ces maladies existe encore, pourrait arrêter le travail éruptif, et occasionner une métastase fâcheuse, ou bien un état d'ataxie. Il est toutefois un moment où un purgatif est avantageux dans ces exanthèmes, c'est l'époque de la desquammation, lorsque cette desquammation est déjà avancée : un purgatif prescrit alors a l'avantage, en établissant une sorte de dérivation sur le tube digestif, de prévenir les congestions, les phlegmasies, qui surviennent quelques temps après la disparition de ces exanthèmes, et qui reconnaissent pour cause quelque reliquat de l'affection. C'est surtout dans la variole confluente, qui a fourni à l'absorption une si ample matière dans ses boutons, que ces phlegmasies consécutives sont à craindre et qu'un purgatif est avantageux (sulfate de soude ou de magnésie, 30 grammes).

L'*érysipèle,* que nous ne plaçons pas au nombre des exanthèmes, parce qu'il en diffère d'une manière trop sensible, mais que nous considérons comme une fluxion d'une nature particulière, est une maladie pour laquelle on a souvent mis en usage les purgatifs.

On a prescrit les purgatifs dans l'érysipèle pour abréger la durée d'une maladie incommode et même douloureuse ; on les a prescrits surtout lorsque l'érysipèle a son siége au visage, parce que, dans ce cas, on a cru de plus que c'était un moyen propre à prévenir le passage de l'érysipèle aux organes crâniens.

Les succès obtenus par ce mode de traitement sont nombreux certainement, mais qui pourra dire qu'il n'y a pas eu des revers, des revers dans des cas où la maladie eût peut-être parcouru ses diverses phases sans causer aucun accident ?

Si l'érysipèle était une maladie seulement locale, nul doute que les purgatifs ne pussent être employés sans inconvénient aucun ; mais il n'en est pas ainsi. L'érysipèle est toujours la manifestation d'une affection, d'une affection qui semble faire un effort critique en portant au dehors cette fluxion, si particulière dans sa marche et ses autres symptômes ; un certain temps lui est nécessaire pour parcourir ses diverses périodes, et quand la maladie est terminée, la santé est souvent meilleure ; il y a eu quelque chose de récorporatif dans le travail morbide.

Si l'on prescrit un purgatif dans l'érysipèle,

on peut abréger sa durée, on peut même le faire disparaître d'une manière rapide ; la révulsion a été souvent merveilleuse ; elle a été surtout merveilleuse lorsque l'érysipèle, siégeant à la face, faisait craindre qu'il n'envahît les organes crâniens. Mais les choses ne se sont pas toujours passées ainsi. Dans certains cas, le purgatif, en faisant disparaître l'érysipèle de l'extérieur, l'a amené sur un organe interne, sur le poumon, le cerveau, les méninges, le foie, etc ; la maladie n'était jusques-là que légère, incommode, elle a désormais une gravité notable. Dans d'autres cas, l'apparition de l'élément ataxique a coïncidé avec la délitescence de la fluxion érysipélateuse ; le danger n'en est pas moins considérable. Tels sont les risques que l'on fait courir au malade en lui prescrivant un purgatif.

Il semble pourtant assez rationnel, lorsque l'érysipèle a son siége au visage, que l'on craint à tout instant de le voir envahir le cerveau, les méninges, il semble assez rationnel, dis-je, de prescrire un purgatif qui révulsera la fluxion sur l'intestin et l'éliminera au moyen d'une diarrhée salutaire. Il en est souvent ainsi, en effet ; nous avons constaté des cas nombreux où les choses ne se sont pas passées autrement ; un érysipèle menaçant s'était évanoui sous l'emploi d'un purgatif. Malheureusement il n'en a pas toujours été de même ; la délitescence de l'érysipèle du visage sous l'influence d'un purgatif a été parfois suivie de métastase sur les organes dont on voulait l'éloigner, ou bien la métastase s'est faite sur les organes respiratoires : plèvre ou poumon.

Quand l'érysipèle a son siége au visage, et que, par les circonstances, les symptômes qui l'accompagnent, on a à craindre qu'il ne se porte sur le cerveau, il faut, tout en le laissant à l'extérieur, tâcher de détourner la fluxion, soit au moyen d'un vésicatoire placé à l'un des bras, soit surtout, dans les cas qui offrent une certaine gravité, au moyen de vésicatoires placés sur la partie interne des jambes. Il est fort rare que l'érysipèle attaqué de cette manière passe sur les organes crâniens ; les vésicatoires épuisent, détournent la fluxion érysipélateuse tout en la maintenant au dehors. Les avantages de çette thérapeutique sont trop évidents pour qu'on puisse les méconnaître.

Si dans l'érysipèle simple il y a contre-indication des purgatifs tant que dure la maladie, il n'en est pas de même après sa terminaison régulière, complète ; alors un purgatif est avantageux : il épuise ce qui peut rester encore de l'affection érysipélateuse au moyen de la dérivation qu'il détermine sur la muqueuse intestinale. Administré dans ce moment, le purgatif peut être considéré comme moyen prophylactique des congestions, des phlegmasies, qui pourraient s'opérer sur tel ou tel organe plus ou moins important, ainsi qu'on l'a observé dans mainte circonstance où l'on n'en avait pas fait usage.

L'*érysipèle bilieux* peut réclamer un purgatif, mais ce n'est qu'au déclin de la maladie que l'on a à le prescrire.

Le traitement doit commencer par un vomitif, l'ipécacuanha de préférence.

On prescrit ensuite l'infusion d'ipécacuanha concassé et d'écorce d'orange amère pendant quelques jours ; et c'est lorsque l'érysipèle tire à sa fin que l'on fait prendre un purgatif, la médecine noire plutôt que tout autre.

Dans l'*érysipèle phlegmoneux*, dans lequel la fluxion attaque surtout le tissu cellulaire souscutané et intermusculaire, la contre-indication des purgatifs est encore bien plus formelle ; il n'y a d'indication ici que pour l'application d'un vésicatoire qu'on fait placer sur l'érysipèle lui-même, et auquel on donne presque autant de grandeur que l'érysipèle a d'étendue. Ce vésicatoire modifie la vitalité de la partie malade, et prévient la mortification du tissu cellulaire qui, sans ce moyen, a lieu dans des proportions énormes.

Les purgatifs seraient encore bien plus dangereux dans l'*érysipèle malin* ou *gangréneux*, en raison du caractère de la fièvre qui l'accompagne, caractère qui est celui de la malignité, et qui prendrait un plus haut degré de gravité, sous l'influence du purgatif. Dans cette espèce, c'est le quinquina à l'intérieur qu'il faut prescrire, sa résine de préférence (8 à 10 grammes dans une potion, par cuillerée à bouche). La maladie locale n'offre pas pour elle-même d'indication particulière.

Les purgatifs ont été de tout temps fort usités dans le *rhumatisme articulaire aigu :* ce qui prouve qu'ils ne doivent pas être sans quelque avantage dans cette maladie. Il n'en est cependant pas toujours ainsi, car dans bien des cas ils ont été nuisibles. Le bon ou le mauvais effet de cette sorte de médicament dépend surtout du moment où on l'administre.

Les purgatifs donnés dans les premiers temps du rhumatisme articulaire aigu, et surtout dans la période d'invasion, alors que les mouvements fluxionnaires ont encore quelque chose de vague, d'incertain, ne sont pas sans danger ; ils peuvent enrayer la fluxion qui s'opère vers l'extérieur, vers les articulations et l'amener sur des organes internes : le cœur, les poumons, le cerveau, etc. Ce n'est que dans la période d'état bien confirmé, alors que la fluxion est décidément retenue sur les articulations, que les purgatifs présentent quelque avantage. Cet avantage ne consiste pas à faire disparaître la fluxion articulaire, car une métastase serait alors à craindre, mais seulement à la rendre moins douloureuse, plus supportable. La légère révulsion qui s'est faite sur l'intestin a déterminé cette modification avantageuse. Un ou deux purgatifs doux, voilà tout ce qu'on peut se permettre dans la durée de la maladie.

Lorsque le rhumatisme articulaire aigu a de la tendance à devenir chronique, il convient ordinairement de s'abstenir des purgatifs qui, en imprimant à l'économie une débilitation plus grande, ne peuvent que favoriser cette fâcheuse tendance. C'est aux sudorifiques, aux vésicatoires qu'il importe alors d'avoir recours.

Il est un mode de traitement du rhumatisme articulaire aigu qui était autrefois fort en usage, et que nous avons vu prescrire.

Ce traitement consistait dans l'administration des purgatifs deux ou trois fois par semaine, tant que durait la maladie.

Nous n'avons jamais pu constater, dans ce traitement, le moindre avantage. Nous avons vu la maladie avoir toujours, dans ce cas, sa durée la plus longue, et passer même à l'état chronique. Chez un malade, les purgatifs amenèrent une gastro-entérite intense, sans que pour cela les douleurs articulaires eussent perdu de leur acuïté.

Le *rhumatisme articulaire chronique* a été et est encore traité parfois aujourd'hui par les purgatifs. Ces purgatifs réussissent quelquefois à faire disparaître les douleurs articulaires, et l'on s'applaudit de leur emploi. Mais avec un peu d'attention on verrait qu'il n'y a pas lieu de se féliciter de leur usage.

Les purgatifs ont-ils eu quelque action sur l'affection, sur la diathèse rhumatismale? Non, pas le moins du monde. Les purgatifs n'ont fait qu'éloigner la fluxion de l'extérieur, ils ont réussi à rendre pour le moment la diathèse latente, voilà tout l'effet qu'ils ont produit. Et bientôt des maladies nouvelles, des maladies qui n'avaient point paru avant la disparition des douleurs articulaires, se montrent. Et alors surviennent des palpitations du cœur suivies plus tard de l'hypertrophie de l'organe; alors survient un asthme nerveux; alors survient une pleurésie, un hydrothorax; alors survient une maladie du foie, de l'estomac, du cerveau, etc. Tel est le résultat assez ordinaire de l'emploi des purgatifs dans le rhumatisme articulaire chronique, lorsque les purgatifs ont réussi à le guérir. Ils ne pouvaient rien contre la diathèse, et la diathèse qu'ils ont contrariée dans ses mouvements sur les articulations a porté ces mouvements sur d'autres organes malheuseusement plus importants. Et ce qu'il y a de remarquable, c'est qu'on ne se doute souvent pas du rapport qui existe entre ces maladies nouvelles et la disparition des douleurs articulaires par les purgatifs.

Dans le rhumatisme articulaire chronique, il convient de favoriser les fonctions de la peau par les moyens que la science possède, et non de les entraver comme le font les purgatifs. (Sudorifiques et une hygiène appropriée.)

La *goutte* est certainement de toutes les maladies celle dans laquelle les purgatifs font le plus de victimes.

La goutte donne lieu à des douleurs cruelles, et c'est pour les éviter, ou pour les adoucir, les abréger, qu'on a recours aux purgatifs. L'expérience montre bien le danger de ce genre de remèdes, mais telle est la violence des douleurs, tel est le degré d'impotence qu'amène assez souvent cette maladie, que cette expérience ne sert que trop fréquemment à rien.

Cependant on devrait faire attention que si la goutte a de l'affinité pour les articulations, et surtout pour les petites articulations du pied et de la main, elle a une affinité non moins grande pour les organes intérieurs, et que si on l'éloigne de ces articulations, elle se portera sur ces organes.

Les purgatifs sont administrés parfois dans les prodromes de la goutte, pour faire avorter l'attaque. Ce ne sont pas les médecins qui les prescrivent dans ce moment, le danger de ce remède est alors trop évident pour qu'il y en ait qui puissent seulement y songer ; ce sont des rebouteurs, des donneurs, des vendeurs de remèdes qui trouvent le moyen de faire croire aux malades que ces moyens leur seront avantageux ; et ce sont ordinairement des drastiques qu'ils débitent. L'attaque de goutte avorte maintes fois par la révulsion puissante qui se fait sur le tube digestif, et, après quelques jours de fatigue, le malade se trouve rentré dans l'état normal.

Telle est la manière dont se passent les choses dans certains cas.

Chez d'autres malades, l'attaque de goutte n'avorte pas complétement ; elle est seulement moins incommode.

Au bout d'un temps plus ou moins long, les individus soumis à ce genre de traitement éprouvent des symptômes de quelque maladie nouvelle qui n'a d'autre cause qu'une métastase goutteuse. Les purgatifs ont pu faire avorter la fluxion, mais ils n'ont rien fait contre la diathèse, qui persiste avec toute sa puissance, et qui porte son acte morbide sur tel ou tel système, tel ou tel appareil, tel ou tel organe, où elle détermine des maladies diverses dans leur forme, mais les mêmes dans le fond.

La goutte ayant une affinité extrême pour l'appareil digestif, pourra-t-on être surpris si, du moment où l'on prescrit un purgatif qui l'éloigne des articulations qu'elle allait envahir, elle se porte sur l'estomac, les intestins, le foie? Le purgatif a eu sur elle un rôle attractif immense.

La goutte portée sur l'estomac détermine du côté de ce viscère des douleurs vives, des crampes parfois horribles, des vomissements ; l'agitation est extrême.

Si la goutte a envahi les intestins, elle y amène des coliques atroces, qui quelquefois se calment lorsqu'il survient de la diarrhée.

Il est assez commun qu'après quelques secousses de ce genre les fonctions digestives tombent dans un état de torpeur dont il est difficile de les faire sortir. Des coliques qui se montrent de temps à autre indiquent assez que la goutte a pris domicile sur l'un des appareils les plus importants de l'économie.

La goutte portée sur le foie y détermine des douleurs plus ou moins prononcées, accompagnées de symptômes qui annoncent qu'il s'y est formé une phlegmasie qui passe généralement à l'état chronique. Dans certains cas, les symptômes n'annoncent qu'un engorgement de l'organe ; mais qu'il s'agisse, soit de phlegmasie, soit d'engorgement, les fonctions digestives en éprouvent un dérangement notable, et l'état général se détériore de plus en plus.

La goutte a encore une grande affinité pour le cœur ; et lorsque, par un purgatif inopportun qui fait avorter l'attaque, elle a besoin de se porter à l'intérieur, elle se dirige maintes fois sur cet organe.

Dans certains cas, on voit se manifester alors les symptômes d'une péricardite, d'une endocardite qui enlève rapidement le malade ; mais en général les choses ne se passent pas ainsi. Ce que le malade éprouve d'abord, ce sont des palpitations de l'organe, accompagnées d'une certaine gêne de la respiration. Plus tard, on constate les symptômes de l'hypertrophie du cœur, des lésions de ses valvules, etc. Chez quelques sujets débilités, c'est l'anévrisme passif qui se développe ; chez d'autres, c'est l'hydropéricarde.

Un symptôme qui précède maintes fois, pendant un temps plus ou moins long, tout phénomène annonçant une lésion vitale ou organique du cœur, c'est une douleur retro-sternale à peu près continue, s'exaspérant avec les variations de la température. Cette douleur résulte de l'invasion de la goutte sur le tissu fibreux qui entoure le péricarde et se prolonge sur les gros vaisseaux, sur l'aorte notamment. Des lésions graves en sont généralement la suite, et pour la séreuse du péricarde, et pour le cœur lui-même, et pour l'aorte.

C'est à la goutte, en effet, qu'il faut presque toujours rapporter l'anévrisme de la crosse de l'aorte, ainsi que la phlegmasie de sa membrane interne et les concrétions calcaires qu'on trouve dans son épaisseur, et les ulcérations qui en sont la suite. La dilatation de l'aorte, suivie plus tard de la rupture des tuniques interne et moyenne, est le résultat de la diminution du ton vital de cette partie de l'artère.

C'est de la goutte encore que dépendent ces indurations, ces concrétions ostéiformes de la valvule mitrale, de ses colonnes charnues, des valvules sygmoïdes, etc.

L'angine de poitrine, l'asthme nerveux, la pneumonie, la pleurésie, le catarrhe pulmonaire, l'apoplexie cérébrale, etc., sont encore maintes fois le résultat d'une attaque de goutte avortée par l'usage des purgatifs.

Le danger des purgatifs, dans les prodromes ou même dans l'invasion de la goutte, est si évident que nous n'admettons pas que jamais un véritable médecin les ait prescrits dans ce moment.

Mais il est des médecins qui, lorsque l'attaque est arrivée à son état, donnent des purgatifs pour en abréger la durée. Le danger de ces médicaments est moindre que dans le premier cas, mais il n'en existe pas moins. Administrés dans ce moment, ils ont fréquemment arrêté l'attaque, et amené la goutte sur des organes internes.

Il est d'autres médecins qui se garderaient bien de prescrire un purgatif, même lorsque l'attaque est à son état, mais qui sont moins craintifs lorsque cette attaque est sur son déclin, qu'il y a fixité de la goutte sur les articulations, et surtout lorsque l'attaque est irrégulièrement prolongée. Ils suivent en cela les préceptes donnés par Fernel, Sydenham, Barthez, et autres auteurs.

Mais tout en donnant ce conseil, ces auteurs, ne pouvant se dissimuler que, même dans ce moment, les purgatifs ne sont pas sans danger, jugent convenable de prescrire un calmant dès qu'ils ont produit des évacuations suffisantes, pour empêcher qu'ils n'excitent les mouvements de la goutte.

Un autre correctif qu'ils associent avec les purgatifs dans les attaques de goutte irrégulièrement prolongées, ce sont des substances aromatiques. Ils croient que cette addition en rendra l'effet moins dangereux.

« Cette combinaison des aromatiques, dit » Barthez, réchauffe modérément l'estomac tou- » jours affaibli des goutteux, et le rend plus » promptement et plus complétement susceptible » de l'action des purgatifs. »

« J'observe, ajoute le même auteur, qu'un » moyen principal pour abréger et régulariser le » cours des attaques de goutte longues et irré- » gulières, par l'usage des purgatifs, est de leur » joindre ou de leur faire succéder les remèdes » qui peuvent fortifier les organes digestifs. »

Tels sont les conseils donnés par ces auteurs

au sujet de l'emploi des purgatifs dans la goutte. Ils les jugent convenables dans les circonstances que nous venons de signaler, mais comme ils ne peuvent pas en méconnaître le danger, ils cherchent à neutraliser ce danger par des calmants, par des aromatiques, par des toniques.

Nous pensons, malgré l'opinion de ces auteurs, que les correctifs qu'on joint ici aux purgatifs ne peuvent avoir la propriété qu'on leur attribue, d'empêcher la goutte de se fixer sur le tube digestif.

Les purgatifs, malgré les correctifs, auront toujours une grande puissance pour attirer la goutte sur l'intestin, parce que la goutte a la plus grande tendance à s'y porter. C'est là un fait d'observation de tous les jours, et si des hommes aussi éminents que Sydenham et Barthez n'ont pas voulu le reconnaître, cela tient à ce que, atteints tous les deux de cette maladie, ils n'ont pu se soustraire aux illusions d'un remède qu'ils considéraient comme propre à la rendre supportable. Si ce n'est pas l'intestin qui est envahi, ce sera un autre organe interne.

La goutte se montre quelquefois accompagnée d'un état bilieux, ainsi qu'on l'observe principalement par certaines constitutions médicales bilieuses, et surtout chez les sujets bilieux.

Nous croyons qu'ici encore le danger des

purgatifs étant à peu près constant, il convient de tâcher de se débarrasser de cette complication par d'autres moyens moins dangereux. (Ipécacuanha concassé 1 gramme, écorce d'orange amère 2 à 4 grammes, par cuillerée à bouche de 2 en 2 heures.)

Les purgatifs sont surtout à redouter dans la goutte, lorsqu'on a affaire à des individus de constitution délicate, détériorée; la fluxion goutteuse, moins retenue alors aux articulations, a plus de tendance à se porter sur les organes internes. Nous avons encore à peine besoin de dire qu'ils sont aussi accompagnés d'un danger extrême, lorsque les organes internes sont infirmes, malades, et disposés par conséquent à recevoir la fluxion.

Bien que nous considérions les purgatifs comme dangereux dans la goutte, cependant il peut se présenter tel cas où ils peuvent avoir quelque avantage ; mais ces cas ne sont pas ceux où la goutte est externe, car alors il faut toujours craindre de l'amener à l'intérieur.

Ainsi la goutte devenue interne, s'étant portée sur le tube digestif, donne parfois lieu *à des coliques atroces* que les sédatifs ne peuvent pas calmer. Un laxatif est prescrit, et à mesure que les évacuations alvines ont lieu, les coliques diminuent d'une manière notable.

Un cas de ce genre a été consigné dans le *Traité de Médecine-pratique* de P. Frank, par le Dr Goudareau, son traducteur et continuateur (VIe volume, page 263).

« Dans un cas de coliques affreuses, occasion-
» nées par la goutte vague, dit le Dr Goudareau,
» nous avons obtenu un soulagement marqué de
» l'emploi d'un laxatif préparé avec la manne.
» Le malade eut des évacuations noirâtres extrê-
» mement fétides. Les calmants avaient été vai-
» nement essayés sous toutes les formes, et le
» délire, joint aux symptômes les plus graves,
» faisait craindre une terminaison funeste. »

Nous avons à peine besoin d'ajouter que ce n'est jamais dans le principe qu'une pareille médication doit être employée ; qu'il ne convient d'y avoir recours que lorsque, malgré les calmants sur lesquels on a suffisamment insisté, les coliques sont encore intolérables. Et ce que nous avons à peine besoin encore d'ajouter, c'est que ce sont seulement les laxatifs qu'il faut prescrire. Il s'agit, en effet, uniquement de provoquer un dégorgement des tuniques intestinales, dégorgement au moyen duquel la colique cessera, et les laxatifs doivent suffire pour cela. Un purgatif trop actif pourrait appeler sur l'intestin une fluxion nouvelle qui rendrait la position du malade bien plus fâcheuse.

Si la goutte avait déterminé une apoplexie

cérébrale, ce qui n'est nullement rare, il faudrait bien se garder de se priver du secours des purgatifs, qui doivent contribuer, avec les cataplasmes légèrement sinapisés enveloppant les pieds, avec les vésicatoires aux jambes, à la détourner de l'organe qu'elle vient d'envahir.

Nous concluons, par rapport à l'emploi des purgatifs dans la goutte, que, d'une manière générale, ce genre de médicaments doit être proscrit dans son traitement. Ils ne peuvent rien contre la diathèse ; ils n'ont d'action que sur la manifestation locale qu'ils sont susceptibles de déplacer d'une manière fâcheuse.

Que l'on n'oublie pas enfin, avant de prescrire un purgatif dans cette maladie, que la goutte est un ennemi avec lequel il faut *non-seulement savoir vivre, mais qu'il faut même caresser* (1).

Les purgatifs entrent quelquefois dans le traitement des *dartres* ; on les associe aux altérants, aux dépurants. On les prescrit de temps à autre, tous les vingt jours, tous les mois.

Le but qu'on se propose dans leur emploi, c'est d'éloigner de la peau l'acte morbide qui donne lieu à la maladie. On compte sur la révulsion qu'ils détermineront sur le tube digestif.

(1) Voir notre ouvrage : *La Goutte et les Eaux minérales*, 1 vol. in-8°. Paris, J.-B. Baillière et fils, rue Hautefeuille, 19 ; Montpellier, Coulet, Grand'Rue.

Il est probable que les succès que l'on obtient dépendent, en grande partie, de cet effet des purgatifs. La diathèse dartreuse est même si généralement réfractaire aux dépurants, aux altérants, qu'on peut bien croire que la disparition de l'exanthème est souvent en entier le résultat de ce remède.

Mais ce succès qu'on vient d'obtenir est-il complet? Peut-il laisser le médecin dans la certitude qu'il n'y a rien à craindre? Non certainement. On a guéri la maladie, mais la diathèse est restée ce qu'elle était. Restera-t-elle désormais à l'état latent, cette diathèse? La chose est possible, mais on ne peut pas trop s'en flatter. Ce qui arrive assez fréquemment, c'est une maladie nouvelle qui ne fait que remplacer celle qu'on a guérie à la peau : c'est une névralgie, c'est une phlegmasie, un catarrhe chronique, etc., qui se manifeste.

Les purgatifs ne sont donc pas sans danger dans les maladies dartreuses. Nous pensons qu'on ne doit les employer que dans les cas où les dartres ont pris un siége qui rend la vie à peu près insupportable, comme par exemple lorsque l'éruption est au visage. On est en quelque sorte autorisé alors à les prescrire. La prudence ne doit pas toutefois abandonner encore ici le médecin; aussi fera-t-il bien de ne pas négliger, dans ce cas, les exutoires qui mettront probablement le sujet à l'abri d'une métastase fâcheuse. Leur association aux purgatifs, aux dépurants, rendra du reste bien probable et plus rapide la guérison de la maladie.

Il faut être sobre des purgatifs chez les *individus scrofuleux*, alors même qu'ils sont atteints de quelque maladie qui les réclame dans les circonstances ordinaires. Les purgatifs exercent, en effet, sur l'économie une action débilitante, et cette débilitation qu'ils déterminent donne plus d'élan à la diathèse scrofuleuse, sans que la maladie pour laquelle on les a prescrits éprouve un amendement notable.

Voilà pourquoi dans l'ophthalmie qui frappe les individus scrofuleux, les enfants surtout, il faut être réservé dans l'emploi de ce genre de remède; c'est aux dérivatifs cutanés qu'il convient principalement d'avoir recours; ils ont une action plus puissante que celle des purgatifs, et qui a de plus l'avantage de laisser à l'économie toutes ses forces, d'être plus soutenue.

Il convient d'être très-circonspect dans l'emploi des purgatifs chez les *jeunes filles chlorotiques*, lorsque ces jeunes filles sont atteintes de quelque maladie qui pourrait paraître nécessiter leur emploi, une ophthalmie par exemple. Les purgatifs augmentent la faiblesse, et par suite l'état chlorotique, ce qui ne peut qu'apporter un nouvel obstacle à la guérison de la phlegmasie oculaire. Il convient généralement de s'en abstenir. C'est aux dérivatifs cutanés qu'il faut s'adresser.

Le *scorbut* s'oppose encore au moins autant que la chlorose à l'usage des purgatifs. Le sang en est encore plus appauvri, et les solides tombent dans une atonie de plus en plus profonde. Le dynamisme vital en a recu une atteinte fâcheuse.

La *colique de plomb* trouve dans les purgatifs le meilleur des remèdes qu'on ait jusqu'à présent opposés à cette maladie. Mais on ne les prescrit pas toujours de la même manière; il y a pour cela deux méthodes : celle dite de la Charité et celle de Stoll.

La méthode de la Charité est abandonnée aujourd'hui. Elle est remplacée par celle de Stoll, dans laquelle on purge tous les deux jours au moyen d'un cathartique (1), tandis que, dans les jours de repos, on donne l'opium.

L'opium a l'inconvénient, dans cette circonstance, de tendre à diminuer l'effet produit par les purgatifs, on peut le laisser de côté. Si on voulait toutefois l'employer, il faudrait le donner à dose bien inférieure à celle que Stoll administrait. Ce médecin le prescrivait à la dose de 50

(1) Sulfate de soude 30 à 45 grammes dans 3 verres d'eau.

centigrammes (avec pareille quantité de camphre), ce qui est énorme.

La belladone est aujourd'hui prescrite pour remplacer l'opium ; son action n'en est pas moins fort incertaine.

La *colique nerveuse* ne réclame pas généralement l'emploi des purgatifs. C'est aux antispasmodiques que l'on s'adresse, lorsqu'elle est légère, tandis que, lorsqu'elle existe à un certain degré, ce sont les narcotiques, le sirop diacode de préférence, qu'il faut prescrire. L'effet en est ordinairement avantageux; il l'est même souvent d'une manière rapide.

Dans certains cas cependant, la douleur intestinale, bien que calmée, n'en persiste pas moins de manière à être fort incommode ; elle résiste aux émollients comme aux narcotiques. Un purgatif doux, un laxatif, donné dans cette circonstance, a parfois déterminé des selles qui ont emporté la colique. C'est ce que nous avons pu observer dans un cas de ce genre.

« Chez un homme de 45 ans, qui, malgré les
» narcotiques et les émollients, souffrait depuis
» plusieurs jours d'une colique intense, 20 gram-
» mes d'huile de ricin que nous lui fîmes prendre
» dans un bouillon d'herbes, amenèrent quelques
» selles qui furent suivies rapidement d'une
» guérison complète. »

Nous avons cité, à propos de la goutte, le fait du Dr Goudareau qui, donnant ses soins à un homme tourmenté de coliques affreuses occasionnées par la goutte vague, obtint un soulagement marqué d'un laxatif préparé avec la manne. Les calmants, sous toutes les formes, avaient été vainement employés.

Les purgatifs ont été souvent prescrits dans la *constipation ;* ils ont cependant bien peu d'avantages dans ce cas. Ils déterminent à la vérité des évacuations alvines ; mais ces évacuations vont rarement au-delà du second jour, et la constipation reparaît au moins aussi prononcée qu'auparavant. Si on revient trop souvent à leur emploi, on fatigue les forces digestives d'une manière fâcheuse.

La constipation doit être attaquée par un régime convenable. On sait, en effet, qu'il est des aliments qui rendent les selles plus faciles, tandis que d'autres tendent à les rendre plus rares. L'exercice favorise les évacuations alvines.

Lorsque la diététique ne suffit pas pour faire cesser cette incommodité, les moyens palliatifs (lavements) deviennent indispensables.

Ce n'est que dans les cas où les lavements simples sont insuffisants pour débarrasser l'intestin qu'on en vient aux purgatifs. C'est surtout dans le cas de paraplégie que les purgatifs, en lavement de préférence, deviennent nécessaires.

Quand la constipation oblige de recourir aux purgatifs et qu'il y a complication d'irritation gastro-intestinale, il est évident qu'il n'est pas permis de choisir autre part que parmi les lavements émollients, et à défaut aux laxatifs.

L'*embarras gastrique* est un état dans lequel on a souvent recours aux purgatifs. Ce n'est cependant pas le remède qui convient le mieux dans cette circonstance.

L'embarras gastrique est lié à de mauvaises digestions, soit par des écarts de régime, par un mauvais régime, soit parce que l'estomac est délicat, faible, paresseux, soit parce que ses fonctions ont été troublées par telle ou telle cause.

On réussit généralement à combattre cet embarras gastrique par un régime approprié et par quelque médicament qui relève l'activité du viscère. L'infusion d'ipecacuanha concassé (1 gram.) associé avec l'écorce d'orange amère (2 à 4 gram.), par cuillerée à bouche, de 2 en 2 heures, remplit parfaitement cette indication. On se trouve bien aussi de certains amers, tels que la tisane de chicorée sauvage, de petite centaurée, etc.

Ce mode de traitement a le double avantage et de dissiper l'embarras gastrique, et de rendre aux forces digestives le ton qu'elles avaient perdu.

Si l'embarras gastrique était porté à un degré tel que ces moyens ne parussent pas devoir suffire, c'est plutôt à un vomitif qu'à un purgatif qu'il faudrait s'adresser. Mais les vomitifs sont peu goûtés en raison des secousses qu'ils occasionnent, et voilà pourquoi on les remplace par les purgatifs, qui sont loin d'avoir le même avantage.

Il n'est pas rare qu'un purgatif, donné dans des conditions pareilles, ne laisse pendant plusieurs jours l'appareil digestif dans un état d'atonie plus ou moins prononcé. Ce n'est que peu à peu que ses fonctions se réveillent. Et si l'on revient trop souvent à ce genre de remèdes, les facultés digestives s'affaiblissent ; elles tombent dans une torpeur chaque jour plus inquiétante.

Les purgatifs sont souvent employés comme *moyen prophylactique* dans les cas où l'on craint que les mouvements fluxionnaires se portent sur le cerveau, et n'y déterminent une congestion, une apoplexie, une encéphalite. On ne doit pas, dans ce cas, s'adresser indifféremment à tel ou tel purgatif ; c'est aux purgatifs aloétiques, qui tendent à congestionner le rectum et qu'on prescrit à dose modérée (30 à 40 centigrammes par jour, pendant deux ou trois jours, en pilules), qu'il convient de donner la préférence. Si l'on peut provoquer l'apparition ou le retour du flux hémorroïdal, on aura obtenu tout ce qu'on peut désirer de plus avantageux pour le malade. L'application de quelques sangsues à l'anus, les suppositoires aloétiques peuvent encore être fort utiles (aloès succotrin, sel gemme, de chaque 50 centigrammes, beurre de cacao s. q. pour un suppositoire).

Quelques médecins ont pu croire qu'un purgatif pris *au renouvellement de chaque saison* était un moyen excellent pour prévenir les maladies. Ce genre de traitement peut bien être sans inconvénient, avoir même quelque avantage dans le principe chez certains individus. Mais les purgatifs ont sur les forces générales ainsi que sur les forces digestives une action débilitante qu'il est impossible de méconnaître. Il arrive donc un moment où, sous cette double influence, la constitution éprouve une détérioration plus ou moins marquée ; l'hydropisie passive a pu en être la conséquence. Et si on veut alors abandonner ces purgatifs trimestriels dont l'économie a contracté l'habitude, on s'expose à voir se manifester les maladies qui surviennent après la cessation d'une évacuation devenue nécessaire ; alors se montre un mouvement fluxionnaire sur le cerveau, sur la poitrine, sur le foie, etc. Il convient donc de s'abstenir d'un pareil moyen, quand il n'y a pas d'indication plus positive.

Le médecin ne doit jamais perdre de vue cet adage que nous avons déjà signalé — « *que purger c'est saigner*. »

Dans les siècles derniers, époque du triomphe de l'humorisme, les purgatifs jouèrent un rôle qu'il n'est pas hors de propos de rappeler ici. On ne voyait, dans les maladies, qu'altération des humeurs, et ces humeurs, qu'on appelait *peccantes*, devaient être expulsées par les selles. On purgeait par *pure précaution*, souvent tous les mois.

Nous n'aurions pas une idée exacte de la médecine à cette époque, si divers écrits, et notamment les mémoires de la cour de Louis XIV, ne nous les fournissaient.

Jamais le système, nous dirons même la folie de l'humorisme ne fut poussée plus loin que dans la manière dont furent traités le grand Roi et sa famille.

On a souvent cru à des empoisonnements; on a porté même des soupçons sur tel grand personnage. Le poison n'y était pour rien.

Le véritable poison c'étaient des purgatifs qui revenaient à tout propos; c'étaient des saignées qu'on n'épargnait pas davantage.

C'est là que fut la vraie cause de ces morts si étranges qui, à cette époque de grandeur et de gloire, de fêtes chaque jour nouvelles à la cour, firent succéder la tristesse qui ne put s'éloigner des dernières années de ce règne.

Voici ce qu'on lit dans les notes insérées dans le journal de Dangeau (1) au sujet de la manière dont Louis XIV était traité par ses médecins.

« Écoutons Fagon : « Le 19 mai 1694, le Roi, ayant pris une médecine, en fut purgé dix-huit fois, et rendit, avec beaucoup de sérosités huileuses et fort ardentes, une prodigieuse quantité de petits pois verts qu'il avait mangés pendant ces quatre jours maigres. Sa Majesté se trouva un peu abattue de cette grande évacuation ; mais son dîner rétablit promptement sa vigueur. »

Fagon purge sans relâche Louis XIV : il le purge pour maux de tête, étourdissements, vapeurs, goutte, insomnie, rhume, anthrax, indigestions. Il le purge « par précaution sage et nécessaire. » Il le saigne dans les intervalles; mais il revient promptement au purgatif, et il dit gravement : « Croyant qu'il était nécessaire de secourir la nature surchargée de ces humeurs, je purgeai le Roi. »

En 1699, Fagon purgea Louis XIV le 5 janvier, le 9 février, le 9 mars, le 13 avril, le 24 mai, le 24 juin, le 3 août, le 7 septembre, le 14 octobre, le 2 décembre, le 30 du même mois.

On voit que Fagon taillait de la besogne à Dangeau, qui enregistre scrupuleusement ce grand nombre de médecines prises par le Roi.

En 1694, Fagon purge son royal malade six semaines de suite, tous les jours. « Du 3 juin au 20 juillet, le Roi fut purgé de toutes sortes d'humeurs, cinq, six et sept fois par jour », sans en être affaibli, ajoute triomphalement Fagon. Il fallait, en effet, que la constitution de Louis XIV fut ro-

(1) Journal du marquis de Dangeau, T. IV, p. 338. Édition de 1855.

buste pour résister à un tel système. Il est vrai que le Roi mangeait énormément.

Fagon se complaît dans l'analyse détaillée, consciencieuse, du résultat de ses médecines. Les épithètes de brûlantes, ardentes, très-cuisantes, âcres, épaisses, piquantes et bouillonnantes abondent sous sa plume lorsqu'il s'agit de qualifier les sérosités qu'il fait rendre au malade, avec quantité de bile recuite, d'excréments échauffés, de vers morts et vivants, et de débris de toutes sortes de manger, truffes et poissons, trouvés dans des « selles détrempées et indigestes. »

Le 30 juillet 1698, pour varier ses expressions sans doute, il dit que le Roi « fit une grande selle de matière en bouse de vache. »

Mais Fagon se surpasse dans son récit de la purgation du 5 avril 1664. « Je *repurgeai*, dit-il, Sa Majesté, le lundi cinquième d'avril, qui se plaignait depuis trois ou quatre jours d'avoir le ventre fort gonflé, comme cela devait être, ayant passé ce temps à Marly où elle avait mangé beaucoup de légumes et de poisson avec toutes sortes de sauces propres à faire une grande fermentation dans le ventre, dont l'effet parut par les treize selles dans lesquelles elle rendit des pleins bassins d'excréments et de sérosités écumantes. Cependant cette grande évacuation ne satisfit pas encore au besoin qu'elle en avait,.... etc. »

Plus tard, Fagon n'était satisfait que lorsque le Roi faisait la *selle rouge*, c'est-à-dire lorsqu'il purgeait jusqu'au sang. Le 6 juillet 1707, la selle rouge fut obtenue « après treize selles prodigieuses. »

En 1720, dès le voyage de Marly (1), le Roi se sentit si fort échauffé, qu'on ne pouvait pas le désaltérer. Et depuis ce temps jusqu'à sa mort, il ne s'est presque pas passé de nuit qu'il n'eût demandé jusqu'à huit ou neuf verres d'eau. On ne comprenait pas ce qui pouvait causer cette grande altération.

(1) Mémoires de Mathieu Marais.

(La cause? c'étaient les purgatifs fréquents à déterminer la selle rouge.)

Bientôt des douleurs se font sentir à la jambe. On croit à une humeur sciatique, goutteuse.

L'examen des parties fait reconnaître une tumeur qui ne tarde pas à être frappée de gangrène.

Les médecins sont embarrassés. Le chirurgien propose la saignée; le médecin s'y oppose et conseille plus d'exercice qu'à l'ordinaire !....

Les médecins de Paris, appelés à consulter avec ceux de la cour, ne peuvent pas s'entendre. Les eaux de Plombières, de Bourbonne, le lait d'ânesse sont tour à tour mis en avant et rejetés.

La gangrène fait cependant des progrès. A des heures de *grande faiblesse et d'assoupissement succèdent des intervalles de lucidité d'esprit*, pendant lesquels le Roi fait connaître ses dernières volontés. »

Louis XIV, portant un principe goutteux, est mort par l'abus des purgatifs et de la saignée, qui ont fini par éloigner la goutte des articulations.

Il est mort d'un érysipèle devenu gangréneux par complication d'une fièvre probablement rémittente périodique dont Fagon, considéré comme le plus grand médecin du siècle (!), ne tint pas compte, — ce qui lui fut reproché par des personnes de la cour.

La vie du grand Roi, quoique déjà longue, aurait eu probablement encore plus de durée, si elle avait été dirigée par une médecine intelligente.

On a, par le curieux extrait que nous venons de citer, une idée de ce qu'était l'humorisme des siècles derniers.

Et ce n'était pas seulement le Roi qui était traité de cette manière. Pour tous les membres de la famille royale, il y avait des purgatifs de précaution, des saignées de précaution, du bras, du pied : telle était la volonté de Fagon, — que Chirac, et son gendre Chicoinaud plus tard, ne se firent pas défaut d'imiter.

Il est évident que le même mode de traitement existait aussi pour les diverses classes du royaume ; car la mode pour les remèdes existait alors comme elle existe aujourd'hui. Il n'y avait cette différence : que, dans les temps éloignés, la mode se prolongeait pendant des siècles, tandis qu'à notre époque, c'est à peine si elle a quelques semaines de durée.

Aujourd'hui nous n'en sommes plus à ce système, bien que les purgatifs ne soient que trop souvent prescrits alors qu'on devrait s'en abstenir. Mais la médecine est affligée d'un autre genre d'humorisme qui n'offre pas moins de danger ; c'est celui qui ne voit dans les maladies qu'altérations physiques ou chimiques des divers liquides de l'économie, sang, lymphe, bile, mucosités, sérosités, urines, etc. ; — altérations que l'on apprécie au moyen du microscope, — de plus en plus perfectionné !.... au moyen de réactifs — de plus en plus parfaits !.... sans se préoccuper le moins du monde des modifications vitales sous l'influence desquelles ces altérations se sont produites ; — modifications qui sont cependant la base des indications les plus essentielles.

L'humorisme moderne est tout aussi dangereux que l'humorisme des siècles derniers. Nous ne craignons pas de l'affirmer.

Les purgatifs sont quelquefois prescrits, dans le cas de *suppression d'un exutoire* plus ou moins ancien, pour prévenir les maladies qui pourraient être la suite de cette suppression.

Si l'exutoire n'a pas été porté pendant un temps trop long, les purgatifs peuvent remplir l'indication qu'on se propose ; mais quand il s'agit d'un exutoire porté depuis plusieurs années, les purgatifs sont insuffisants ; ils ne préviendront pas, dans beaucoup de cas, les accidents qui suivent la suppression d'une suppuration longtemps continuée. Ils les préviendront d'autant moins que la diathèse qui avait nécessité l'application de l'exutoire, car il s'agit à peu près constamment de diathèses dans ces circonstances, que cette diathèse, dis-je, qui était passée à l'état souvent latent au moyen de la suppuration provoquée, rentrera en action par la suppression de cette suppuration et donnera lieu à de nouvelles scènes morbides qui se passeront sur tel ou tel organe : le poumon, le foie, une grande articulation, etc.

L'inutilité des purgatifs sera d'autant plus grande et le danger de la suppression de l'exutoire d'autant plus prononcé que la constitution du sujet sera plus faible, que les accidents antérieurs auront été plus graves, etc. Les vésicatoires placés de temps à autre, qu'on leur donne comme auxiliaires, ne rendront pas le danger moindre.

A quelle époque de la maladie doit-on prescrire un purgatif ? Il n'y a rien d'absolu à cet égard, c'est l'espèce de la maladie qui doit diriger dans ce cas.

Dans les fièvres essentielles continues qui peuvent nécessiter un purgatif, ce n'est jamais au commencement de la maladie qu'on le prescrit, on ne le donne guère que dans la période d'état confirmée, ou bien dans la période de déclin. En le prescrivant dans la première période, on porte la perturbation dans le travail auquel se livre la nature pour ramener l'économie à des conditions normales ; on change une fièvre qui pouvait être bénigne en fièvre ataxique, en fièvre maligne, ou bien on donne lieu à une métastase ; on s'oppose aux crises, aux métasyncrises.

Dans le rhumatisme, ce n'est encore jamais au commencement de la maladie qu'on donne un purgatif, mais seulement quand il est à son état, sans quoi on s'expose à une métastase fâcheuse.

Dans les exanthèmes aigus, ce n'est que lorsque la desquammation est déjà avancée qu'on peut prescrire ce remède; donné plus tôt, il serait plein de danger. Il en est de même dans l'érysipèle.

Mais dans l'apoplexie cérébrale, dans l'encéphalite, dans l'ophthalmie, les purgatifs sont nécessaires dès les premiers moments de la maladie; ils concourent à enrayer et guérir des maladies qui tendent à détruire des organes nécessaires à la vie ou d'une importance extrême.

CHOLÉRA ASIATIQUE

SA NATURE ET SON TRAITEMENT.

Mémoire transmis à l'Académie des Sciences de Paris, le 5 janvier 1874, pour le Concours au legs Bréant.

—

Depuis déjà près d'un demi-siècle, on ne cesse d'écrire et de discuter sur le choléra dit asiatique, — sur sa cause, sa nature, son traitement, — et cependant on est généralement aussi peu avancé sur ces questions qu'aux premiers jours.

L'endémicité du choléra dans l'Inde est à peu près universellement admise, — et cependant elle a des adversaires.

Quelle est sa nature? Les auteurs les plus modernes disent qu'ils n'en savent rien.

Le choléra est-il contagieux ? C'est ici surtout que se manifestent des divergences, — et même des colères.

Quel doit en être le traitement ? Nous aurions trop à faire de rapporter ici tout ce qui a été expérimenté à cet égard. Constatons toutefois, mais pour ne pas y revenir, qu'on en est arrivé aujourd'hui aux injections d'eau chaude dans les veines — pour remplacer la partie séreuse du sang qui s'en est allée avec les selles ! ! !... On s'en est tenu en France à la dose de 500 gram., mais on voit dans les observations étrangères que cette dose a été portée à plusieurs kilogrammes.

Telles sont les questions sur lesquelles nous allons jeter un coup d'œil. S'il en est qui présentent de l'incertitude, il en est d'autres pour lesquelles aucun doute ne saurait, ce nous semble, être admis, — et c'est surtout celles-ci que nous avons en vue dans les lignes qui suivent. Puissions-nous apporter dans les esprits la conviction qui est dans le nôtre !

I.

On admet généralement que le choléra est endémique dans le delta du Gange ; qu'il s'y développe sous la double influence d'un air vicié par les émanations putrides provenant de la décomposition des cadavres humains et des animaux, ainsi que de celle des substances végétales.

Mais bien que ces conditions existent toujours dans ces contrées, le choléra ne s'y montre pas, du moins épidémiquement, d'une manière constante; des années se passent maintes fois sans qu'on le voie paraître.

Pourquoi l'épidémie dans certaines années plutôt que dans les autres, alors que les conditions d'infection sont pourtant les mêmes?

Il est, ce nous semble, impossible de ne pas admettre qu'il y a alors dans l'atmosphère un principe inconnu qui joue dans ce cas le rôle de cause efficiente, tandis que l'infection de l'air n'agit que comme donnant lieu à la prédisposition.

Ce principe, quel est-il? Nous ne le savons pas. Nous ne l'admettons qu'en raison de l'effet qu'il produit.

N'est-ce pas du reste à un principe tout aussi inconnu que doivent être attribuées certaines autres épidémies, telles que: suette, grippe, etc.?

Nous devons faire observer que les médecins anglais de l'Inde se refusent à admettre que la maladie soit contagieuse. Nous y reviendrons.

Le choléra de l'Inde reconnaît donc pour cause prédisposante l'infection de l'air par la décomposition des substances animales et végétales, — et pour cause efficiente un principe inconnu, indéniable.

II.

Ce principe inconnu développé dans l'atmosphère étant *nécessairement* admis, il doit s'ensuivre qu'en temps d'épidémie cholérique, s'il existe des lieux, même en dehors de l'Inde (Europe, Afrique, Amérique), où la cause prédisposante règnera par l'infection de l'air ambiant, par l'infection des habitations, le choléra dit asiatique aura chance de s'y montrer.

C'est dans des conditions semblables que se manifeste très-probablement le choléra des villes et surtout des grandes villes, telles que : Moscou, Saint-Pétersbourg, Paris, Londres, Vienne. C'est encore sous ces conditions que se développe la maladie dans certains ports de mer, et notamment à Marseille, dont le port vieux reçoit les immondices d'une ville de 400,000 habitants.

C'est dans ces conditions que le choléra s'est développé dans les armées, sur les vaisseaux encombrés, dans les bagnes, les prisons.

C'est sous l'influence de conditions pareilles que le choléra s'est manifesté, à diverses époques, parmi les pèlerins de la Mecque ; car l'air, vicié par les miasmes et les émanations putrides de près de 100,000 hommes et de nombre à peu près pareil d'animaux sacrifiés, ne suffit pas pour amener la maladie : l'existence de ce principe inconnu de l'atmosphère est toujours nécessaire, puisque dans certaines années, malgré la viciation au plus haut degré de l'air, le choléra ne s'est pas montré.

N'est-ce pas encore dans des conditions semblables que le choléra s'est produit en Algérie, soit parmi nos troupes en expédition, soit dans les gourbis des Arabes ?

Et n'est-ce pas aussi dans les mêmes conditions que la maladie s'est déclarée à la Guadeloupe, dans les cases des nègres ? On a bien attribué l'épidémie de cette île à l'arrivée d'un bâtiment encombré qui avait le choléra à bord ; mais n'y a-t-il pas eu plutôt coïncidence ? La maladie n'a-t-elle pas pu se développer tout à la fois, et sur le bâtiment en mer, et à la Guadeloupe, où se trouvaient des foyers d'infection si propres à favoriser le mal ? Rien de plus possible lorsque l'on connaît les caprices de ce fléau qui s'étend maintes fois à des distances si grandes et si bizarres !

Il est donc bien positif que, malgré l'infection à peu près constante de l'air dans les lieux et dans les circonstances que nous venons de signaler, le choléra ne s'y développe pourtant pas toujours, et que, s'il s'y produit, ce ne peut être que par des conditions nouvelles, toutes particulières de l'atmosphère, — inconnues réellement en elles-mêmes, mais bien appréciées par leurs effets.

III.

Le choléra est-il contagieux ?

Nous nous garderons de nous prononcer sur cette question, qui divise les hommes les plus éminents.

Cependant nous ne pouvons nous empêcher de rappeler que les médecins anglais de l'Inde, qui sont sur le théâtre d'un choléra presque permanent, nient la contagion.

Ici, dans notre ville, nous avons eu trois épidémies de choléra, et dans aucune d'elles il n'a été constaté un seul fait réellement authentique en faveur de la contagion.

En 1835 notamment, année où l'épidémie fut la plus intense, une cinquantaine de malades civils ou militaires fut apportée à l'Hôtel-Dieu Saint-Éloi. Certains furent frictionnés (1); aucune précaution ne fut prise, soit pour leur iso-

(1) Les premiers malades qui entrèrent à Saint-Éloi, arrivés à la période d'algidité et de cyanose, furent frictionnés par le professeur Serres et par nous, l'un d'un côté, l'autre de l'autre. Quelle circonstance plus favorable pour la contagion !..... Moyen toutefois sans aucun avantage dans une maladie de gravité pareille, mais qui, par le fait, servit à rassurer des esprits justement effrayés à la vue de ces hommes dont l'aspect était celui de cadavres que l'on a exhumés après un certain temps de sépulture.

lement, soit pour les matières vomies ou les déjections alvines, et cependant nul cas de contagion ne survint, ni parmi les professeurs, ni parmi les internes, — nous étions du nombre, — ni parmi les nombreux élèves qui se pressaient autour des lits, ni parmi les sœurs de charité, ni parmi les infirmiers, ni parmi les malades.

En ville, sur une centaine d'individus atteints dans cette même année, aucun cas de contagion ne put être signalé.

Dans les épidémies de Marseille et de Toulon, on a vu arriver à Montpellier, par des voies diverses et notamment par les chemins de fer, bon nombre d'émigrants fuyant l'épidémie, et cependant notre ville est restée indemne. C'est du reste ce qui a été observé dans bien d'autres lieux.

Nous ne pouvons nous empêcher de dire, à ce propos, que si les individus venant par chemin de fer d'une ville où règne le choléra ne sont pas soumis à une quarantaine jugée tout autant inutile qu'impossible, nous ne voyons pas pourquoi ces quarantaines seraient nécessaires pour des vaisseaux.

M. J. Guérin, dans une séance de l'Académie de Médecine, a dit que ce système était absurde. Le mot est un peu dur, lorsque l'on sait qu'il est soutenu par des sommités de la science. Nous pensons toutefois, comme lui, qu'il est au moins inutile, — s'il n'est même nuisible, lorsque la quarantaine se fait sur les bâtiments, pour ceux qui sont sur ces bâtiments.

Que l'on fasse, enfin, attention que cette contagion, qui ne peut être admise à propos de rapports si nombreux par les chemins de fer, pour des distances presque nulles, pour des individus supposés portant un virus tout récent, serait jugée possible lorsqu'il s'agit de distances de 100, 200, 500 lieues ! Possible entre Moscou et Saint-Petersbourg, entre Paris et Londres, entre Vienne et Paris, entre le Bengale et la Mecque, entre la Mecque et Alexandrie, etc !...

Voilà bien des raisons qui portent à faire douter de la propriété contagieuse de cette maladie, et ces faits, — ce qui n'est pas sans importance, — se passent sous nos yeux ! nous pouvons nous-mêmes les apprécier !

Et la nature de la maladie que nous allons reconnaître nous éloignera encore plus de l'idée de contagion.

Nous ne devons pas oublier de signaler que tous les cas que nous avons observés, soit à Saint-Éloi en 1835, soit en ville pendant les trois épidémies, étaient des cas foudroyants. Nous n'avons jamais vu de diarrhée prémonitoire, ce qui est d'autant plus remarquable que ces trois épidémies se sont manifestées à l'époque où les affections intestinales sont les plus communes dans notre ville, c'est-à-dire en juillet et août.

IV.

Quelle est la nature du choléra?

Le choléra est une affection grave dont on ignore la nature, disent les auteurs modernes.

Dont on ignore la nature !

Et voilà cependant bientôt un demi-siècle qu'on est à la recherche de cette nature !

Qu'a-t-on fait pour cela? On s'est adressé au microscope et aux réactifs chimiques, et les investigations ont été telles qu'il n'est pas une molécule tant soit peu ténue qui ait échappé aux recherches de nos savants. Le sang, la lymphe, la bile, les liquides rejetés par la bouche ou par l'anus, la muqueuse gastro-intestinale, les nerfs, etc., tout a été examiné, analysé avec le soin le plus extrême.

Il est évident que ces recherches, dont la haute valeur ne saurait être contestée, ne pouvaient pourtant pas donner de résultat réel, si elles n'étaient pas appuyées par une bonne doctrine médicale ; car, sans une bonne doctrine médicale, comment arriver à déterminer la nature des maladies, — nature qui est cependant la base des indications thérapeutiques ?

On a bien pu constater tel ou tel état anormal dans les solides ou dans les liquides, mais ce n'était là que la conséquence de la maladie ; ce n'en était pas la nature.

La nature de la maladie est ce qu'il y a de plus essentiel dans la maladie. C'est la nature de la maladie qui lui imprime son caractère, son cachet, qui fait qu'elle ne ressemble à aucune autre.

C'est en raison de la nature de la maladie que les principaux symptômes fournis par l'innervation, la circulation, les sécrétions, la calorification, etc., se montrent de telle manière et non pas de telle autre. Mais l'appréciation de ces symptômes ne suffit pas ; elle doit être complétée par le traitement. Le traitement en constitue la pierre de touche.

Cette nature a son essence dans cette force, cette puissance qui domine dans l'économie, qui a fait cette économie dans telle ou telle condition.

Si l'on admet l'existence de cette force, la nature du choléra est facile à déterminer ; si l'on se refuse à la reconnaître, la chose devient impossible, et ce qui le prouve, c'est qu'après un demi-siècle de travaux incessants, on en est réduit à dire que l'on est à cet égard *dans la plus complète ignorance*.

Comment se refuser pourtant à admettre dans l'économie un principe qui domine la matière, lorsque l'on voit que c'est par cette puissance que l'homme, avec une goutte d'albumine représentant l'ovule, a été fait ce qu'il est ; qu'il a été fait avec tel ou tel tempérament, telle ou telle constitution, telle ou telle prédisposition morbide ; lorsque l'on voit que c'est en raison des modifications morbides de cette puissance que les maladies présenteront tel ou tel caractère, ou plutôt telle ou telle nature !

On a souvent dit que le choléra asiatique était un empoisonnement.

Mais, alors même qu'il en serait ainsi, ce qui n'est toutefois qu'une hypothèse, ce dont il faut s'occuper, c'est de caractériser les symptômes qu'il détermine, et, si ces symptômes constituent telle ou telle affection, c'est en raison du diagnostic de cette affection que doit être établi le traitement. C'est dans ces conditions, et non dans la cause efficiente, qu'on en trouvera la nature.

Cette idée, lorsqu'il est question du choléra asiatique, qu'il s'agit d'un empoisonnement, peut être d'ailleurs très-fâcheuse si l'on croit devoir respecter les évacuations alvines, auxquelles on attribuerait la propriété d'éliminer ce prétendu poison.

La fièvre des marais, surtout quand elle est pernicieuse, paraît bien constituer un véritable empoisonnement ; mais n'est-ce pas d'après les symptômes et le traitement que l'on dit que par sa nature cette fièvre constitue une affection périodique ?

La nature d'une maladie peut bien être appréciée par sa cause, lorsque cette cause est en nous, comme, par exemple, dans les cas où il s'agit de fluxion, de phlegmasie, d'hémorrhagie, de névralgie chez les individus goutteux, scrofuleux, dartreux, etc. ; mais lorsque cette cause est hors de nous, elle n'a plus la même valeur, attendu qu'elle peut amener des maladies de nature différente.

Ainsi, dans une fluxion de poitrine on pneumonie, où trouvera-t-on la nature de la maladie ? Sera-ce dans la cause efficiente, dans le refroidissement ? Certainement non. Cette nature sera déterminée par les symptômes généraux, c'est-à-dire par l'affection que ces symptômes représenteront et par le traitement qui convient à cette affection, en tenant compte toutefois du siége de la maladie.

En effet, cette fluxion de poitrine peut être de nature catarrhale, ou inflammatoire, ou ataxique, maligne, adynamique ; ou de nature périodique, et nécessiter, d'après le diagnostic de l'une ou de l'autre de ces affections, des traitements fort différents. La cause efficiente n'a donc ici qu'une importance secondaire ; ce n'est pas elle qui a fait la nature de la maladie. Cette nature a été le résultat de la manière dont le système vivant a été modifié alors qu'il se trouvait dans telle ou telle condition propre à déterminer une prédisposition ?

Et quand cette cause — la cause efficiente — ne peut être trouvée, que peut-on faire, sinon de chercher la nature de la maladie et dans les symptômes et dans le traitement qui lui convient.

Au lieu donc de s'obstiner à chercher la nature du choléra asiatique dans sa cause efficiente, qui restera sans aucun doute tout aussi inconnue que celle de bien d'autres épidémies, ce qu'il fallait faire, c'était d'analyser les symptômes qu'il détermine, de rapporter ces symptômes à l'affection qu'ils constituent, et d'appliquer à cette affection le traitement qui lui convient en l'appropriant aux localisations morbides.

En agissant ainsi, on aurait vu que les symptômes du choléra asiatique sont ceux d'une affection spasmodique, et à cette affection on n'eût pu hésiter d'appliquer un traitement antispasmodique. Ce que nous avons à ajouter le prouvera d'une manière certaine.

V.

C'est en raison de cette affection spasmodique que la peau présente cet aspect auquel on a donné le nom de *chair de poule*.

C'est en raison de cette affection spasmodique que le tissu cellulaire sous-cutané et intermusculaire semble disparaître, déterminant dans les membres une diminution notable de volume, amenant l'excavation des joues, l'enfoncement des yeux dans l'orbite, l'étirement du nez.

C'est en raison de cette affection spasmodique que se manifestent ces crampes si douloureuses.

N'est-ce pas au spasme que doivent être rapportés la petitesse, la concentration du pouls, le *ralentissement dans le système capillaire sanguin amenant la cyanose?*

Le spasme n'est-il pas porté aux dernières limites du côté de l'estomac et de l'intestin ?

La nature spasmodique du choléra dit asiatique ne saurait donc être niée.

Il y a, de plus, flux de matières liquides sur la muqueuse gastro-intestinale, mais ce flux est subordonné à l'état spasmodique ; il ne donne pas lieu à des indications particulières. Toutes les indications sont fournies par le spasme.

VI.

Voici en quoi consiste le traitement du choléra dit asiatique, — traitement établi sur cette *idée formelle que sa nature est spasmodique.*

Ce traitement, nous l'avons employé avec un

succès constant, dans les trois épidémies qui ont frappé notre ville, sur divers malades arrivés à la période d'algidité et de cyanose.

1° Potion avec :

Yeux d'écrevisses............	1 gram. 50
Sirop de limons...............	30 —
Éther sulfurique.............	40 gouttes.
Laudanum de Sydenham......	12 —
Eau de fleurs d'oranger.......	20 gram.
Eau de tilleul................	80 —

A prendre par cuillerée à bouche, les trois premières de quart d'heure en quart d'heure, les suivantes de demi-heure en demi-heure, et plus tard d'heure en heure, *jusqu'à ce que la réaction soit complètement établie.*

Dès que la réaction est manifeste, on cesse l'administration de cette potion.

Si une première potion ne suffit pas, ce qui est très-rare, la dose de l'éther doit être réduite de moitié dans la deuxième — 20 gouttes au lieu de 40.

2° Sinapismes aux quatre membres (jambes, avant-bras).

Les sinapismes ne doivent pas rester plus d'une heure sur le même point. Si la réaction n'est pas encore établie, il faut les changer sur un point voisin, — et ne cesser leur application que *lorsque la réaction est complète.*

Jamais les sinapismes ne doivent être appliqués ni sur la poitrine, ni sur le ventre.

3° Abstention formelle de toute tisane, de tout bouillon *jusqu'à ce que la réaction soit parfaite.*

On peut toutefois, pour calmer la soif qui tourmente le malade, lui donner de temps en temps une cuillerée *à café* de limonade forte et froide, — ou bien une glace au citron, à dose fractionnée de la même manière.

Mais, nous ne saurions trop le dire, *ces divers moyens doivent toujours être employés simultanément. Le défaut de l'un d'eux empêche les bons effets que l'on est en droit d'attendre de ce traitement.*

Les lavements, quels qu'ils soient, sont tout à fait inutiles.

Les vomissements et les selles cessent à peu près constamment après la seconde cuillerée de la potion; ce qui est déjà très-remarquable.

La réaction, manifeste dès la première heure, ne tarde pas à devenir complète. — Lorsqu'elle est définitivement établie, ces moyens sont abandonnés, et l'on prescrit :

1° Des demi-tasses de thé qu'on additionne de trois à quatre gouttes de rhum, toutes les demi-heures, toutes les deux heures ;

2° Du bouillon de viande à la dose de deux à trois cuillerées à bouche, toutes les heures, toutes les deux heures.

Vingt-quatre heures ne se passent guère sans que le malade ne soit en convalescence assurée.

Voilà le traitement que nous avons prescrit, toujours avec un succès complet, dans les trois épidémies qui ont frappé notre ville, pour les malades arrivés à la période d'algidité et de cyanose. Les indications, on le voit, ne sont pas hasardées; elles sont positives, elles reposent sur la nature vraie de la maladie.

Quant aux causes prédisposantes, est-il nécessaire d'ajouter qu'elles réclament : — d'éviter l'encombrement ; de donner une bonne aération ; de veiller à la propreté des lieux et des choses ; de relever le moral ; de soutenir les forces par un régime convenable ; d'éloigner ce qui peut leur porter atteinte, et de se garder de troubler les fonctions digestives, surtout par les purgatifs, etc. ?

VII.

Aux considérations que nous venons d'exposer nous joindrons quelques observations qui ont été l'une des bases de ce traitement et, par suite, de ce Mémoire.

PREMIÈRE OBSERVATION.

Sous-officier, 24 ans, tempérament sanguin, forte constitution ; se couche en bonne santé, le 11 août 1835.

Vers le milieu de la nuit, coliques, vomissements, selles involontaires.

Appelé bientôt auprès de lui, nous sommes frappé de l'état dans lequel il se trouve : — cyanose au plus haut degré sur toutes les parties du corps ; yeux enfoncés dans l'orbite ; excavation des joues, voix éteinte ; vomissements et selles riziformes qui se succèdent à tout instant ; froid glacial sur tout le corps et principalement aux extrémités inférieures, qui sont d'un bleu noirâtre ; crampes intolérables ; pouls fréquent, misérable.

Notre pronostic est on ne peut plus grave. La mort est imminente, et cependant nous voulons lutter avec elle.

Prescription : — 1° Sinapismes aux quatre membres ; 2° potion déjà indiquée, soit pour la composition, soit pour le mode d'administration ; 3° interdiction complète de toute tisane, de tout bouillon, — mais limonade forte et froide, par cuillerée *à café* de temps en temps.

Deux heures plus tard, tous ces symptômes avaient à peu près complétement disparu (1), et nous étions sûr de sauver le malade, ce qui eut lieu en effet.

Tous ces moyens sont bientôt remplacés par des demi-tasses de thé avec addition de trois à quatre gouttes de rhum et du bouillon de viande à la dose de deux à trois cuillerées à bouche, d'abord de deux en deux heures, et plus tard d'heure en heure.

Dès le lendemain matin, la convalescence ne laissait rien à désirer.

(1) Cette observation a été insérée dans notre ouvrage, *Doctrine des Eléments morbides,* 2 vol. grand in-8°. 1re édition 1850. 2e édition 1857. Montpellier, Coulet, Grand'Rue ; — Paris, J.-B. Baillière et fils, rue Hautefeuille.

OBSERVATION II.

Un cordonnier, demeurant dans la maison connue sous le nom de Juiverie, maison peut-être la plus ancienne et peut-être aussi la plus sale de Montpellier, se met au lit, le 22 août 1835, après avoir travaillé jusqu'au coucher du soleil.

Dans la nuit, invasion subite de coliques, vomissements, diarrhée.

Nous sommes appelé auprès de lui vers 4 heures du matin.

Personne n'est dans sa chambre, mais les abords en sont encombrés par les voisins et voisines qui sont dans un singulier effroi et osent à peine porter leurs yeux sur le malade, tellement il a l'aspect d'un cadavre hideux.

La chambre n'est qu'un amas de vieilles chaussures, et le sol en est souillé par les matières des vomissements et même des évacuations alvines.

Nous nous approchons du malade, ce qui donne du courage à quelques femmes qui nous suivent.

La plus haute gravité se montre dans les symptômes : cyanose générale, algidité au plus haut degré, crampes horribles, vomissements et selles sans interruption ; joues excavées, enfoncement des yeux dans l'orbite, voix éteinte, pouls presque nul. La mort s'approche.

Nous prescrivons sur-le-champ le traitement dont nous venons de parler.

A 8 heures du matin, c'est-à-dire quatre heures plus tard, nous retournons auprès du malade, et notre surprise peut à peine se concevoir lorsque nous le trouvons dans une réaction complète : plus d'algidité ni de cyanose ; plus de crampes, plus de vomissements ni de selles ; le pouls s'est relevé, et le malade plaisante même les commères ses voisines sur la peur qu'il leur a faite.

Nous prescrivons des demi-tasses de thé avec quelques gouttes de rhum, un peu de bouillon de viande, — et la nuit n'est pas encore arrivée que le malade ne nous donne plus aucune inquiétude.

L'individu ne veut pas comprendre comment la saleté de son logis et cet amas de vieilles chaussures ont pu avoir été pour quelque chose dans le développement de sa maladie.

OBSERVATION III.

Un jardinier, habitant au nord de la citadelle, dans un lieu où sont des amas d'immondices et où coule un ruisseau infect, se met à son travail à 4 heures du matin ; mais bientôt du malaise, des coliques, des vomissements, le décident à aller retrouver son lit (août 1835).

Nous le voyons à 6 heures du matin, et le trouvons, comme les précédents, dans un état d'algidité, de cyanose, de vomissements, de selles, de crampes, etc,, au degré le plus extrême.

Même prescription pour la potion, les sinapismes et l'abstention formelle de toute tisane et de bouillon.

Nous retournons auprès de lui à 9 heures, c'est-à-dire trois heures plus tard, et le trouvons dans un état de réaction complète.

Le lendemain, la convalescence est assurée.

OBSERVATION IV.

Mme X..., rue Saint-Sacrement, quartier passablement sale, humide et mal aéré, est prise dans la nuit, subitement et sans indisposition antérieure, de coliques, vomissements, diarrhée (août 1835).

Appelé auprès d'elle vers 5 heures du matin, nous constatons un choléra asiatique formellement caractérisé par la cyanose, l'algidité, les crampes, les vomissements, les selles, etc.

Même prescription que pour les précédents. Mêmes résultats heureux.

La réaction est assurée à 10 heures du matin. On donne alors du thé avec quelques gouttes de rhum, du bouillon de viande, toutes les deux heures, à la dose de 2 ou 3 cuillerées à bouche, — et à l'entrée de la nuit la malade peut être considérée en convalescence certaine.

OBSERVATION V.

Femme de 30 ans, blanchisseuse, rue de la Verrerie, quartier populeux et sale, se couche en bonne santé (juillet 1849).

Dans la nuit coliques, vomissements, diarrhée.

Nous sommes appelé auprès d'elle à 4 heures du matin.

Symptômes : cyanose, algidité, crampes, vomissements, selles incessantes, pouls sans aucune consistance.

Mêmes prescriptions que pour les précédents.

Nous revoyons la malade à 9 heures du matin. La réaction, bien que réelle, marche lentement. La potion déjà prescrite est finie. Nous en formulons une deuxième, en diminuant la dose de l'éther, qui de 40 gouttes est réduite à 20 gouttes.

Vers le milieu de l'après-midi, la réaction est parfaite, et les moyens susdits sont remplacés par le thé au rhum et par le bouillon de viande à petite dose.

La nuit suivante est bonne, et le lendemain la convalescence est certaine.

Nous pûmes acquérir la certitude que cette femme, l'une des premières personnes atteintes par l'épidémie de 1849, n'avait pas reçu de linge de cholérique. Il n'a donc pu y avoir chez elle qu'un foyer d'infection ayant agi comme cause prédisposante.

OBSERVATION VI.

Un marchand, demeurant près de l'ancienne halle, ouvre les portes de son magasin à 5 heures, et se met à fumer un cigare (août 1849).

Ce cigare n'est pas à moitié brûlé que l'individu ne peut le retenir entre ses lèvres. Il tombe sur le sol.

Bientôt après, coliques, crampes, vomissements, diarrhée, — et quelques instants plus tard, algidité, cyanose, etc.

Mêmes prescriptions que pour les précédents. — Mêmes résultats heureux.

A ces observations nous pourrions en ajouter d'autres, si elles ne devaient en être qu'une sorte de répétition, et pour la gravité des symptômes, et le succès du traitement.

Ce qui nous paraît remarquable dans tous ces cas :

1° C'est que la maladie s'est développée dans des quartiers, dans des maisons dont l'air était plus ou moins vicié par des miasmes ou des émanations putrides ;

2° Que la maladie s'est produite instantanément chez des individus jouissant d'une santé parfaite ;

3° Que, chez tous, c'est pendant la nuit qu'elle a fait son invasion ;

4° Que ses progrès ont été si rapides que dans deux ou trois heures elle est arrivée à son plus grand développement ;

5° Et ce qui est par-dessus tout remarquable, *c'est la rapidité avec laquelle des symptômes d'une gravité inouïe ont été conjurés par le traitement que nous avons mis en usage.*

Nous concluons :

S'il peut y avoir quelque divergence à propos

de la cause efficiente du choléra dit asiatique, de son endémicité, de sa propriété contagieuse, il ne saurait en être de même pour sa nature et son traitement. — *La nature est spasmodique, le traitement doit être antispasmodique.*

VIII.

Nous avons à peine besoin de dire quelle est la différence qui existe entre le choléra dit asiatique et le choléra indigène.

Le choléra indigène est toujours sporadique. Le choléra asiatique est toujours épidémique, du moins dans nos pays.

Le choléra asiatique montre toute sa gravité dès les premiers moments, dès les premières heures. Le choléra indigène ne devient grave qu'après une certaine durée, au bout de deux jours, de trois jours.

La cyanose, *telle qu'on la voit dans le choléra asiatique*, est un symptôme pathognomonique de cette maladie. Rien de semblable ne se produit dans le choléra indigène.

Les évacuations par la bouche et par l'anus sont généralement abondantes et riziformes pour les selles, dans le choléra asiatique ; elles sont bien moins copieuses, elles sont séreuses dans le choléra indigène.

La cause *efficiente* du choléra asiatique est inconnue. Le choléra indigène dépend le plus souvent de la diathèse goutteuse.

Du reste, ces deux maladies, bien qu'elles offrent, comme on le voit, des différences par leur cause, leurs symptômes et leur gravité, n'en sont pas moins, dans leur essence, d'une même nature, d'une nature spasmodique, — ce qui, pour l'une comme pour l'autre, est prouvé par le traitement.

Dans le choléra indigène, comme dans le choléra asiatique, c'est la même thérareutique à suivre, ce sont les mêmes moyens à prescrire, avec quelques modifications toutefois, — pour la dose de l'éther et le nombre des sinapismes, — modifications qui dépendent de la gravité bien moindre du choléra indigène.

Tel est le traitement que nous avons prescrit dans le choléra asiatique, —

Traitement établi sur sa véritable nature spasmodique que, le premier, nous avons déterminée, —

Traitement dont on ne peut nier la valeur par les succès si remarquables qu'il nous a donnés, —

Traitement dont on ne peut nier la valeur, du moment *où il a mis fin aux expérimentations plus ou moins excentriques qui se succédaient les unes aux autres depuis près d'un-demi siècle.*

Ce traitement nous appartient, nul ne saurait nous le contester. Il est le résultat d'observations nombreuses, — d'une induction profondément réfléchie !.........

CONCLUSION.

De tout ce que nous avons dit dans le courant de cet ouvrage, il résulte, comme nous l'avons avancé en commençant : que la thérapeutique ne peut être comprise que tout autant que l'on donne à la pathologie les bases sans lesquelles il n'y a pas de médecine possible, bases qui ne sont autres que l'*affection* et la *maladie*.

Et ce ne sera pas dans les laboratoires, pour si bien outillés qu'ils soient, qu'on trouvera les éléments nécessaires pour arriver à la détermination de ces états morbides!..

L'Hippocratisme ne saurait voir dans les moyens physiques ou chimiques (microscope, thermomètre, sphygmographe, hématimètre, réactifs, etc.), si haut prônés par la médecine moderne, que des moyens généralement inutiles, — parfois trompeurs, dangereux, — quand il s'agit de médecine pratique.

TABLE DES MATIÈRES.

www.ingramcontent.com/pod-product-compliance
Ingram Content Group UK Ltd.
Pitfield, Milton Keynes, MK11 3LW, UK
UKHW022324190726
13856UKWH00001B/199

9 782011 77363